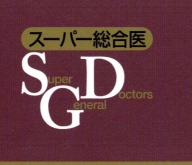

総合診療医の果たす役割

専門編集●名郷直樹
監修●垂井清一郎 / 総編集●長尾和宏

中山書店

＜スーパー総合医＞

監　　修	垂井清一郎	大阪大学名誉教授
総 編 集	長尾和宏	長尾クリニック
編集委員	太田秀樹	医療法人アスムス
	名郷直樹	武蔵国分寺公園クリニック
	和田忠志	いらはら診療所

シリーズ〈スーパー総合医〉
刊行に寄せて

　日本医師会では，地域医療の提供に最大の責任を持つ団体として，「かかりつけ医」を充実させる施策を実行してきており，今後も「かかりつけ医」を中心とした切れ目のない医療・介護を安定的に提供することが，社会保障の基盤を充実させ，国民の幸福を守ることに繋がると考え，会務を運営しているところです．

　日本が超高齢社会を迎えたことに伴い，国民の健康を守るため，医療がその人口構造・社会構造の変化に柔軟に対応する必要があることは言うまでもありません．

　社会情勢の変化に対応するために，医療界では，いわゆる患者さんを総合的に診察することができる医師の必要性が高まってきており，さまざまな場面で「総合的に診られる医師」を育成すべきとする意見が出され，それに対する対応が急務となっています．

　この「総合的に診られる医師」は，日常診療のほかに，疾病の早期発見，重症化予防，病診連携・診診連携，専門医への紹介，健康相談，健診・がん検診，母子保健，学校保健，産業保健，地域保健に至るまで，医療的な機能と社会的な機能を担っており，幅広い知識を持ち，また，それを実践できる力量を備えなければなりません．

　本シリーズ〈スーパー総合医〉は，従来の診療科目ごとの編集ではなく，医療活動を行う上で直面する場面から解説が加えられるということで，これから地域医療を実践されていく医師，また，すでに地域医療の現場で日々の診療に従事されている医師にも有用な書となると考えております．

　地域医療の再興と質の向上は，現在の日本医師会が取り組んでいる大きな課題でもありますので，本シリーズが，「かかりつけ医」が現場で必要とする実践的知識や技術を新たな視点から解説する診療ガイドとして，地域医療の最前線で活躍される先生方の一助となり，地域医療の充実に繋がることを期待いたします．

2014年2月

日本医師会会長
横倉義武

シリーズ〈スーパー総合医〉刊行にあたって
「人」を診て生活に寄り添う総合医を目指して

　プライマリ・ケアや総合医の必要性が叫ばれて久しいにもかかわらず，科学技術の進歩に伴う臓器別縦割り，専門分化の勢いに押されて，議論も実践もあまり進んでいません．その結果，たいへん残念ながら，ともすれば木を見て森を見ず，あるいは病気を診て人を診ず，となりがちなのが臨床現場の実状です．今，超高齢社会の日本に求められているのは，人間も診てくれる，さらにその人の生活にも寄り添ってくれる「総合医」であることは，間違いありません．

　「プライマリ・ケア」「総合医」という言葉は決して新しいものではなく，本来あるべき医療の姿のはずです．初診医の専門科によって患者さんの運命が大きく変わってしまう現状は，すべての医療の土台を総合医マインドとすることで変えることができます．日常ありふれた病気を，その背景をも十分に探索したうえで，薬物療法だけでなく，根本的な解決策をアドバイスできるのが総合医であると考えます．臓器別縦割りの専門医を縦糸とするならば，総合医は横糸に相当します．縦糸と横糸が上手く織り合ってこそ，患者さんが満足する，納得する医療を提供できるはずです．

　本シリーズは，超高齢社会を迎えた日本の医療ニーズに応えるべく，こうした横糸を通すことを目的に企画されました．現代版赤ひげ医学書シリーズともいえる，本邦初の大胆な企画です．執筆者は第一線の臨床現場でご活躍中の先生方ばかりで，「現場の目線」からご執筆いただきました．開業医のみならず，勤務医，そして医学生にも読んでいただけるよう，今日からすぐに役立つ情報を満載しさまざまな工夫を施して編集されています．

　本来，「総合医という思想」は，開業医であるとか勤務医であるとかにかかわらず，すべての臨床現場に必須であると考えます．また内科系，外科系を問いません．このシリーズ〈スーパー総合医〉が，手に取っていただいた先生方の日常診療のお役に立ち，そしてなによりも目の前におられる患者さんのお役に立てることを期待しています．

2014年2月

総編集　長尾和宏
長尾クリニック院長

「総合診療医の果たす役割」
序にかえて

　2019年春，新しい専門医制度が，混乱の中スタートした．その19番目の基本領域として，総合診療医の専門研修も開始された．本シリーズの「スーパー総合医」という命名も，この総合診療医の延長にある，最も質の高い総合診療医という意味合いだろう．

　しかしながら，総合診療医とは本来スーパーなものではない．あえていえば，スーパーではないところ，そこにこそが「スーパー」なのだ．

　光が当たらない，認められない，目立たない，そういう領域で，ほめられもせず，苦にもされず，でくのぼうと呼ばれ，それにもかかわらず，長期にわたって，医療に向き合い続ける，そのことこそが「スーパー」なのである．

　そんな自虐的な状態と紙一重の「スーパー」さを兼ね備えた総合診療医は，かつてたくさんいた．いたに違いない．いたに違いないというのは，そういう人には光が当たっていないので，いたことを証明することすら難しいのである．いまだに絵が一枚も売れていないゴッホのようなスーパーな画家がいる．いたに違いないといえばわかりやすい例になるだろうか．そんな画家は，ある面ゴッホより「スーパー」である．そんな状況が，総合診療医のこれまでである．

　しかし，これからの総合診療医は，そうではない．光が当たってしまうのである．つまり，もはやこれからの総合診療医は，「スーパー」ではありえない．

　そんな逆説の中で，「総合診療医の果たす役割」について1冊にまとめることになった．本書に登場する執筆者は，私を含め，光が当たった人たちである．光が当たった人たちが，光が当たらないところこそが「スーパー」である総合診療医について，一体何を書くことができるのか．そこではむしろ書かれないことのほうが重要なのではないか．ただ書かれないことを浮き彫りにできるのは，書くことによってだけである．

　わけがわからないかもしれない．が，そのとおりだというしかない．光と影，称賛と自虐，そのはざまに身を置くことが，「総合診療医の果たす役割」を考える本書のスタートである．そして，唐突ではあるが，そのはざまを少しは表現できたのではないかという替え歌がある．なんだ，替え歌を紹介したいだけじゃないか，そう思われた人が多いかもしれない．

　そうだ．そのとおりだ．が，それでいいじゃないか．その替え歌を紹介することで，本書の序としたい．

　昔の免許で出ています（「昔の名前で出ています」のメロディにのせて）

　　開業直後は小児科と思われた
　　そのあと内科と言われたが
　　小児も内科もほとんどやってない
　　それなら一体お前は何科？

昔の免許で出ています

何科の医者かと聞かれるそのたびに
すんなり返事はむつかしい
家庭医療と言ってみたところで
家庭の医学の関係ですか

昔の免許で出ています

なんでも診断できるんですね
ドクターGの勘違い
そういうところで期待をされてもね
よくある病気しかわからないのよ

昔の免許で出ています．

医者の免許に更新ありません
一回受かれば，一生だ
何十年前の知識そのままで
何にも勉強しないでいても

昔の免許で出ています．

免許の更新，ないにもかかわらず
一人で勉強しています
毎日論文読んではみたけれど
どうしていいかはわからないのよ

昔の免許で出ています

専門医がないと将来不安です
私は何にも持ってない
医師免一枚，他にはいりません
ブラックジャックはなんにもないよ

昔の免許で出ています

　　＊昔の名前で出ています
　　　作詞：星野哲郎，作曲：叶　弦大
　　　編曲：斉藤恒夫，歌：小林　旭
　　　JASRAC 出 1900446-901

2019年3月

専門編集
名郷直樹
武蔵国分寺公園クリニック院長

〈スーパー総合医〉『総合診療医の果たす役割』

CONTENTS

1章 われわれはどんな医者なのか？

総合診療医とは何か .... 名郷直樹 2
実地医家とはどんな医者か .... 石橋幸滋 8
家庭医とはどんな医者か
 診療所から―学術的考察を中心に .... 岡田唯男 12
 family physician（家庭医）としてのチャレンジング .... 涌波　満 16
 診療所，介護老人保健施設での診療を通じて地域包括ケアシステム
  構築に貢献 .... 横田修一 20
 私が家庭医としてこだわっていること―健康格差と健康の社会的
  決定要因 .... 西村真紀 25
 診療所医師としてのこれまでとこれから .... 松村真司 30
 地域で活躍する家庭医の研究と教育は大学から .... 竹村洋典 35
 家庭医の果たす役割と育成のための大学の役割 .... 吉村　学 43
 大学で活躍する総合診療医 .... 前野哲博 48
 アカデミック家庭医の役割 .... 葛西龍樹 54
病院総合医とはどんな医者か
 病院総合医の立ち位置をめぐって .... 松村理司 59
 日本型ホスピタリストとは―病院総合系医師の能力と役割 ..... 徳田安春 64
 病院を基盤とする総合診療医 .... 石丸裕康 67
 大学病院の総合外来を中心とした病院総合医―千葉大学総合診療科
  .... 塚本知子，生坂政臣 72
 病院総合医に求められるものとは .... 鈴木富雄 78
在宅専門医とはどんな医者か
 在宅医療における医師の役割 .... 髙瀬義昌 83
 在宅医療の現状と求められること .... 佐々木淳 88
家庭医療専門医とはどんな医者か
 都市型病院家庭医としての歩みと現状 .... 平山陽子 93
 地域全体の調和を目指して .... 井階友貴 100

CONTENTS

  中山間へき地で働く医者の場合 ……………………………… 佐藤　誠　104

  すべての問題に対応することで地域を支える ………………… 金子一明　109

自治医大卒業生から─私はどんな医者か [診療所から]

  めざすものは「普通の家庭医」 …………………………………… 雨森正記　113

  神島が専門の医者屋 ………………………………………………… 奥野正孝　118

  地域に「寄りそ医」25年，地域こそがわがアイデンティティ ── 中村伸一　122

自治医大卒業生から─私はどんな医者か [病院から]

  診察室の外で「私の8年の法則」 ………………………………… 後藤忠雄　127

  地域で医療を行う医者として ……………………………………… 丹羽治男　132

  へき地勤務で得た教訓について …………………………………… 仲田和正　136

自治医大卒業生から─私はどんな医者か [大学から]

  私が目指す総合診療 ………………………………………………… 山本和利　140

  自治医科大学そして地域医療とともに歩んだ医師人生を振り返って
  ……………………………………………………………………… 梶井英治　144

3学会合併の経緯

  日本プライマリ・ケア学会とともに歩んで ……………………… 前沢政次　149

  地域総合医というあり方─3学会合同の議論からみえてきたこと
  ……………………………………………………………………… 小泉俊三　153

  日本家庭医療学会と総合診療医の将来 …………………………… 山田隆司　158

家庭医制度が頓挫するまで ……………………………………………… 岩﨑　榮　163

専門医としての総合診療医にいたる道のり …………………………… 草場鉄周　168

2章　われわれの診療

大学附属病院での診療 …………………………………………………… 松村正巳　174

病院での診療─柔軟かつ多様な視点とは ……………………………… 榛葉　誠　178

診療所での診療─地域にあって取り組むべきこと …………………… 大橋博樹　182

在宅での診療─患者のテリトリーに入れていただく ………………… 鶴岡優子　186

総合診療におけるEBMの活用 ………………………………………… 南郷栄秀　190

患者中心の医療の方法―「病い」はどのようにつくられたのか ……… 福士元春　194
家族志向型アプローチ―5段階モデルと3つの場面を意識した対応 ……… 松下　明　199

3章　われわれの教育

大学の総合診療医と学生教育 ……………………………………………… 阿波谷敏英　206
診療所で医学生を教育する―診療参加型実習プログラムの進め方 ……… 菅波祐太　210
初期臨床研修医教育における地域医療研修 ……………………………… 井上陽介　216
日本型総合診療専門医の育成のあり方 …………………………………… 伴信太郎　221

4章　われわれの研究

臨床研究―どう実践するか ………………………………………………… 尾藤誠司　226
総合診療，プライマリ・ケアにおける臨床研究指導 …………………… 松島雅人　231
臨床研究―質的研究の意義と実施方法 …………………………………… 青松棟吉　236
臨床研究―どのように実践しているか …………………………………… 金子　惇　241

索引 ………………………………………………………………………………………… 247

■執筆者一覧 (執筆順)

名郷 直樹	武蔵国分寺公園クリニック(東京都)
石橋 幸滋	医療法人社団実幸会石橋クリニック(東京都)
岡田 唯男	医療法人鉄蕉会亀田ファミリークリニック館山(千葉県)
涌波 満	医療法人アガペ会ファミリークリニックきたなかぐすく(沖縄県)
横田 修一	揖斐郡北西部地域医療センター 山びこの郷(岐阜県)
西村 真紀	川崎医療生活協同組合川崎セツルメント診療所(神奈川県)
松村 真司	松村医院(東京都)
竹村 洋典	東京医科歯科大学大学院医歯学総合研究科全人的医療開発学講座総合診療医学分野(東京都)／三重大学名誉教授
吉村 学	宮崎大学医学部地域医療・総合診療医学講座(宮崎県)
前野 哲博	筑波大学医学医療系地域医療教育学／附属病院総合診療科(茨城県)
葛西 龍樹	福島県立医科大学医学部地域・家庭医療学講座(福島県)
松村 理司	医療法人社団洛和会(京都府)
徳田 安春	群星沖縄臨床研修センター(沖縄県)
石丸 裕康	天理よろづ相談所病院総合内科(奈良県)
塚本 知子	千葉大学医学部附属病院総合診療科(千葉県)
生坂 政臣	千葉大学医学部附属病院総合診療科(千葉県)
鈴木 富雄	大阪医科大学附属病院総合診療科(大阪府)
高瀬 義昌	医療法人社団至高会たかせクリニック(東京都)
佐々木 淳	医療法人社団悠翔会(東京都)
平山 陽子	東京ほくと医療生活協同組合王子生協病院(東京都)
井階 友貴	福井大学医学部地域プライマリケア講座／高浜町国民健康保険和田診療所(福井県)
佐藤 誠	浜田市国保診療所連合体あさひ診療所(島根県)
金子 一明	市立大町総合病院家庭医療科(長野県)
雨森 正記	医療法人社団弓削メディカルクリニック／滋賀家庭医療学センター(滋賀県)
奥野 正孝	前・三重県地域医療研修センター(三重県)
中村 伸一	おおい町国民健康保険名田庄診療所(福井県)
後藤 忠雄	県北西部地域医療センター／同センター国保白鳥病院(岐阜県)
丹羽 治男	東栄町国民健康保険東栄病院(愛知県)
仲田 和正	医療法人西伊豆健育会病院(静岡県)
山本 和利	札幌医科大学医学部地域医療総合医学講座(北海道)
梶井 英治	茨城県西部メディカルセンター(茨城県)／自治医科大学名誉教授
前沢 政次	地域医療教育研究所(北海道)
小泉 俊三	東光会七条診療所(京都府)
山田 隆司	公益社団法人地域医療振興協会／台東区立台東病院(東京都)
岩﨑 榮	NPO法人卒後臨床研修評価機構(東京都)
草場 鉄周	北海道家庭医療学センター(北海道)
松村 正巳	自治医科大学地域医療学センター総合診療部門／総合診療内科(栃木県)
榛葉 誠	新城市民病院総合診療科(愛知県)
大橋 博樹	医療法人社団家族の森 多摩ファミリークリニック(神奈川県)
鶴岡 優子	つるかめ診療所(栃木県)

南郷栄秀	JCHO東京城東病院総合診療科（東京都）	伴 信太郎	愛知医科大学医学教育センター（愛知県）
福士元春	武蔵国分寺公園クリニック（東京都）	尾藤誠司	国立病院機構東京医療センター総合内科（東京都）
松下　明	社会医療法人清風会岡山家庭医療センター 奈義・津山・湯郷ファミリークリニック（岡山県）	松島雅人	東京慈恵会医科大学総合医科学研究センター臨床疫学研究部／大学院医学研究科医学系専攻博士課程地域医療プライマリケア医学（東京都）
阿波谷敏英	高知大学医学部家庭医療学講座／医療学系医学教育部門（高知県）	青松棟吉	佐久総合病院総合診療科（長野県）
菅波祐太	揖斐郡北西部地域医療センター 久瀬診療所（岐阜県）	金子　惇	浜松医科大学地域家庭医療学講座（静岡県）
井上陽介	公益社団法人地域医療振興協会 湯沢町保健医療センター（新潟県）		

われわれはどんな医者なのか？

1章

われわれはどんな医者なのか？

総合診療医とは何か

名郷直樹
武蔵国分寺公園クリニック院長

◆ 総合診療医の「総合」は，臓器別専門医を総合したものを除いてなお残っている「残渣の総合」である．
◆ 総合診療医を理解するには「五十嵐の10の軸」をガイドとし「生態学的接近」が重要である．

次の時代の王道は，今の邪道から始まる

　わが師匠，五十嵐正紘元自治医科大学地域医療学教授が，ことあるごとにこのフレーズをいわれていたのを，改めて思い出している．
　「名郷君ねえ，次の時代の王道は，今の邪道から始まるんだよ」
　つまり，次の時代の王道は，内科や外科ではなく，邪道である，総合診療から始まるのかもしれない．

新専門医制度のスタート

　2018年，新しい専門医制度がスタートした．その19番目の基本領域として新たに総合診療医が付け加えられた．その第一歩を踏み出したことをまずは素直に喜びたい．ともかく内科や外科と同列の専門領域として認められたわけだから．
　しかし，そのスタートは暗黒からのスタートといってよいだろう．総合診療医以外の専門医が従来の制度を引き継いで学会主導で実施されるなか，総合診療医のみは専門医機構の主導で，総合診療医育成に取り組んできた日本プライマリ・ケア連合学会は蚊帳の外に置かれ，機構が勝手に規定を決め，勝手に審査したという状況のなかでプログラムの認定が行われた．もちろん学会が主導するというのも問題で，総合診療医以外の専門医制度が学会主導というのも今後変わっていかなければいけないわけであるが，スタートとしてはそこから始めるしかなかったということだ．ただ総合診療医は，そのスタートから躓いてしまった．総合診療医とはおよそ関係のない人が，自分勝手に制度を変えて，「総合」の意味をはき違え，でたらめなプログラムの変更と審査をしたのだ．
　その結果，これまで総合診療，家庭医療の領域で先進的な取り組みをし，多くの総合診療医，家庭医を輩出してきたプログラムが認定されないという異常な審査となった．私自身がかかわったプログラムも認定されなかった．ただ，邪道としては，まあいいスタートなのかもしれない．マイナー科よりマイナーな，邪道の王道，総合診療医，いい立ち位置ではないだろうか．
　がしかし，ここで明確に予言しておこう．今の専門医機構の愚行にもかかわらず，この制度は将来必ずや，質の高い総合診療医を生み出す新たな専門医育成の仕組みに置き換えられるだろう．そして，将来根付くであろう新たな仕組

みは，今の仕組みの中で排除された，影の部分にこそ息づいている．総合診療は，いまだ王道になってはいけない．まだまだ邪道を進むほかない．そうだとすれば，新しい制度から除かれたものの中にこそ，邪道の王道，総合診療医の王道がある．

「総合」が意味するもの

「総合診療医」の「総合」とは，いったい何を総合したものなのか，まずそれを明らかにしたい．一般的に誤解されているのは，臓器別専門医を総合したような「総合」が，総合診療医の「総合」と思われていることである．しかし，それほど的外れな意見もない．総合診療医の「総合」は，臓器別専門医を総合したものを除いてなお残っている「残渣の総合」にこそある．

もちろん，総合診療医は臓器別専門医が担当する臓器別の疾患に関して，それなりの知識や技能をもつ場合が多い．しかしそれは総合診療医のコアな部分ではない．それを失ってしまっても，総合診療医としての独立性が揺らぐわけではない．残りの部分にこそ，総合診療医の真骨頂があるからだ．最も優れた各臓器別専門医を集めたとしても，それで常に最高の医療が提供できるわけではない．そこに総合診療医が付け加わることによって，さらに質の高い医療が提供できる場面も案外多いのである．

はっきりといっておこう．最高の臓器別専門医の能力を結集したところで，最高の総合診療医の役割を果たせるわけではない．最高の臓器別専門医集団に，最高の総合診療医が加わることによって，最高の医療が提供されるのである．

こうした考えは何も私のオリジナルではない．アメリカの家庭医の教科書にも同様なことが書いてある[1]．100人の優れた家庭医をるつぼに入れ，各臓器別専門医の知識・技能をすべて除いた後に残るもの，それが家庭医のコアな能力である．まさに「残渣の総合」である．これは総合診療医の「総合」同様である．

「残渣の総合」

それでは，その総合診療医の「総合」を規定する「残渣」とは何なのか．さらに，その「残渣の総合」とは何なのか．当然そういうことになる．本書の個々の項目は，その「残渣」を示すために書かれるといっても過言ではない．さらに本書全体がそれぞれの残渣を示した項目を集めた「残渣の総合」として完成するというわけだ．

だから「残渣の総合」とは，私がここ「総合診療医とは何か」という一つの項目の中に書き尽くせるものでもない．さらに私以外の多くの人によって書かれた個々の項目によって示されるわけでもなく，それをすべて総合した本書全体を読み終わったところで示されるものである．

とはいえ，その全体を読み終えたうえでの「残渣の総合」に触れるために，一定の道しるべを示しておきたい．それが本稿の役割である．

病態生理とエビデンス，その残渣

臨床現場において，病態生理は重要である．高齢になるにしたがって，動脈硬化などにより動脈の弾力性が低下すると，拡張期血圧が低下する．そのため臓器の血液還流が悪化する．そこで臓器の血液還流を補うために，収縮期血圧が上昇する．そうだとすれば，収縮期血圧を下げすぎると脳梗塞や心筋梗塞を増やすかもしれない．高齢者の孤立性収縮期高血圧は治療しないほうがいいかもしれない．このような病態を理解することは臨床上重要である．

しかしそれだけでは不十分である．実際に高齢者の孤立性収縮期高血圧の患者に降圧療法を行うと，脳卒中を先送りできることが示されて

いる．病態生理だけでなく，実際の患者で何が起きるかを検討したエビデンスもまた重要である．

ただ，病態生理とエビデンスで事がすむかというと，臨床の現場はそれほど単純ではない．そもそも血圧は測らなければわからない．血圧を測らない人も多い．あるいは測りすぎて，10回のうちの1回の収縮期血圧が140 mmHgを超えたといって心配になる人もいる．

この血圧を測らない人や測り過ぎる人にどうアプローチするか，というのは高血圧の専門家が得意とするところではない．こういうと，そんなことはないという高血圧の専門家がいるかもしれないが，そうした高血圧の専門家はまれだし，そこを専門にするよりも，病態生理やエビデンスについて専門になっていただくのが制度的にはよいと思う．血圧を測らない人や測り過ぎる人は，総合診療医に任せておこう，というのは，臓器別の専門医と患者を含めたみんなが丸く収まる最も手っ取り早い方法のように思われる．

目の前の患者を診療するために，病態生理とエビデンスが両輪であるという意見に何の異論もない．しかしその2輪では不安定ですよ，といいたいのである．もう一つ車輪を増やして，3輪にしてはどうですか．病態生理，エビデンス以外にも重要なことがちょっとあるじゃないですか．その残渣を受け持ちます．その残渣である3輪目の役割を果たしますよ．それが総合診療医である．

五十嵐の10の軸

残渣といいつつ，話がなかなか進まないと思う方も多かろう．臓器別専門医でないもの，病態生理エビデンスでないもの，いずれにせよ，「これが残渣だ」というふうには示されず，「～でないもの」というふうにしか示されていないからだ．「残渣」とは「～でないものである」といっているわけだから，同語反復にすぎないといわれればそのとおりである．しかし慌てないでほしい．物事には段階がある．ひとまず「～でない」という形で示しておくことも重要だ．総合診療医は本質的に「～でないもの」である．そういう特徴がある．そして，臓器別専門医でなく，病態生理でもエビデンスが中心でもないなかで，いったい何者が総合診療医なのか，それを明らかにするための一つのガイドが「五十嵐の10の軸」である．

「五十嵐」は，本稿の最初に書いたわが師匠，五十嵐正紘先生である．そのわが師匠が総合診療の基本要素を10の項目に整理している．それをガイドに，「残渣」に迫ってみたい．本書の別の部分でも，たぶん取り上げられると思うが，重複して何度も取り上げる価値があると思う．同じことを何度も書くなという前に，繰り返し眺めてほしい．

10の軸の4つのパート

1に五十嵐の10の軸を示す．10の軸は4つの大きなパートに分かれる．日常性，近接性により無差別性を実現する．人，家庭，地域を基盤とし思考，行動する．個別の状況において，生態学的に接近し，質を保証する．以上を実現するための役割と責任をもつ．この4つである．

先に3輪といったが，病態生理，エビデンスにこの4輪を加え6輪で走るのが，総合診療医である．ちょっと鼻が出るんですけど，というような日常的な問題でも，すぐ近くで相談できる立場にいる．そんな鼻たれぐらいで来るなといわないのが総合診療医である．さらに，その鼻たれの患者がまだ3か月の乳児で，初めての子供で心配な母と祖母が，インフルエンザが流行している地域で，心配になって来院という状況で，その個別性を考慮しながら，医学的問題だけでなく，鼻たれの本人だけの問題としてで

なく，家族や地域のみんなの生活の質を保証できるような役割と責任を果たす，というのが総合診療医である．

一般小児科医とどこが違うのかという疑問があるかもしれない．が，一般小児科医と別にどこも違わない．一般小児科医は総合診療医のひな型の一つである．ただ総合診療医は，15歳以上も診ますよというだけである．

生態学的接近

この10の軸，4つのパートの中で，総合診療医の特徴を最も直接的に表すものは，「無差別性」と「生態学的接近」で，とりわけ後者が重要だというのが筆者の意見である．五十嵐先生自身がそういわれたわけではない．

近接性，日常性による無差別性も大きな特徴ではあるが，この2つはある面生態学的接近に付随した部分とも考えられる．生態学的接近には無差別性が必須であり，10の軸のうち生態学的接近に的を絞って取り上げることで，無差別性を含めた総合診療医の残渣の一部を最も簡潔に示すことができるかもしれない．

■ たとえば高齢者の高血圧では

ここでは高齢者の高血圧患者を例に考えてみよう．この患者に生態学的に接近するとはどういうことか．もともと生態学的とはエコロジカルの訳である．エコと略されて，近ごろは，節約とか，環境保護と同義で使われるような言葉になっており，誤解されるかもしれないが，ここでの生態学的というのは，「エコ」ではなく，もともとのエコロジカルの意味で，あちらが立てばこちらが立たないというような状況に使われる言葉である．

血圧を下げて心不全，脳卒中を予防するのはいいが，それでは血圧を心配しすぎる多くの高齢者を生み出す負の面もあり，両立するのはなかなか困難だ．健康ということ自体そもそもエコロジカルで，健康に気を付けすぎることで不

1 五十嵐の10の軸─総合医療の基本要素

学習，研修にあたっては，以下10項目の知識・技能・態度を身につける

- 総合医療の最も重要な基盤は，
  1. 近接性
  2. 日常性
     無差別性が実現できるよう思考，行動する．
- この基盤のもと以下の場で，そのニーズを反映して仕事をする．
  3. 全人
     生物医学的視点と並行して心理的，社会的，倫理的視点からも思考と行動ができる．
  4. 家庭
     家庭を一診療単位とした思考と行動ができる．
  5. 地域
     地域を一診療単位とした思考と行動ができる．保健・医療・福祉を統合した地域医療を実践する．
- この基盤と場を背景にして，総合医療は次のことを実現する．
  6. 質の保証
     quality of life（いきがい，自己実現）の維持，向上を尺度としてその質を保証する．
  7. 個別性
     個別の事情に応じた思考と行動をする．自己決定の支援．
  8. 生態学的接近
     多面的，学際的，有機的，総合的な思考と行動ができる．
- これらを実現するために，以下の役割と責任が必要である．
  9. 役割
     道案内役，調整役，聴き役，説明役，連絡役，弁護士役を担う．
  10. 責任
      継続性，包括性，協調性，責任性，民衆性を実現する思考と行動ができる．

健康になるという面がある．90歳で毎日欠かさず血圧を測るという人と，血圧なんか測ったことないという人のどちらが健康かといえば，なかなか難しい問題であるが，医療機関へ来た以上，測った血圧が高ければ降圧薬を飲んで脳卒中，心不全を先送りしましょうという一方向性の判断に向かいやすい．生態学的な思考にまでいかず，とにかく医療を提供しようとなりやすい．そこでちょっと待て，血圧なんか測らなくていいんじゃないかという方向も考えましょうという，面倒な取り組みをするのが生態学的接近の一面である．

脳卒中になるのは避けたいけど，脳卒中が心

配で毎日血圧を測らずにはいられないというのもつらいよね．いっそのこと血圧を測らないという方法もあると思うけど，どうですか．そんなふうにいえるのが総合診療医である．

高血圧の専門家は，高血圧が重要だと思うがゆえに，高血圧を第一に，それを中心に接近する．そうなると当然高血圧以外の部分がみえにくくなる．どうしても血圧を下げて脳卒中を予防しようということになりやすい．高血圧以外の要素も含めて，生態学的な接近をすると，自らの根本が揺らいでしまうため，そのような思考を取りにくい．

それに対して総合診療医は，高血圧も個別の患者の日々の生活に影響する一つにすぎず，多くのものの中の一つの要素にすぎないととらえているので，生態学的に接近することが容易である．そうした接近が，より個別性が高く，質の高い医療を保証する場合がある．血圧なんか気にしないで日々楽しく暮らせればそのほうがいいのではないかという方向も許容することで，より質の高い生活が実現できるかもしれない．

このような例に対して，高血圧の専門家から，われわれも高血圧だけをみているわけじゃないと反論があろう．しかし，そういう高血圧の専門家は，多くの高血圧の専門家がもっていないような，総合診療的専門性を一部身に着けているというだけではないだろうか．総合診療医が，血圧の専門家がもっているような血圧についての病態生理やエビデンスについて一部知っているのと同じように．

緩いつながりと生態学的接近

生態学的接近といってもなかなか難しい．生態学的接近ということは，接近するといいつつ，近づいたり，遠ざかったりできるということである．近いだけではだめ，遠いだけではだめ，というのが基本である．接近というとわかりにくい．生態学的接近および離反というのが，実際をよく表しているかもしれない．

「総合」という言葉に戻れば，近いのも遠いのも両方あるのが「総合」である．生態学的な接近は，「総合」的にアプローチするためには必須の手法であるともいえる．先ほどの高血圧の例に戻れば，高血圧に近づいたり，遠ざかったりして対処するのが，生態学的接近である．

総合診療医，とりわけ家庭医を目指す人の中には，できるだけ患者の近くで働きたいから，という人がいるが，間違いである．これは臓器別専門医のアプローチである．高血圧の患者のできるだけそばに近づきたい．胃がんの患者のそばに近づきたい．あんまり近づくと全体が見えなくなる．家庭や地域も視野に入れ，近づいたり遠ざかったりして，生態学的に，総合的に対処するのが総合診療医である．

総合のためには，とりわけ生態学的に接近するためには，強いつながりよりも，むしろ緩いつながりが重要である．それぞれの疾患と，それぞれの患者と，それぞれの家族，地域と，緩くつながる必要がある．手術をしてくれた外科医ほどに，難病を診断して的確に治療してくれた内科医ほどに，総合診療医は患者に近づかないほうがいい．強いつながりは生態学的接近を不可能にするがらだ．

総合診療医は，個別の患者との強いつながりをむしろ避ける．あらゆるものと緩くつながるなかで，目の前の患者とも緩くつながっている．それは総合診療医の基盤である，生態学的接近のための必要条件である．もちろん十分条件ではない．それでは十分条件は何か．それは緩いつながりを基盤にしながら，時に強くつながり，時につながらないということである．あくまで生態学的につながるということが必要十分な条件である．

私自身はどんな医者か

　最後に私自身のことについて書いておく．私自身が総合診療医かといわれると心許ない．ただ臓器別専門医でないということは，はっきりとしている．臓器別専門医の特徴以外の残渣で医者として生きているという点では，総合診療医的といってもいいのかもしれない．

　五十嵐の10の軸に沿っていえば，開業医として，日常的な健康問題について，差別なく対応するという点で，おおざっぱな無差別性は備えているかもしれない．患者個人だけでなく，家族全員が受診し，国分寺という特定の地域に根差している点で，人，家族，地域を基盤として思考，行動しているといってもいいかもしれない．特定の領域に興味があるわけではないので，それぞれの個別性を考慮し，生態学的な接近はしやすい立場にある．質の保証ということになると，少し怪しい感じがする．役割と責任ということは常に考えているが，病院にもかかり，他の開業医にもかかるという患者が多いなかで，役割を果たさず，責任を回避するというようなことも少なくない．ここは一番の問題であろうか．ただ，総合診療医の役割，責任自体が，生態学的に決まるほかない面があり，自分だけが総合的な役割を果たし，全体の責任を負うというよりは，どの役割を果たし，どこで責任をもつかという，全体のなかでの一部を，周りとの関係においてどう担っていくかというのが，現実的には重要なのかもしれない．ここでもまた，周りとの関係において，役割，責任を流動的に変化させるような生態学的接近が重要なのであった．

　五十嵐の10の軸を道しるべに，私自身もなんちゃって総合診療医の端くれとして，日々の臨床に取り組んでいる．来るべき，邪道の王道，次の時代の王道たる総合診療医を迎えるために．

文献

1) Saultz JW. A Textbook of Family Medicine Companion Handbook. McGraw-Hill Professional；2000.

われわれはどんな医者なのか？

実地医家とはどんな医者か

石橋幸滋

医療法人社団実幸会 石橋クリニック

◆「実地医家のための会」の歩みがすなわち実地医家の歴史である．
◆ 実地医家とは，日本医師会が育成しようとしている「かかりつけ医」にきわめて近い医師である

実地医家の象徴，永井友二郎先生

　実地医家の公的な定義はなく，一般的には実際に地域で診療している医師を実地医家と表現するが，この言葉を使い始めた先達永井友二郎先生（以下永井先生と略）は，実地医家を以下のように表現している[1]．
「実地医家は人間を部分としてではなく全体として，生物としてではなく社会生活を営む人間として，みてゆかなければならない．また疾病の初期に診断と治療指針の説明を求められる立場です」(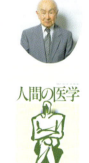1)．
　実地医家はこのように，人間を診る医療を実践する医師であり，患者に寄り添うことのできる医師である．この実地医家の象徴が，平成29年5月に享年98歳で亡くなられた永井先生である．
　ここで永井先生の人生を振り返りながら実地医家のあるべき姿を述べてみたい．永井先生は，太平洋戦争を海軍軍医として従軍，乗っていた軍艦や下艦直後の潜水艦の沈没など生死の境を彷徨いながらも無事生還された．永井先生は，戦場で多くの死を目の当たりにし，人の命を救う仕事を続ける気持ちを新たに，千葉大学を卒業後大学病院で外科医として勤務された．当初は大学病院でずっと外科医として働いていくつもりだったが，先輩医師から「永井君の診察は病人の話を聞き過ぎたり，無駄な話をしている．学問的な医師はそんなことはしないものだ」と非難されたことから，できるだけ病人の悩みや暮らしなどの話を聞きながら診療できる開業医の道を選ばれ，昭和32年東京都三鷹市で開業された．
　しかし，当時の開業医は勉強する手段，場（研究会や学会など）があまりなく，開業医それぞれが自分の臨床経験だけを頼りに診療していた時代だったため，「自分たち開業医には独自の領域があると思うので，われわれが抱える問題について発表しあう場を是非つくりたい」

1 永井友二郎先生の色紙と実地医家のための会の機関誌

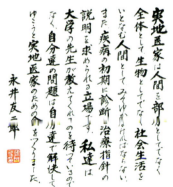

という思いから，昭和38年「実地医家のための会」を設立された．

そして，開業医としてさまざまな活動に参加されていたが，その中でも実地医家らしい活動が，厚生省の「医事紛争研究班」で知り合った医事法学の唄孝一先生とともに行った医療事故調査や，臨床医による心筋梗塞の調査など，当時では珍しい開業医による研究調査を行い，エビデンスづくりに貢献された．

その後も，日本医師会生涯教育委員会の委員長として実地医家の生涯教育に取り組んだり，地域包括ケアシステムを強力に推進された厚生労働省元事務次官の辻哲夫先生にさまざまなアドバイスを行っていたことなど，日本の地域医療の発展を影から支えた実地医家の一人である．

永井先生はその著書でさまざまな言葉を残されているが，その中でも

「すべての病気が治っていくその基本は，人間のからだの自然治癒力によるものであること，現代医学はこれを支えるものとして十分活用すること．そして医療においては，常にやさしい，思いやりのある心で，『ことば』を丁寧につかい，病人の人間理解につとめる．またさらに，『病人の基本的人権，大事ないのちにたいする畏敬の心』をもち，『法と倫理の認識，心構え』をもつことが必要である」[2)]

という言葉が，実地医家のあるべき姿，永井友二郎という真の臨床医を物語っている．

そして，

「人間が病気になって，何に困り，何に苦しむか，何をもとめるかは，ひとりひとり違うので，病人が求めているものを医師に伝えるのも，医師の考えを病人に伝えるのも，すべて医師と患者との対話すなわち『ことば』である．この意味から，医療は『ことば』に始まり，『ことば』で終るといってよい」[2)]

という言葉は，実地医家だけでなくすべての医師の心に届くものであろう．

「実地医家のための会」[3)]

平成38年2月に，永井先生と原仁先生，浦田卓先生，村松博雄先生らが設立した実地医家のための会は，医学が専門化・細分化していくなかで，病人は納得のいく説明を聞きにくくなり，それが放置された状況になっており，医師はこれを改める努力をしなければならないと考え，患者に寄り添う医療，患者の病気ではなく全体を診る医療を実践し，その理念を発展させるために，毎月例会を開催し，さまざまな勉強をしてきた．それも単に講演を聴いて勉強するだけでなく，当時では珍しくさまざまな意見を自由に述べあう「自由交見」の時間を長くとったり，グループワークを取り入れた意見交換を行っていた．

また，会独自でさまざまな調査も行っている．その中でも特筆すべき調査は，2回（昭和51年，平成3年）にわたる医療事故の実態調査である．今でこそ医療事故問題が注目され，平成26年にやっと国は医療事故調査制度を発足させた．しかし，実地医家のための会では，すでに昭和51年に医療事故に関する会員調査（回答者161名，医療事故報告165件）を行い，裁判例や死亡例に関しても詳しく報告している．これこそが日々の医療に真摯に取り組み，患者を第一に考える実地医家のための会の真骨頂である．

実地医家のための会の活動を❷にあげたが，例会は600回になろうとしている．会の歩みを簡単に❸にまとめたが，その歴史がすなわち実地医家の歴史でもある[4)]．

私の考える実地医家とは

さて，私自身は実地医家をどう捉えているかといえば，実地医家とは患者の身近にいて，なんでも相談に乗り，適切な対応ができる医師だと思っている．プライマリ・ケア医や総合診療

2 実地医家のための会の主な活動

- 定例の例会（2か月に1回第2日曜日，午後1～4時，東京医科歯科大学）
  基本理念：自分たちの問題は自分たちで解決しよう
  各科の枠組みにとらわれない身近なテーマ
  名物「自由交見」
- 地方例会と懇親会（年1～2回）
- 会員共同調査
  「心筋梗塞」「脳血管障害」「慢性肝炎」「電子血圧計の信頼性」など
- 機関誌「人間の医学」
  最新号：253号記念号（2017年1月発行） これをもって休刊
- ウエブサイト http://www.jicchi-ika.jp/

3 実地医家のための会の歴史（抜粋）

昭和38（1963）年2月	第1回会合．永井友二郎，原仁，浦田卓，村松博雄が集まり，開業医の討論・発表の場をつくることで意見が一致，会の設立を決めた．
昭和38（1963）年4月	日本医事新報社の梅沢彦太郎社長を訪れ，本会への協力を依頼，その時に会名として「実地医家のための会」を提案される．
昭和38（1963）年5月	初めて例会形式（第4回）をとる．全国から50余名参会
昭和38（1963）年10月	『人間の医学』（機関誌）創刊号発行．1冊200円．維持会費月300円
昭和41（1966）年5月	「心筋梗塞共同調査」（第1回）実施
昭和42（1967）年3月	医学書院から「人間の医学シリーズ」全10巻出版
昭和51（1976）年3月	シンポジウム「安楽死」開催
昭和53（1978）年6月	本会を母体として渡辺淳が中心となり「日本プライマリ・ケア学会」を設立
平成2（1990）年4月	第300回例会「医療におけるQOL」開催
平成15（2003）年2月	創立40周年記念例会．「日本の開業医」出版
平成24（2012）年5月	第540回（創立50周年記念）例会開催
平成30（2018）年4月	永井友二郎先生を偲ぶ会開催

医はオールラウンドの医師であるが，それに対して実地医家は，「医師の専門にかかわらず，なんでも相談できるうえ，最新の医療情報を熟知して，必要なときには専門医，専門医療機関を紹介でき，身近で頼りになる地域医療，保健，福祉を担う総合的な能力を有する医師」，すなわち日本医師会が育成しようとしている「かかりつけ医」（4）にきわめて近い医師である[5]．

もちろん実地医家は在宅医療を行う必要はないし，介護や福祉活動を実践する必要もないが，5にあげた役割を果たすことができる医師でありたい．実地医家に必要なのは，患者の思いを理解し，寄り添い，相談に乗ることであ

4 日本医師会の提唱するかかりつけ医機能

1. 患者中心の医療の実践
2. 継続性を重視した医療の実践
3. チーム医療，多職種連携の実践
4. 社会的な保健・医療・介護・福祉活動の実践
5. 地域の特性に応じた医療の実践
6. 在宅医療の実践

（日本医師会ホームページ[5]より）

5 実地医家の役割

1. 日常病の診療
2. 医療相談，紹介，連携
3. 専門医療の補完
4. 在宅重視の地域ケア
5. 地域づくりを基盤にした予防活動
6. 地域ネットワークづくり
7. 地域を基盤とした研究・教育（患者，住民，専門職，学生など）

る．そのために永井先生がいう「ことば」がきわめて重要になる．そして，もう一つ大切な機能が，チーム医療の実践である．現代の医療は医師だけで完結できることはほとんどない．地域で活動していくうえで，他職種の力を借りることは決して少なくない．介護や福祉活動の実践は必要ないと述べたが，介護や福祉の制度や地域資源については知っておく必要があるし，それを利用する場合にどこに相談するべきかを知っていなければならない．また，保健すなわち健康づくりにおいても，栄養指導をしてくれる管理栄養士がどこにいて，どうすれば相談できるのか，運動をする場合にどこでどのような運動が，個人もしくは集団でできるのかを知っていれば，さらによい生活習慣指導が可能となる．このように，患者に寄り添いなんでも相談に乗るためには，広範な知識だけでなく，地域を知り，地域の多職種と協働することが必要不可欠である．

このような実地医家の役割を継続して果たすためには，その役割を楽しむことが大切である．人生を楽しむコツは，趣味をもち，時間的余裕をもち，一緒に遊ぶ仲間をもつことであるという人がいるが，私は，人生を楽しむためには，自分が役に立っているという意識と自分の人生の意味を知ることであると思っている．そのためには，実地医家は自分の活動に必要な知識と技能をもち，自らの役割を知り，それを果たすことで社会的，精神的満足を得ることが必要である．それも自分一人ではなく，仲間とともに活動することで，さらに楽しみが増える．もちろんその活動は，自分が働く地域で行われるものであり，大学や研究所に戻って得るものではない．

実地医家はとても楽しい仕事である．もちろん趣味に勤しんでいるときのほうが楽しいかもしれないが，やり甲斐をもたらしてくれる仕事であることは間違いない．

文献

1) 永井友二郎．医学の本道―プライマリ・ケア，第2版．青山ライフ出版；2011．
2) 永井友二郎．「人間の医学」への道．人間と歴史社；2004．
3) 実地医家のための会ホームページ　http://www.jicchi-ika.jp．
4) 永井友二郎ほか（編著）．日本の開業医．日本医事新報社；2003．
5) 日本医師会ホームページ．日本医師会かかりつけ医機能研修制度．
http://dl.med.or.jp/dl-med/doctor/kakari/system20160317_1.pdf

家庭医とはどんな医者か
診療所から――学術的考察を中心に

岡田唯男
医療法人鉄蕉会 亀田ファミリークリニック館山院長

◆ 以下のすべての実現をもって家庭医と呼べる．
- 主としてコモンプロブレム，コモンディジーズの大半の診療を自己完結させる．
- 主としてプライマリ・ケア機能を担う．
- 主として家庭医療学/ジェネラリズムを行動的規範の基盤とする．

家庭医とはどんな医者か

日本語による「家庭医」の定義は，知る限り筆者による2013年のものしか存在しない[1]．そこでは「家庭医/GPとは，主としてプライマリ・ケアを担うが一部セカンダリ・ケア（secondary care）も担う医師であり，その特徴は定義された集団（年齢，性別，文化的背景を問わないコミュニティや家族）との既存の関係性を前提にして，長期にわたって，その文脈の中で，受診のしやすさを強みとして，そこに生じる大半の健康問題に自ら，時に，他職種，他分野と協力して，幅広く，様々な病態，病期に責任を持って対応する専門医である」[1]
と定義した．

また，同論文の中では，hospitalistとの対比をさせながら家庭医の特徴を詳細に議論している．

以下に，さまざまな切り口から家庭医はどのような医者なのかについて議論を試みたいと思う．

「頻度の高い病態をもっぱら扱う医師」という観点から

筆者は2012年頃より学生への講義の中で，「家庭医≒コモンプロブレム・コモンディジーズの専門家/地域ニーズの大半に対応できる，という前提を採用した場合に，コモンプロブレム・コモンディジーズにはどのようなものが含まれるのか？」という問いから，逆に家庭医の扱う領域（scope of practice）を定義するという説明を行っている．

しかしながら，どのような問題がコモン（高頻度）なのか？　という問いには，どのような視点・軸からみるのか，という条件によってその答えは異なり，「どのような」軸で考えてもコモンなものは基本的にほぼ対応可能であるのが家庭医/GPである，としている．主として考慮する6つの軸・切り口からとらえたscope of practiceを提示する（ **1** ：この図の根拠となる学術論文は多数存在するが割愛する）．

しかしながら，われわれはコモンだけを扱うのではない．継続的に診療を行っている患者が比較的まれな疾患を発症した際には，それまでの関係性から，その疾患についても主治医とし

1 6つの軸

よくある問題(common problem/common disease)の専門家とは？
6つの切り口からの「何がcommonか？」から考える．
≒包括性(comprehensiveness/generalism)

死亡上位 (leading cause of death)	障害上位 (leading cause of disability)		よくある問題	多い年齢層	健康へ与える影響の最も大きい因子
癌，心臓，脳卒中，肺炎 ↓ 慢性疾患(NCD) ↓ 喫煙，食事，運動，検診，予防接種 ↓ カウンセリング(行動変容) 予防医療	左記に加えて メンタルヘルス 筋骨格系 は無視できない	多疾患併存 (multimorbidity)の観点からも 多いのは 心疾患と代謝疾患 精神疾患 筋骨格系 を含むもの	年齢層ごとに異なる すべての年齢層で対応可能 ↓ 内科だけでは対応しきれない 疾患知識だけでは対応できない (日常的な相談業務)	高齢者 ↓ 老年症候群 認知症 複数の問題(統合する視点) 終末期 ポリファーマシー 在宅医療 など	SDOH(健康の社会的決定要因) ↓ 社会構造の問題改善への関与(格差，貧困，差別，雇用，アクセス，リテラシー，社会資本など) 社会的弱者のケア(女性，小児も含む)

てケアにかかわる場合が少なくなく[2]，領域別専門医(後述)とは異なる経緯からまれなものもしばしば取り扱う．

ここで，筆者が長年引用している家庭医療の特徴を表す言葉を引用しておく．

"family medicine is not defined by what we do, but by how we think(家庭医はどのような診療を行うか，ではなく，どのように考えるか，によって定義される)"

後述するが，家庭医の診療範囲はその地域と周囲の医療資源の状況によりさまざまに変化するため，家庭医は××を診る医師である，○○は診療の対象としない医師である，という「表現形」で定義しようとするとうまくいかない．

「プライマリ・ケアを担う医師」という観点から

しばしば，われわれプライマリ・ケア医やジェネラリスト以外を総称して臓器別専門医と呼ぶことがあるが，その専門分野名の由来は臓器別だけではなく多岐にわたるため，その表現は不適切である(2)[2]．われわれとそれ以外の分野を対比させるよい表現がないため，筆者は

2 「専門医」の分野名の由来

由来	分野
特定の臓器	泌尿器科，眼科，皮膚科，循環器科，内科，産婦人科(女性の専門ではない)
特定の疾病	リウマチ科，アレルギー科，腫瘍内科，内分泌内科
特定の集団/年齢層	老年科，小児科，思春期科
特定の病期(ステージ)	救急科，緩和ケア科
診療に主として使用する診断/治療手段	麻酔科，放射線科，化学療法科，内視鏡科，外科，東洋医学科，リハビリテーション科
診療の基盤となる学術体系，思考哲学/ヘルスケアシステムの中のプライマリ・ケアという機能(function)を表現	家庭医療/総合診療

便宜上「ジェネラリスト」と「領域別専門医」と表現している．

プライマリ・ケアとは医療システム全体の中において，窓口機能(first contactとgatekeeping)を中心とした4＋3の特徴を担う「役割/機能」のことを指している(3)[3,4]．

先述の定義のとおり，家庭医はプライマリ・ケアだけを担うのではない．入院診療はセカンダリ・ケアであるし，在宅医療(特に終末期)は病院で対応できなくなった事例を紹介されて

3 プライマリ・ケアの特徴―Starfiledの4＋3

特有の特徴	・first contact care（医療の窓口） ・longitudinality（全人的な人間関係に基づく継続診療） ・comprehensiveness（包括的なケア） ・coordination (integration) of care（ケアの調整と統合）
派生的な特徴	・family centered（家族志向） ・cultural competence（多様な患者背景／価値観への対応能力） ・community oriented（コミュニティ志向）

4 家庭医療学がよって立つ学術的基盤

	その大元となる理論とそれらの重視する視点	そこから派生する実践的理論群
家庭医療学／ジェネラリズム	理論 ・システム理論から派生するニューサイエンス全般（複雑適応科学・量子力学など） ・関係性に基づく医療（relationship based medicine） ・医師，患者双方の主観的側面の重視 （これら3つは綿密に関連しており，完全に分けることは不可能） 視点 ・相互関連性（interconnectedness）／インターフェース／円環モデル（circular model） ・部分よりも全体を優先 ・間主観性	・BPSモデル（身体-精神二元論からの超越） ・PCCM ・家族志向のケア ・population health/COPC/SDH ・多疾患並存（multimorbidity）を中心とする複雑困難事例への対応（cynefin frameworkに基づく事例対応） ・水平／垂直統合 ・健康生成論に基づく医療（salutogenesis based medicine） ・NBM，説明モデル（Kleinman A），意味論

引き受けるという観点から，四次医療と呼ばれることもありコンサルタントとしての側面もある．また，診断が困難な事例や手術前の術前評価，術前術後管理などの「内科的」役割も他の医師から依頼されて行うコンサルテーション／セカンダリ・ケアである．「主としてプライマリ・ケアを担う」という記述が適切であり，プライマリ・ケアの専門家という表現は不適切である（プライマリ・ケア以外は専門外というニュアンスを含むため）．また，社会におけるプライマリ・ケア機能は内科医や小児科医，その他領域別専門もその一部を担っており，海外では医師以外の業種もそれらを担うため，家庭医の業務独占ではないということも確認しておきたい．

余談ではあるが，Starfiledによればプライマリ・ケアの特徴としてしばしばあげられるaccess（近接性），continuity（継続性）はプライマリ・ケアに必須ではあるが特有の特徴ではないとされ[3,4]，それぞれ，正しくはfirst contact care，longitudinalityが特有のそれとされている．この主張には筆者は全面的に同意している[5,6]．

「家庭医療を学問的基盤として医療を行う医師である」という観点から

家庭医という名称は家庭医療という学問的基盤に基づいて医療を行う医師であるというのがその由来であると述べた．さて家庭医療という学問はどのような学問なのであろうか．

これを述べるために先人が分厚い教科書を1冊分費やすほどになっているので，ここですべてを語ることはできないが，その鍵となるコンセプトを 4 にあげておく．

同様のコンセプトに"(medical) generalism"

5 家庭医の定義

以下のすべての実現をもって家庭医と呼べる.

学術的基盤	家庭医療学／ジェネラリズム	・システム理論から派生するニューサイエンス全般 ・関係性に基づく医療 ・医師，患者双方の主観的側面の重視	(→ 4)
機能	主としてプライマリケア機能を担う(Starfiledの4＋3)	(→ 3)	プライマリケア機能の実現がさまざまな健康アウトカムと関連（論文多数）
表現形／手段	主として年齢，性別，ライフステージ，病期によらずありとあらゆるcommon problem/diseaseの大半の診療を完結させる	6つの軸からのコモン(→ 1) すべてのライフステージ すべての病期	ここの能力担保はプライマリケア機能の提供の大前提

があるが，これはほぼ家庭医療学と同義に用いられており[7]，ここにあげられたコンセプトや用語がすっと腑に落ちないようであれば，残念ながらプライマリ・ケア機能の提供とさまざまな疾患の対応が行える医師であっても，家庭医療学を理解して実践しているジェネラリストとは言い難いであろう.

まとめ

本稿の議論をまとめると 5 のようになる.

ここで述べた議論の基本的な枠組みはすでに家庭医療の先人によって論じられたものであり，筆者はそれらを現代／日本という環境で多少アレンジしたものにすぎないことを添えておく．なんとなくはっきりしないようにも思えるが，家庭医療学／ジェネラリズムはきちんと体系化された学問なのである．

文献

1) 岡田唯男．家庭医，General Practitioner，プライマリケア医，ジェネラリストとは—その定義からみえてくるもの．Hospitalist 2013；1：19-28.
2) Freeman TR. McWhinney's Textbook of Family Medicine (English edition). 4th ed. Oxford Univ Pr；2016.
3) Starfield B. Primary Care：Balancing Health Needs, Services, and Technology. Oxford University Press；1998.
4) 連載プライマリ・ケア言始め—今さら聞けないひとことば—第4回．Starfield の4＋3(1992, 1998)その1．プライマリ・ケア 2017；2(2)：56.
5) 連載プライマリ・ケア言始め—今さら聞けないひとことば—第5回．Starfield の4＋3(1992, 1998)その2(First contact care)．プライマリ・ケア 2017；2(3)：64.
6) 連載プライマリ・ケア言始め—今さら聞けないひとことば—第6回．Starfield の4＋3(1992, 1998)その3(全人的な人間関係に基づく継続診療)．プライマリ・ケア 2017；2(4)：43.
7) Medical generalism：Why expertise in whole person medicine matters. Royal College of General Practitioners；2012.
   https://www.rcgp.org.uk/policy/rcgp-policy-areas/medical-generalism.aspx
   （日本プライマリ・ケア連合学会による公式日本語訳）
   https://www.primary-care.or.jp/imp_news/pdf/20160721.pdf）

家庭医とはどんな医者か
family physician（家庭医）としてのチャレンジング

涌波　満
医療法人アガペ会 ファミリークリニックきたなかぐすく

- ◆ family physician（家庭医）として日々努めなければならないこととして，次の3つを考えている．
  - 信頼できる文献に基づいた，質の高い最新のエビデンスを知ることに努める．
  - 限られた診療時間の中で，効率よい精神・身体管理に努める．
  - 家族，地域，多職種連携のなかで，spiritual care（魂のケア）も意識し，患者にとってのやりがいある人生，社会的参加を考え，支えるように努める．

質の高い最新のエビデンスを知ることに努める

　SORT（The Strength of Recommendation Taxonomy）分類[1]などを参考に，質の高い最新のエビデンスを知ることに努めている．あらゆる健康問題に対応するfamily physician（家庭医）にとって，内科領域に限らない幅広い医学的知識・技能を常にアップデートしておくことは必須である．そのためには，毎日の限られた時間のなかで，効率よい生涯教育の手法を身に付けておく必要がある．筆者は，出勤直前の30分を必ずその時間に当てている．

　臨床上困った問題や興味のある分野のみを学習するといった，偏ったものにならないようにする姿勢が大切である．教材としては，商業戦略面の強い雑誌や利益相反が明らかな論文は避けるようにする．学会が監修するものがよい．私見だが，家庭医外来で最もアップデートな知識が要求される分野は内科領域である．

　筆者の場合，American Academy of Family Physicianが監修する"American Family Physician"の購読，米国の家庭医レジデントが年に1度受験するIn-training examinationへの回答，毎月臓器別の特集を組む『日本内科学会雑誌』の購読とセルフトレーニング問題への回答を通して実践している．**1**に，最近学んだエビデンスとその実践経験を示す．

効率よい精神・身体管理に努める

　日々取り組む継続的な外来診療，特に，障害をもつ人，高齢者，メンタル面で問題のある就労者が抱える多系統にわたる疾患管理に，family physician（家庭医）ならではの醍醐味があると考える．現実的には外来で許される7～10分ほどの短時間に，疾患管理を効率よく行うことが求められる．経過観察すべき臨床問題とは異なる筋肉・皮膚系の新たな問題への対応を迫られることは珍しくないし，食生活，日常生活の振り返り，介護サービスの利用状況，介護で困っていることなどを取り上げることも欠かせない．当然のことながら，心理面の考察を含め，傾聴の態度で面接に臨まねばならない．このような対応を，日に50人以上繰り返すのは，family physician（家庭医）としてのチャレ

1 最近学んだエビデンスと実践

内科領域	非アルコール性脂肪性肝疾患（nonalcoholic fatty liver disease：NAFLD）と臨床上診断できる場合，将来肝硬変や肝がんに進行する非アルコール性脂肪肝炎（nonalcoholic steatohepatitis：NASH）を診断するために，NAFLD fibrosis scoreが有効である．陽性反応的中率は90％． →陽性であった患者を専門医へ紹介し，肝生検を実施，疾患管理を強化した．
小児科領域	2歳未満の小児の場合，感冒症状に対しての鎮痛薬や充血除去薬の使用は，効果よりもその副作用が強い．（Number Needed to Harm；14） →感冒症状でメチルエフェドリンや抗ヒスタミン薬は使用しない．
婦人科領域	セロトニン再取り込阻害薬は，月経前症候群の症状軽減に有用である． →月経前に増悪する不安，イライラ感や抑うつ気分，頭痛，肩こりに悩む女性に，エスシタロプラムを処方し，良好な経過を得た．
皮膚科領域	靴を介した貫通創の場合，従来のブドウ球菌や溶連菌に加えて，緑膿菌が起炎菌として考慮されるべきである． →靴をはいたまま釘を踏んで受傷した患者にニューキノロンを予防的に投与し，二次感染なく治癒した．
整形外科領域	肘内障整復の際，肘関節を伸展したまま回内を強くかけることで容易に整復できる． →従来の回外，屈曲より，安心して整復できた．

ンジングだと考える．

対策として，外来患者サマリー（**2**）をカルテとは別にデータベース化し，診療のたびに情報をアップデートするようにしている．上記したような内容を項目別に箇条書きで入力する．特に，重要度の高い臨床問題に関しては，経過観察に必要なキーポイントとなる質問を記入し，忘れないようにする．患者の全体像をつかんで診療に臨み，精神的な余裕をもって，傾聴しあるいはちょっとした雑談を交えた診療ができるように努力する．problem-oriented medical record（POMR），SOAP形式を基本とした日常診療カルテは，このデータベースの画面をもとに，その日の診療で最も重要なことを中心に記載する．

生涯学習や研修指導で，このサマリーを通して，症例検討，心理的カウンセリングの振り返り，ポートフォリオ作成に役立てる．

その人らしさを共に探し，支えるよう努める

全人的な医療・ケアとは，身体管理，精神的なサポートを通して，その人らしさの実現をアウトカムとするものだと考える．人の自立には，肉体的，精神的，社会的，そして経済的自立といった多面的な要素がある．医療，介護ス

2 ファミリークリニックきたなかぐすく（FCK）患者情報

プロブレムリスト
・臨床的に取り組むべき問題をとりあげる．ほとんどの問題は深化し診断名となる．

診断・既往歴
・診断に至る根拠となった事実を要約する．

日常生活
・生活習慣：食事，運動，睡眠，たばこ，アルコールなどに関する情報 ・職業：

健診受診情報
・がん検診，特定健診，会社の健康診断，人間ドックなどの受診状況，最終受診日を記入． ・性，年齢別，個人の健康危険因子に従い，推奨されているものを示す（例；45歳での大腸がん家族歴；35歳から5年ごとの内視鏡による大腸がん検診が必要）．

家族背景
・家系図を通して情緒的な関係を記す．

最近の経過
・プロブレムごとに，治療計画と介入による結果の要約を記す． ・時系列で健康問題に関連するエピソードを記す．皮膚，骨筋系などの問題や他科受診の情報なども記す．（必要に応じて，プロブレムリストに昇格させることもある．例；転倒→右側大腿骨頸部骨折，白内障など）

コントロールの指標
・検査結果（数値化できるもの）で指標となるものを表計算ソフトを使って時系列化する（次回検査の備忘録となる）．

障害者，高齢者
・生活動作，認知能を具体的に記す． ・介護面での問題点とその対応策を要約し箇条書きする．

家庭医療に関する考察
・診療上の疑問を，生涯教育で得た知識と合わせて考察する．臨床研究の糸口にならないかを意識する．

3 HOPE 質問票（spiritualityのアセスメント）

カテゴリー	質問例
H：hope 希望のよりどころ	・あなたにとって，希望，力，心の安らぎ，平和のよりどころとなることはなんですか？ ・きびしい状況におかれたとき，頼みとしているものがありますか？
O：organized religion 宗教組織	・神社，寺，教会などの活動に参加していますか？ ・その活動は役に立っていますか？　どのように？
P：personal spirituality and practices 精神・宗教的活動	・精神・宗教的な信仰をもっていますか？ ・精神・宗教的な信仰は，どのような点で役に立っていますか？
E：effects on medical care and end-of-life issues 医療や終末期問題への影響	・おかれた現状は，あなたが頼みとする精神・宗教的な活動に，どのように影響していますか？ ・医師として，あなたが普段頼みとしているものに，橋渡しをするお手伝いはできますか？ ・医療を受けるにあたり，宗教上，特別に配慮したり，制限したりすべきことはありませんか？ ・仮に，死期が近づいていたなら，精神・宗教的な信仰は，希望する医療にどのような影響を与えるでしょうか？

(Saguil A, Phelps K. Am Fam Physician 2012；86：546-50[2])より筆者が和訳)

タッフは，多職種連携で，この多面的な支援に対応できる．患者が身体的，精神的に病んでいるがゆえに諦めていることに，それとなく気づき，陰ながら支えることができれば，自己実現を達成することができるかもしれない．それがさらに，社会参加や役割に広がるなら，その人らしい「やりがいある役割」となっていくことが予想できる．

　診察，看護，リハビリテーション，介護サービスでの何気ない会話から，患者の興味あること，大切にしていること，大切な人，得意なこと，人生観，心の在り方などを感じるとき，その人の家族と一緒にその話題を広げてみるように努めている．医療・介護に携わるものには特に，話題を広げる聞き上手なコミュニケーション能力，雑談力が必要であると考える．

　さらに，診療のなかで，spiritualityを取り上げる必要性が提唱されている．spiritualityとは，精神的，魂と訳される．人が，逆境におかれたとき，たとえば，病を患うとき，職業，学業上，思い通りにいかないときなど，人生を振り返り，その位置づけ，意義を見直す．そして，その状況を解釈しようとする．そのようなとき，よりどころとなるものが，spiritualityといわれている．3[2)]にspiritualityを引き出す有用なツールを紹介する．

family physician（家庭医）を中心とした，多職種連携チームは，聞き上手なコミュニケーション能力，雑談力を駆使して，患者が語るストーリーから，spiritualityも含めたニーズ（やりたいこと）を引き出し，その人中心の医療，介護計画を立てることができる．

■症例紹介—弟の四十九日を立派に務めることができた100歳の女性

背景
- 10年以上，主治医としてのかかわりをもっている．長男はすでに他界し，その嫁（72歳）と2人で暮らしている．
- 認知面：物忘れなどなく，毎日の予定を自分でしっかりと立てることができる．
- 生活動作：つかまって，起き上がり，立ち上がりができる．歩行器を利用し，しっかりとした歩行が可能．入浴動作に一部で介助を要するが，トイレ，着衣は自立．
- 楽しみ：民謡を聴き，歌うことが好き．

診断とこれまでの対応（下線は，生涯教育で学んだことの実践）
- 頸髄症：20年近く前に頸髄症と診断．両手にしびれを認めるが生活に支障をきたす筋力低下はなく，この数年，進行している印象はない．<u>頸から肩にかけての痛みのために，就寝中に目が覚め，嫁を起こすことがあった</u>

が，プレガバリン100 mgを服用し，その回数が少なくなった．介護度2の認定を受けていて，当院併設の通所リハビリテーションに通い，頸部，肩周囲筋へのストレッチ，体幹，四肢筋力訓練，立ち上がり，バランス訓練に取り組んでいる．

- 慢性腎臓病：血清クレアチニン1.5 mg/dL前後，eGFR 30 mL/分で推移．4年ほど前には，血清カリウム値が6.5 mEq/Lを超え，緊急でグルコース・インスリン治療を行い救急搬送したこともある．カリウム，リン制限を指導し，ポリスチレンスルホン酸カルシウムを服用．
- 高血圧症，心不全の既往：慢性腎臓病，心不全を考慮し，アンジオテンシン変換酵素阻害薬を服用，前医よりスピロノラクトン12.5 mgを服用していたが，高カリウム血症を生じたため中止．心不全増悪予防のため，少量のβ遮断薬を併用．
- 繰り返す結晶性関節炎（偽痛風）：5年前に，右膝の腫れと熱感，38度台の発熱を認めた．膝関節を穿刺し，関節液分析から，ピロリン酸カルシウムを確認．慢性腎臓病を考慮し，非ステロイド性抗炎症薬（NSAID）は使用せず，1度のステロイド関節内注入と少量のコルヒチンを服用し改善．再発予防のため，半年ほど継続し中止．

最近の経過（臨床的アウトカム）

2か月ほど前から，以前経験したような右膝の痛みと熱感を認め，立ち上がり困難な状態となった．嫁は，トイレ動作の介助が難しく負担が大きいと説明した．診察では，関節液を穿刺できるほどの腫れは触知せず，前回のエピソードを念頭に，偽痛風の再発と診断した．全身状態は良好で，膝周囲の皮膚にも異常所見を認めなかった．少量のコルヒチンを再開し，NSAID外用薬で痛みに対応した．

幸い，経過は良好で，全身性の発熱や関節腫脹には至らず，2～3日中に立ち上がり可能となり，自宅療養を続けることができた．

通所リハビリテーション利用中に，担当の理学療法士（PT）との何気ない会話のなかで，「やっておきたいこと」を話してくれた．PTは，15分ほどの個別訓練のなかで雑談をしながら，彼女の生活行為の質を高め，リハビリへの意欲向上が期待できるきっかけを探していた．

彼女には90歳になる弟がいた．自宅からは1時間以上かかる彼女の実家に暮らしていたが，1か月前に他界していた．当時は，前述の右膝の痛みが強く，そのお葬式に参列できなかった．四十九日には，どうしても出席して，ご先祖様に弟のことを守ってあげてほしいと伝えたいと考えていた（このようなニーズは，診察ではなかなか引き出すことはできない．多職種チーム医療ならではの功績である）．

早速，PTは本人，嫁と話し，四十九日に参列することをリハビリ目標とした．従来のプログラムに加え，家族からの情報をもとに，実家にある物理的障害（石段，玄関の段差など）を想定し，片足立ち，段差昇降訓練を強化した．彼女も，目標がはっきりして，熱心にリハビリに取り組んだ．コルヒチンの継続投与の効果もあり，関節炎の再発もなく，その日を迎えることができた．

当日は，親族が驚くほどしっかりとした足取りで，一本杖を使って歩くことができた．うれしいことに玄関にあった高さ70 cmほどの段差は，親族の計らいで改修されていた．姉として，彼女は弟の四十九日を，その中心となって務めることができた．

文献

1) Ebell MH, et al. Strength of recommendation taxonomy (SORT)：a patient-centered approach to grading evidence in the medical literature. Am Fam Physician 2004；69：548-56.
2) Saguil A, Phelps K. The Spiritual Assessment. Am Fam Physician 2012；86：546-50.

われわれはどんな医者なのか？

家庭医とはどんな医者か
診療所，介護老人保健施設での診療を通じて地域包括ケアシステム構築に貢献

横田修一
揖斐郡北西部地域医療センター山びこの郷

◆ 地域包括ケアを担う家庭医の日常業務は，診療所における外来や検査，訪問診療，時には介護老人保健施設における診療といったことに加えて，地域包括ケアを提供するうえで必要な人材育成，地域住民への啓発活動と多岐にわたる．

筆者の勤務する施設は，診療所と介護老人保健施設（以下老健），居宅介護支援事業所，訪問介護ステーションが併設された複合施設で，岐阜県の北西部に位置する揖斐川町にある．揖斐川町は5つの村と1つの町が平成18年に合併し，東京都の23区に相当する面積を有するものの大半は山林で，人口は約2万人である．施設がある久瀬地区は中山間部で人口約900人，高齢化率も50％に近く，いわゆる限界集落にある．現在は，自施設と周辺の旧村部にある4つの診療所を医師5名で連携を図りながら，地域包括ケアを提供している．

ここで地域包括ケアについて簡単に述べると，厚生労働省は団塊の世代が75歳以上となる2025年を目途に，重度な要介護状態になっても住み慣れた地域に自分らしい暮らしを人生の最期までつづけることができるよう，住まい・医療・介護・予防・生活支援が一体的に提供されることを地域包括ケアシステムと定義し，その実現を保険者である市町村が地域の自主性や主体性に基づき，地域の特性に応じて作り上げていくことを推進している[1]．

筆者の日常業務は，診療所における外来や検査，訪問診療，併設の介護老人保健施設における診療といったことに加えて，地域包括ケアを提供するうえで必要な人材育成，地域住民への啓発活動と多岐にわたる．本稿では事例を紹介しながら，担当地域における家庭医としての役割を紹介していく（1）．

事例1

■患者
Kさん，95歳女性．

■現病歴
甲状腺機能低下症，慢性心不全，腹部大動脈瘤，認知症の診断にて総合病院に通院していたが，自宅で繰り返し転倒することをきっかけに，当施設の通所リハビリを利用することとなり，主治医を変更することを希望され，キーパーソンである長女とともに診療所を受診した．

■生活・支援
町内に独居，キーパーソンの長女が毎日夕方に様子を見に行く．ADLはほぼ独立，IADLはおおむね長女がまかなっている．要介護1，週3回町内のデイサービスを利用している．

診療所における家庭医の役割
紹介した事例では初診時に紹介医からの紹介状をもとに診察，血液検査，胸部X線検査を

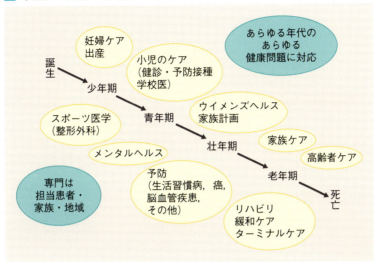

1 家庭医の役割・専門性

行った.現在の状態は安定しているとのことで処方を継続することとし,診察を終えた.なお診察終了後に看護師より認知機能の評価や具体的な生活や支援状況についての聞き取りも行った.

診療所においては「大切なあなた,家族,地域のために」というスローガンを掲げ,すべての職員が患者さんにとって身近で,困ったときにそばにいて,患者さんに合った医療や生活をともに考えることを心がけている.あらゆる年代の健康問題に対応することを心がけ,全診療科にかかわる内容に取り組んでいる（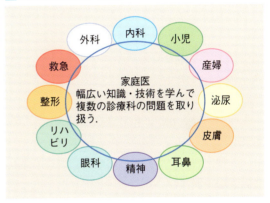）.1日の外来受診は平均35名程度で,その約8割が高齢者ということもあり,糖尿病,高血圧,脂質異常症といった生活習慣病の管理を中心に内科一般から,変形性膝関節症,腰痛などの整形疾患,認知症,排尿障害（前立腺肥大症,過活動膀胱）,白内障,老人性湿疹など幅広い診療科分野での慢性疾患の管理が主体となっている.一方で急性肺炎,腎盂腎炎,心不全増悪,消化管出血など急性期疾患の初期診断や治療,高次機関への紹介を行うこともある.また町内に精神科を標榜する医療機関がないことから,専門医と連携をとりながら状態の安定した不安神経

2 家庭医の知識・技術

症,うつ病,統合失調症といった精神疾患患者の管理も積極的に行っている.

患者の多くは高齢者と述べたが,数は少ないが小児や成人への対応も行っている.小児においては体調不良時の対応を主体に予防接種,地域幼児園の入園児健診や定期健診にも対応している.少数であるが,行政の依頼を受けて虐待疑いのケースへの対応も行っている.こうした問題では両親もなんらかの疾患を抱えていることが多く,家族ケア,地域の医療福祉資源の活用といった内容を含むため,家庭医がかかわることが重要と考えている.

事例2

■経過

Kさんは，診療所に通院を開始して約1年後，腰痛を訴え，ADLが低下したが，短期療養入所を活用し，回復傾向であった．しかし自宅で転倒し，左大腿骨頸部骨折と診断され約1か月の入院加療を経て，在宅復帰を目標としたリハビリ目的で老健施設に入所した．

介護老人保健施設における役割

全国老人保健施設協会（全老健）によれば，老健は利用者に応じた目標と支援計画を立て，必要な医療，看護や介護，リハビリテーションを提供すること，リハビリテーション施設として，体力や基本動作能力の獲得，活動や参加の促進，家庭環境の調整など生活機能の向上を目的に，集中的なリハビリテーションを行い，早期の在宅復帰に努めることとなっている[2]．併せて在宅復帰後の在宅生活が継続できる支援を継続することも述べられている．

上記の定義を元に，筆者は在宅復帰および在宅支援を目標に老健のケアにも力を入れている．診療内容においては，診療所における業務と大きな差異はないが，施設ケアにおいては胃瘻，気管切開，膀胱瘻といったチューブ類の管理，インフルエンザ，ノロウイルス，疥癬などの感染対策，嚥下性肺炎，サルコペニア予防を目的とした食支援，褥瘡・スキンケア，転倒・転落のアセスメントといった問題にも取り組んでいる．

老健業務の中においては多職種連携に最も重きを置いている．本章の冒頭にも述べた通り老健においては介護福祉士，看護師，療法士，支援相談員，介護支援専門員といった多くの専門職種がそれぞれの専門性を活かして，利用者の機能向上を図り，在宅復帰を支援しなければならない．一人の利用者に多くのスタッフがかかわるうえで，情報の共有は特に重要となることから，利用者のインテイクから入所後2週間，その後は3か月を目途にスタッフ間のカンファレンスを実施し，明確な目標設定と実行状況の確認を行い，必要があれば目標の変更を行っている．

多職種連携は利用者を多面的に評価，支援できる長所がある一方で，お互いの専門性からケアの方針をめぐって意見対立が起こることもありうる．そこで当施設では，特にケア方針が難しいケースの場合，3に示す国際機能分類（International Classification of Functioning, Disability and Health，以下ICF）を用いて利用者の評価を行うこととしている[3]．この表を多職種が協同して作成することで，介護と医療それぞれの視点から利用者の全貌がわかり，目標設定を容易にさせる．

家族とも入所前，入所時，利用開始1か月後，その後は3か月おきに定期的な面談をもち，状態報告と在宅復帰に向けての準備を行っている．特に入所前後や退所前後では，実際に職員がご自宅を訪問し，入所中のケア計画や退所後の在宅支援の方法について検討を行うこととしている．こうした取り組みを通じて，当施設における在宅復帰率はおよそ7割となっている．

Kさんの場合，入所後に認知機能低下が進行し，リハビリ意欲の低下が問題となった．そこで，多職種カンファレンスでICFを作成したところ，過去に施設のあった地域の小学校教員をしていたことがわかり，社会参加がKさんの意欲回復につながる可能性があると考え，かつての教え子が多く集う地域のゲートボール場への外出支援を計画した．スタッフが地域住民と周到な準備を行い，ゲートボール場への外出が実現した．この外出支援後から，得意の折り紙を入所者に教える，施設のピアノを弾くなど，元教師であったKさんらしい行動がみられるようになり，リハビリに対しても積極的に取り組むようになった．

3 国際機能分類(ICF)によるKさんの評価

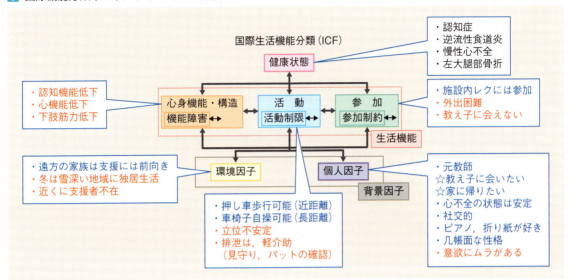

事例3

■経過

　Kさんは，入所から約6か月が経過し，機能回復も得られ在宅復帰への準備を進めていたが，トイレからの立ち上がりの際に転倒し，右大腿骨頸部骨折と診断され入院加療された．入院時に貧血が進行していたため，精査したところ肝臓に10 cm大の腫瘍が発見された．大腿骨の手術は施行されたが，肝腫瘍については経過観察となり，施設に再入所した．

在宅医療とターミナルケア

　Kさんについては，施設入所後に心不全の増悪を認めたため，利尿薬の調整を行い，また癌性疼痛が出現したため，オピオイドを用いての疼痛コントロールを行った．Kさん自身が在宅復帰をご希望され，キーパーソンの受け入れも良好であったため，在宅復帰をし，約1か月後に自宅での最期を迎えた．

　地域包括ケアのなかで，住み慣れた地域で最期まで過ごすことが実現できるため，筆者は積極的に訪問診療を行い，在宅や施設での看取りに特に力を入れている．**4**は平成28年度における揖斐川町町民が亡くなった場所を示している．厚生労働省の統計によれば，平成26年の自宅看取り率は全国平均13％，介護施設での看取りについては9.2％となっており[4]，揖斐川町においては在宅，施設いずれにおいても全国平均を大きく上回っている．

　こうした背景として，筆者らが揖斐川町の福祉課職員と協同して町内の居宅介護支援事業所や施設職員を対象とした，終末期医療や看取りについての勉強会や，住民を対象としたいわゆる終活をテーマとした住民座談会を企画してき

4 揖斐川町民の死亡場所(平成28年度)

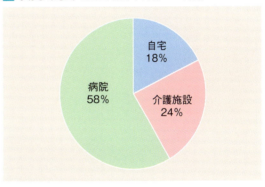

たことが考えられる．

地域包括ケアにおいては，医師だけでなく，多くの職種の協力が必要不可欠である．また行政，医療機関，介護施設が緊密な連携を図り，あらゆる場所で一人一人に合った支援が提供されることが重要となる．その中において家庭医は重要な役割を果たしうることを今後も示し続けていきたい．

文献

1) 厚生労働省ホームページ．地域包括ケアシステム．
   http://www.mhlw.go.jp/stf/seisakunitsuite/bunya/hukushi_kaigo/kaigo_koureisha/chiiki-houkatsu/
2) 全国老人保健協会ホームページ．老健施設とは．
   http://www.roken.or.jp/wp/about_roken
3) 厚生労働省ホームページ．国際生活機能分類-国際障害分類改訂版（日本語版）．
   http://www.mhlw.go.jp/houdou/2002/08/h0805-1.html
4) 厚生労働省ホームページ．平成28年人口動態調査：死亡の場所別にみた主な死因の性・年次別死亡数及び百分率．e-Stat政府統計の総合窓口．
   https://www.e-stat.go.jp/stat-search/files?page=1&layout=datalist&toukei=00450011&bunya_l=02&tstat=000001028897&cycle=7&year=20160&month=0&tclass1=000001053058&tclass2=000001053061&tclass3=000001053065&result_back=1&result_page=1&second2=1

われわれはどんな医者なのか？

家庭医とはどんな医者か
私が家庭医としてこだわっていること
――健康格差と健康の社会的決定要因

西村 真紀

川崎医療生活協同組合 川崎セツルメント診療所

◆ 患者の社会背景を知り，SDHが潜んでいないか分析しよう．
◆ 介入で変えられるSDHを見つけ，社会的処方を考えよう．
◆ 家庭医の大きな役割の一つは，地域住民とともに健康格差をなくすことに取り組むことである．

私が家庭医になったわけ

　私は家庭医である．家庭医とはどんな医師なのかをお話しするために，まず私がどんな経験をして今に至るのかをお伝えしたい．

　私が医師になろうと思ったきっかけ，それは，私が教員として神奈川で働いていたころのある出来事による．当時，故郷の高知県の人口当たりの医師数は全国平均を上回っていた．しかし私の実家の近所は診療所も病院もない無医地区であった．そんな田舎町で祖父は医者知らずで元気に暮らしていたが，最期は長い人生でまったく縁のなかった場所（病院）で亡くなった．こんなことが全国各地で起きているのではないか，訪問診療を行う医師やへき地で働く医師が不足している，そんな医療の格差を感じて医師になろうと決心したのが29歳のときであった．

　医学部時代に，身近にいて普段から診て訪問診療や往診する医師を家庭医（family physician/general practitioner：GP）ということを知った．5年生のときには本場イギリスに留学して，GPのもとでの実習の機会を得た．そのGPの先生はボランティアで"Home for Homeless"という場所でホームレスの人たちの診療を行っていたが，見学中に「Maki，日本にホームレスはいる？その人たちの診療は誰が行っているの？」と聞かれて何も答えられなかった自分がとても恥ずかしく，衝撃を受けたことを覚えている．日本で家庭医になると決心したのは，そのときであった．

　家庭医になるための研修を行った病院・診療所は都会の下町であった．そこは一人暮らしのお年寄りや比較的貧しい人の多い町だった．しかし，下町らしい人情深いコミュニティーがあり助け合って生きている印象を受けた．私を家庭医に育てあげてくれたのもその町の住民の人々である．その後は神奈川県川崎市で家庭医として長く働いた．川崎の北部，中部，南部いろいろなところを経験したが，それぞれの町には地域差が大きくあった．たとえば厚生労働省人口統計[1]によると，男性の標準化死亡比は北部と南部で132対76と大きな差がある．「死にやすさに地域差がある」ことになんとなく気づ

標準化死亡比
人口構成の違いを除去して死亡率を比較するための指標．ある集団の死亡率が，基準となる集団を100としてどのくらい高いかを示す比．100より大きいほど死にやすく小さいほど死ににくいことになる．

Memo

いた．患者と接していても，疾患コントロール，病識，所得，教育レベルなど，いろいろな違いがあり，それをある意味家庭医としてのやりがいと感じながら診療をしていた．

家庭医療学との出会い

家庭医を志した医学生時代，大学にロールモデルは一人もいなかった．唯一のロールモデルは医学部時代，その後の家庭医療研修でもお世話になったメンター兼恩師である下町で地域医療を行う藤沼康樹先生で，私のイギリス留学をアドバイスしてくれた先生でもある．彼は日本で家庭医を育てたいという強い思いがあり，日本の家庭医療研修を開発してきたパイオニアである．私は卒後5年目に日本プライマリ・ケア学会(現，日本プライマリ・ケア連合学会)認定家庭医療専門医一期生となることができた．ようやく訪れた日本の家庭医療の夜明けであった．しかし私は家庭医療専門医となっても，それまで家庭医療学をきちんと学んだことがあるわけではなかった．そこで医師10年目にしてカナダのウェスタンオンタリオ(現，ウェスタン)大学のマスターコースで家庭医療学を学ぶことになった．

■患者中心の医療の方法[2)]

カナダの大学院では，**1**に示す「患者中心の医療の方法(patient-centered clinical method)」を学んだ．詳しくは他書に譲るが，今回私が注目してほしいのは図中のコンポーネント2「全人的に理解する」である．人の疾患，病い，健康観はその人を取り巻くコンテキストに大きく影響される．コンテキストとは家族内の文化，信念，所得，仕事，地域社会，環境などである．それらを知ることで患者の問題点を深く理解することができる．

■BPSモデル(bio-psycho-social model，生物心理社会モデル)[3)]

病気には生物面，心理面，社会面があり，そ

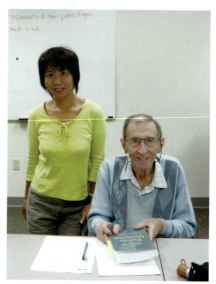

2007年，ウェスタンオンタリオ大学にて
故イアン・マックウィニー先生と

れらが互いに絡み合っている．このことを症例で考えてみよう．

> **症例** 45歳女性
>
> 糖尿病，肥満，腰痛がある．コントロールが不良でHbA1cは10%を超えそうになっている．毎回の診察で食事と運動の指導をしているが，いつも夜食を食べてしまい，運動もまったくしていない．「困った患者」とラベリングしてしまっていた．あるとき，家族の状況を聞いてみた．夫は失業中でアルコール依存症．中学生の息子は反抗期で不登校になっている．義母の認知症が進んでおり介護負担が増している．貧困でバランスのよい食事が用意できない．パートで働いており帰宅後も家事で忙しい．ややうつ傾向にある．食事は不規則になり，深夜になってようやく自分の時間になり夜食を食べることが多い．

これらの状況を理解すると，外来での指導がかみ合っていないことがわかり，**2**に示すようなBPSの要因が考えられる．

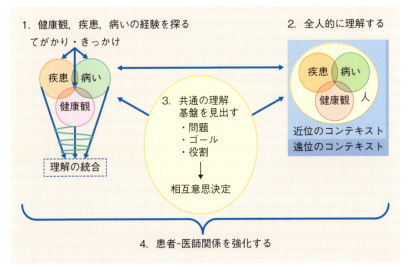

1 患者中心の医療の方法
(Stewart M, et al. Patient-Centered Medicine : Transforming the Clinical Method, 3rd ed. London : Radcliffe Publishing ; 2014[2])を参考に作成)

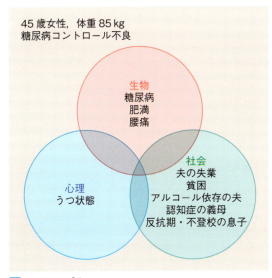

2 BPSモデル

■ 健康の社会的決定要因(SDH)

　100人のHbA1c 10%の人は100通りの背景や原因をもった糖尿病患者である．血糖値が高いという問題は生化学的であるが，その原因は生物的な問題だけでなく，心の問題，社会的文化的な問題，経済的な問題，対人関係，家族内文化，医療者との関係，コミュニティー，文化，経済，医療制度，歴史，地理，メディアなどさまざまな要因が絡み合っている．BPSモデルでのS，患者中心の医療の方法でのコンテキスト，これらは社会的背景といわれている．健康に影響を与える社会的な原因を健康の社会的決定要因(social determinants of health : SDH)といい，これは個人では変えがたい要因である．**3**にSDHの概念図を示す[4]．

■ 社会的処方

　疾患に対する介入には投薬や手術など生物学的な介入とともにSDHに対する介入が必要である．これを社会的処方(social prescribing)という．上記の例では，**4**に示すような処方が考えられる．実際は容易なことではないが私たち家庭医にこそできる「処方」である．

私がこだわっているテーマ「健康格差」

■ SDHと健康格差

　ここまで私の家庭医への道をお話ししてきたが，私が家庭医としてずっとこだわってきたテーマは「健康格差」である．日本は健康格差が少ないほうの国だったので今まであまり関心が多くはなかったのであるが，最近の雇用の不

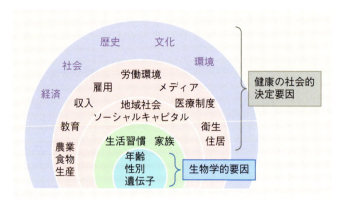

3 健康の社会的決定要因（SDH）
（Economic and Social Research Council（ESRC）．The Dahlgren-Whitehead rainbow[4]を参考に作成）

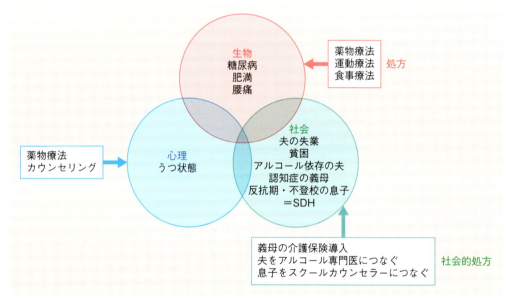

4 BPSモデルと介入

安定さや労働条件，貧困の問題などから注目されるようになった．国が進める健康日本21でも「健康格差の縮小」が目標の一つになっている．

5[5-7]の③にあるように「孤立」は健康格差を生じる．逆にいうと，人とのつながり，仲間がいるほうが健康であるというデータが多く出ており，特に精神疾患が少なく死亡率も低いことがわかっている．このような地域とのつながり，グループの一員として個人がアクセスできる資源を「ソーシャルキャピタル」といい，これもSDHの一つである．

5 SDHと健康格差の関係，エビデンス

①所得が低いほうが糖尿病になりやすい[5]：食べすぎが原因の糖尿病だが，低所得の人ほど知識が少なく栄養のバランスを欠いた低価格の炭水化物主の食事になりがちになる．

②15歳のときに貧困だと将来うつ病になりやすい[6]：単に経済的理由ではなく，健康的な生活習慣への影響が大きい．子どもの貧困は食生活や教育に影響し，大人になってからの健康度も変わってくる．

③男性は貧しいと死にやすいが女性はそれに加え友達や知人がいないという孤立があると一挙に死にやすくなる[7]．

④東日本大震災前の地域の結びつき（ソーシャルキャピタル）が被災後のPTSD（post-traumatic stress disorder，心的外傷後ストレス障害）の発症を3/4に抑制した[5]．

■健康格差やSDHに気づくことが大事

たとえば、「小学生の男の子が喘息の吸入がきちんとできていなくて、お母さんがいつも夜中の救急外来に連れてくる困った母子である。母子家庭で母は夜の仕事、貧困、日中は通院できないと言い訳し、具合が悪くても仕事が終わってから救急外来に来ることが多い」。このエピソードのキーは「困った患者」「言い訳する患者」である。そういう患者にはSDHが隠されていることが多い。「言い訳にこそわけがある」と見方を変えれば、SDHに気づくチャンスかもしれない。

■健康格差をなくすためにできること

健康に関する市民講座などは実は健康格差を縮めないといわれている。なぜなら参加者は健康に関心のある人であり、参加しない関心のない人の健康は増進されないからである。だから健康に無関心な人たちに向けての活動が重要となる。知らないあいだに健康になる仕掛けや健康的な活動で得をする仕組みなどがあればとてもよい。たとえば、足立区では「ベジタベライフ協力店」という店があり、そこで外食をすると野菜が多くとれ、しかも野菜増しで50円引きとお得な店もある。高知では「健康パスポート」といって健診やスポーツに参加するともらえるシールを集めて特典をゲットするという仕組みがある。私たち医師も教科書通りの◯◯指導ではなく、興味を引く、かっこいい、おもしろい教育を考えていく必要がありそうである。

健康格差をなくすためには診察室の外に出て活動をすることが重要である。私は積極的に地域の住民との懇談会に出席している。住民にはソーシャルキャピタルにかかわることを勧めている。地域での運動会、防災訓練、花植えなどに積極的に参加するなどである。また、近所に一人暮らしの人がいたら声をかけてつながりを作るなどのコミュニティーづくりをサポートしている。私たち医師もホームレスの援助、地域の見回り、子ども食堂などボランティア活動に医療者の立場でかかわれるとよいと思っている。

おわりに

健康格差、それをまねく健康の社会的決定要因について述べた。SDHはよく川の上流にたとえられる[8]。医者は川に流されて溺れた人(患者)を下流で救う(治療する)という仕事をしている。しかし私たち医師は下流で患者を救うだけではなく、上流に足を運んで病気を生み出している社会を変えていく責任もある。私はこれからも医師として健康格差に取り組んでいこうと思う。

文献

1) 厚生労働省人口動態統計特殊報告/平成20〜24年. 人口動態保健所・市区町村別統計.
2) Stewart M, et al. Patient-Centered Medicine：Transforming the Clinical Method, 3rd ed. London：Radcliffe Publishing；2014.
3) Engel GL. The need for a new medical model：a challenge for biomedicine. Science 1977；196：129-36.
4) Economic and Social Research Council (ESRC). The Dahlgren-Whitehead rainbow. http://www.esrc.ac.uk/about-us/50-years-of-esrc/50-achievements/the-dahlgren-whitehead-rainbow/
5) JAGES (Japan Gerontological Evaluation Study, 日本老年学的評価研究) ホームページ. https://www.jages.net/ (2018.3.20現在)
6) Tani Y, et al. Childhood Socioeconomic Status and Onset of Depression among Japanese Older Adults：The JAGES Prospective Cohort Study. Am J Geriatr Psychiatry 2016；24：717-26.
7) Hiyoshi A, et al. A new theory-based social classification in Japan and its validation using historically collected information. Soc Sci Med 2013；87：84-92.
8) McKinlay J. A case for refocusing upstream：The political economy of illness. In：Jaco EG, ed. Patients, Physicians, and Illness：A Sourcebook in Behavioral Science and Health. New York, NY：Free Press, 1979. p.9-25.

われわれはどんな医者なのか？

家庭医とはどんな医者か
診療所医師としてのこれまでとこれから

松村真司
松村医院

- ◆ 理想的な「かかりつけ医」とはどのような医師かを探り，検証を行った結果，当院は，①良好なコミュニケーション，②地域重視，③常に勉強し質を保つ，の3つを理念として掲げた．
- ◆ 家庭医・総合診療医の未来のためには医療職・関連職種，そして何より多くの住民からの理解と支援を必要とする．

　家庭医，総合診療医，プライマリ・ケア医，かかりつけ医など類似する概念を表す言葉は複数存在し，共通する部分と相違する部分とが同居し混在していることが混乱を招いている要因といわれている．それぞれの用語にはそれぞれの歴史や背景があるが，特にその語法が政策につながり，多くの人々に影響していく場合は用語を厳密に定義しその相同を明確にする作業は重要である．定義づけの過程である程度の軋轢が生じるのは必然だと考えているが，本稿においてはこれらの定義についての立場表明は行わない．なぜならば，本書の他稿において繰り返しこれらの定義は程度の差はあれども記述されることが予測され，そこに私の考えが加わったとしてもあくまでもその中の一つが加わるだけで，それぞれの議論の幅と深さの膨大さで圧倒する以外読者にとって得るものは少ないのではと考えるからである．では，本稿で私が記述することはなにか．編集部からの企画書には明確な内容の指示はないが，その中で「さまざまなお立場の先生方に『自分自身がどのような医者なのか』をご執筆いただき，これからの総合診療医としての医療を考えます」との記載がある．スーパーでも総合医でもない私が書くとすれば，この企画書の内容に沿って私がこれまで行ってきた診療所医師としての経歴と業務内容を示すことのみである．そして，これからの総合診療医としての医療については，本稿を読んだ方々が，他稿と比較検討したうえで各自考えていただきたいと思っている．

生育歴・研修歴

　まず私自身の医師としての背景を説明したい．私は本稿を執筆している2018年3月現在，卒後28年目を迎えようとしている医師である．私の実父は1969年に現在の診療所がある地域に，小さな住居兼診療所を開設し，私はその地域で生まれ育った．父はやがて自分の診療がその当時から注目を集めるようになっていたプライマリ・ケアであると考え，実地医家のための会や旧日本プライマリ・ケア学会においての活動を熱心にやっていた．やがて私は父のような開業医になることを決意し，医学部へと進学した．その後，1999年に父の病気によって急遽診療所を継承し，以降同地域で診療を続けている．診療所は私の実家であり，診療所のある地域で生まれ育ち，私と私の家族もその地域で暮

1 松村医院設立の挨拶

> 医院開設の御挨拶
>
> 大東学園病院在勤中は公私とも一方ならぬ御指導御鞭撻をいただきまして、まことにありがとうございます。大東学園病院の突然の封鎖と破壊に際しまして、皆様からお寄せ下さいました数々の御好意は、あのような混乱の中におきまして本当に人の情けの暖かさに触れた思いで、私の大きな感激でございました。そして今更のように医師として一番大切なものは何かということを思い、医療従事者の責務の大きさを自覚いたしました。そして、患者さん始め多くの方々のおすすめもあり、地域の皆様によい医療を奉仕することが、皆様の御好意にお報いし、患者さんの不安を除き、医師としての責任を全うする唯一の道と考え、思い切ってささやかな医院を開設することを決意致しました。
>
> この医院は、患者さんやその御家族の方々及び地域の皆様方のお力によって出来たものでございまして、私自身も数週間前まで全く考えもしなかったことで、いろいろ不行届きの点、多々ございましょうけれど、皆様の御家庭の医師として精一杯努力する覚悟でございますので、何卒よろしく御指導下さいますようお願い申し上げます。
>
> 誇示すべき設備は何もありませんし、まだ経験も少い若輩ですが、今後一生けんめい勉強し、一日も早く皆様の家庭医としてお役に立ちたいと願っております。取り敢えず（御利用のしおり）を同封いたしました。何卒このささやかな医院を皆様の医院として御利用いただければ幸いでございます。
>
> 昭和四十四年四月三十日
>
> 世田谷区上野毛三丁目10番1号
> 松村医院
> 松村幸司

らしている．開院当時から，専門にかかわらず幅広く診療するということを診療方針に掲げ，その方針は当院開院時の案内文にある「みなさまのご家庭の医師として精一杯努力する覚悟」という表現に表れている（**1**）．

いずれ診療所を継承することを考えて医学部に進学した私は，卒前からこのような診療ができるようになるにはどのようなトレーニングを受けるのがよいか模索していたが，当時は総合診療医としての教育・研修制度は整備されていなかったため，まずは卒後すぐに当時数少ない総合診療方式をとっていた大学病院において初期研修を行い，その後設立間もない国立東京第二病院総合診療科にて，現在でいうところの後期研修を受けた．専門医資格は内科専門医（当時）を経て，現在は総合内科専門医のみを所持している．また，旧日本プライマリ・ケア学会の時代からプライマリ・ケア認定医制度の整備にかかわるようになり，その過程において日本プライマリ・ケア学会認定医・認定指導医を取得した．これまでの私の臨床キャリアを簡潔に表現すると，自分の診療は，すでに地域に存在していた「松村医院」で行われていた医療を引き継ぐことにあり，その診療内容はその時代変遷につれ，在宅医療，緩和ケア，地域包括ケアなどが上乗せされて変化はしてきているが，その内容の根幹については，診療所開設以来，現在に至るまで大きな変化はない．

診療所における現在の業務内容

■ 臨床業務

臨床業務は，診療所での標榜は内科・小児科であるが，科にかかわらず幅広い年齢のさまざまな健康問題を取り扱っている．15歳以下の小児患者の割合は約2割である．入院診療は行っていない．当院が位置する地域には医療機関は潤沢にあり，多くの専門診療所や二次・三次医療機関が存在しているため，専門診療に関してはこれらの機関と常に連携をとりながら診

療を行っている．一方，継承当初には当院と同様医師がその地域に在住し，電話連絡が常時とれ，さらに科にかかわらず幅広い診療を行う医療機関が地域の多くの開業医において多数を占めていたが，私が医院を継承した2000年以降このような医療機関は急激に減少し，現在ではほとんど存在しなくなっている．

　また当院開設の経緯が，近隣に存在していた病院が経営上の理由で急遽閉院することになり，当時通院あるいは入院していた患者の診療を継続するという理由だったため，夜間外来と往診を中心にした開業形態を続けていた．継承時にはその診療形態をそのまま引きついだが，同年から施行された介護保険制度と，政策的な在宅診療の拡大という後押しもあって，当院における在宅医療の占める割合は急速に拡大し，現在では近隣の複数の在宅専門クリニックと連携した機能強化型在宅療養支援診療所となっている．以前はかなり広範囲に訪問を行い，末期癌や神経難病をはじめさまざまな疾患を多く担当してきたが，地域において大規模在宅専門医療機関が増加した現在は，当院に以前から通院していた認知症などの地域在住の脆弱高齢者が主体になり，その規模も縮小傾向である．現在の在宅患者数は40～50人程度であり，1年間の在宅看取りの件数は5人から10人程度にとどまっている．

　当院の特徴としては，近隣にインターナショナルスクールが複数あり，また大使館や外国人居住者も多いためこれらの外国人の患者の割合が多いことがあげられる．北米・英国・欧州をはじめ，南アジア，アフリカ諸国が主体であるが，昨今では中国・韓国などの東アジアの患者も増加傾向である．また，地区の行政機関から紹介を受け身体的・知的障害をもった患者およびその家族の診療を担当することが多いのもまた当院の特徴の一つである．

■地域活動—産業医・学校医，地区連携医として

　地域の開業医として診療を続けていくなかで，委託を受けて近隣の私立大学の産業医・学校医としての活動も多くなってきている．これらは，定期的な衛生委員会への参加と職場巡視，過重労働管理などの産業医活動を行うとともに，月2回，大学キャンパス内の保健室に勤務し学生および職員に対する診療および保健活動を行っている．また，近隣の認証保育園および都立高校の園医・学校医も受託している．これらは学校保健委員会を通じた会議と定期健診，養護教諭らとの意見交換・助言が主である．

　2016年からは当院のある地区の包括支援センターにおける地区連携医として，地区の行政機関と連携した包括ケア体制づくりにもかかわっている．これらの活動には，各種職種とのネットワークづくり，地区包括ケア会議の運営，関連職への教育活動，地区住民や関連団体との協同事業など，地域の医療・保健・福祉全般にわたるものである．

　上記以外でも生まれ育った故郷で長年診療を続けていることもあり，公的・私的なさまざまな地域のネットワークを通じ，地域活動に携わる機会が多い．もっというと，地域における日常生活の全般にわたり「地域に在住し診療を行っている医師」の立場を踏まえたかかわりがあり，これらの公的・私的活動が明瞭に区分けできないことにも特徴があると考えている．

■診療所運営・管理

　個人開業医であるため，施設のオーナーとして診療所の運営・管理にも深くかかわっている．これらの管理業務にどの程度関与するかについては開業医のあいだでもかなりの差があるが，当院は個人運営かつ原則ソロプラクティスであるため，運営・管理に関する業務はすべて自分の責任のもとで行ってきている．当院にも事務部門はあるが，いわゆる事務長はおいてい

ない．資金管理，請求業務，物品管理，会計・労務管理，広報など，診療所運営に関するほとんどすべての業務に関し診療所開設者・管理者として全面的に携わっている．

■ 教育活動

　当院は前院長のころから，わが国でも先進的な家庭医実習を受託していた[1,2]．当時はこのような診療所における家庭医実習はきわめて珍しかったが，地域医療実習の拡大に伴ってこれらの教育活動はさらに拡充し，現在では都内の4大学から年間4名の初期研修医，および医学部の卒前実習の学生を受け入れ，常時これらの教育活動に携わっている．さらに学外講師として，これらのうちいくつかの医学部において年間数回，プライマリ・ケアに関する講義を担当している．また地区医師会を通じた地域の教育病院における地域保健・医療実習を受け入れるとともに，現在では薬剤師・ケアマネジャーをはじめとした多くの職種の研修・実習にもかかわるようになった．

当院における診療の理念

　当院においてどのような診療を行うかについては，当院継承当時が前院長の病気による緊急避難的な継承であったことから，基本的には当時の前院長が行っていた診療スタイルを踏襲して診療を開始した．継承当時はどのような診療が地域において求められているかが不透明であったため，理想的な「かかりつけ医」とはどのような医師かを探り，検証を行った[3]．これらの結果を踏まえたうえで，当院は以下の3つを理念として掲げた．

　① 良好なコミュニケーション
　② 地域重視
　③ 常に勉強し質を保つ

　地域の診療所における機能として，アクセスは重要な要素である．これは，単なる診療所までの距離や診療時間という狭い意味でのアクセスにはとどまらない．地域に医師が在住していることによる心理的な近さ，および対応する診療問題における包括性もまた重要である．なるべくアクセスを良好に保つということから，当初より当院では24時間対応を行っていた．時間外でも電話は通じ，また地域に在住することで心理的なアクセスを改善させるべく努力した．また，患者からなんでも話ができるように，ということから，良好なコミュニケーションを理念に掲げ，これらを重視する診療を心掛けてきた．

　地域重視という2つ目の理念は，地域活動に積極的にかかわることによって具現化しようと試みてきた．ひとつは，在宅診療および地区医師会が行う地域活動に積極的に取り組むことであり，もうひとつは地区の居宅介護支援センターにおける活動を通じた地域包括ケアへのかかわりである．これらの活動や，さらに地域住民の一員として行政・地区公共機関・教育機関などとネットワークを構築し，これらを通じた活動は当院の診療所の枠組みを越えた力を与えてくれている．

　最も困難であると考えているのが，3つ目の理念である，「常に勉強し質を保つ」という点である．従来これらの活動は個人の努力にその多くを依拠しており，最終的には現在においても個人の努力に負う部分が大きい．個人としての生涯学習を充実させつつスタッフ教育を行い，診療所全体においての質を維持することを心がけているが，組織的な学習システムを確立するところまでは至っていない．これらについては今後の検討課題である．

　とりわけ外来診療の質については，常に適切な質を保ちながら診療を継続できる体制を整えていく必要性を強く感じており，今後これらに関するイノベーションを開発し導入していきたいと考えている．具体的には日常の診療のモニタリングと評価が重要であると考え，ベンチマーキングをはじめとした質の改善システムを

構築することが必須であると考えている．また，他の医療機関や関連部門との連携についても重要課題であると考え，多職種および医療機関同士の情報共有と円滑な情報伝達について，地域におけるさまざまな事業に関与すると同時に，自らも研究開発を行いつつ改善を続けていくつもりである．

これらの理念をもとに，今後の患者・医師関係や医療をとりまく情勢，社会状況の変化に対応しながら，新しい「地域における診療所」のあり方をこれからも追求していきたいと考えている．

おわりに―家庭医・総合診療医として

当院は，設立時より「家庭医としてお役にたちたい」と願って，これらを目標に診療を継続してきた．ただし，これは現在議論になっているような「家庭医」「総合診療医」「かかりつけ医」などが指し示している概念と必ずしも一致するものではない．もちろんこれらの概念をめぐっては，それぞれの人々との対話を続けていくことは大切であり，とりわけこれからは，学術的基盤を確保したうえで卒前・卒後・生涯における切れ目のない教育体制を整備していくことは必須であると考えている．しかし，そのためには現在これらの実践に携わっている多くの医療職，多くの関連職種，そしてなにより多くの住民からの理解と支援を必要とする．そのための基盤がなければ，いくら理想論を説いたところで実現への道のりは遠いであろう．

さまざまな意見はあるだろうが，多くの医療者，医療職，関係職種と良好な連携体制をとりつつ，同時に自助努力を通じて新たな概念の導入とイノベーションを繰り返しながら診療の実践基盤を確保していくことが，理解と支援を得るためには遠回りのようにみえて着実な道のりであろう．そう考えて，私自身は地域における実践活動を通じて，質の高い診療を続けながら，自らの力を蓄積していきたいと考えている．

文献

1) 鈴木荘一ほか．東京慈恵会医科大学の家庭医実習，その10年の成果．医学教育1996；27：253-7．
2) 松村幸司，鈴木荘一．プライマリ・ケアの卒前教育としての家庭医実習．プライマリ・ケア1997；20：375-8．
3) Ono M, et al. Japanese people's view of an ideal primary-care physician : a qualitative study. Asia Pac Fam Med 2005；4：2-10．

われわれはどんな医者なのか？

家庭医とはどんな医者か
地域で活躍する家庭医の研究と教育は大学から

竹村洋典
東京医科歯科大学大学院医歯学総合研究科全人的医療開発学講座総合診療医学分野教授
三重大学名誉教授

◆ 医学生や大学院生に家庭医療を教えるのは大学の家庭医である．
◆ 大学病院のみならず学外の診療所や病院がネットワークを構築して家庭医療の教育や研究を行うべきである．
◆ 家庭医療の卒前教育は1年生から6年生まで，長期間にかけて教える必要がある．
◆ 大学における家庭医療の卒後臨床研修では，さまざまな教育資源を投入することができる．
◆ 家庭医療，特に都会の家庭医療においては，各職種育成教育機関が共同した多職種連携教育が必要とされる．
◆ 効果的な家庭医療の教育，そして教員育成には，大学総合診療部門が大きな役割をもっている．
◆ 大学が診療，行政事業，教育などに必要な家庭医療にかかわるエビデンスを構築する必要がある．
◆ 海外の家庭医療，特にアジア大洋州の国々の家庭医療の発展にも大学は寄与することが望ましい．

大学は地域で活動する家庭医の機能する場所の対極にあり，大学に家庭医は存在しえない，という言葉が聞こえそうである．しかし，たとえばアメリカ，イギリス，オーストラリアなど，家庭医療が発展している欧米においても，大学は家庭医療の中心部の一角にいる．発展途上国においても，たとえば東南アジアの国々においては，総合診療関連学会の長は大学教員であることも多い．分化した専門診療科であればあるほど，高度先進医療であればあるほど，大学でのみ行われている高度な診断や治療が存在している．それゆえにそのような診療科においては大学の存在は不可欠な場合も多い．一方で，家庭医療においては大学の診療が不可欠とは思われないかもしれない．

しかし，日本においても，大学だからこそ家庭医療にかかわる活動ができることはたくさんある．以下，説明していこう．

学生がいるのは大学である

大学の特徴の第一は医学生や大学院生などの学生がいることである．近年では大学外の医療施設で医学生が家庭医療の臨床実習，研修医・専攻医が地域医療などの臨床研修を受けることもある．しかし医学生はすべて大学医学部・医科大学から派遣されている．また，学外の医療施設と大学で比べると，圧倒的に大学において診療に比べて教育の比重が大きい．大学院生においては昼夜開講の大学院で，活動の場が学外のことはあるものの，家庭医療にかかわる研究を指導しているのは大学である．

また，家庭医療が地域住民のニーズに合致した医療などを提供することから，地域の診療所のみ，地域の病院のみのニーズではなく，大学の総合診療・家庭医療のニーズを知るために，大学病院総合診療部門の外来や病棟における患者のニーズを認知することも重要である．将

■1 三重大学総合診療ネットワーク

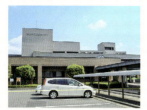
亀山市立医療センター
三重大学亀山地域医療学講座
（教員2名）

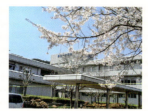
三重県立一志病院
三重大学総合診療地域医療学講座
（教員3名）

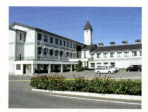
志摩市民病院

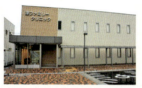
津ファミリークリニック

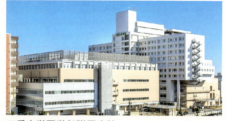
三重大学医学部附属病院
総合診療科（教員8人）

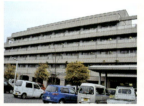
名張市立病院
名張地域医療学講座（教員2名）

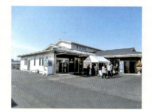
高茶屋診療所

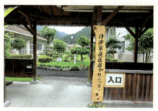
津市家庭医療クリニック

来，いかなる規模の医療機関，いかなる場所の医療機関でも活動できる家庭医となるためには，大学を含め，すべての立地，規模の医療機関での教育・研修が必要となる．

大学が家庭医療の教育を実施する体制

三重大学や東京医科歯科大学においては，家庭医療教育を大学病院と学外の診療所や病院などの医療施設がネットワークを構築して実施している．

三重大学での家庭医療の卒前医学教育は，大学内に存在する大学院医学系研究科臨床医学系講座家庭医療学分野（Department of Family Medicine）や地域医療学講座（Department of Education and Research in Family and Community Medicine），または医学部附属病院のみではなく，三重大学総合診療ネットワークを構築し大学外の中小病院や診療所にても教育を行う（■1）．学外の医療施設の医師は原則としては診療することが求められていて，学生や研修医の教育・指導は二の次となりやすい．したがって教育や指導に熱心であると，ともするとバーンアウトする可能性もある．そのようなことを防ぐために，三重県の自治体病院をもっている地方自治体に依頼して三重大学に寄附していただき，各々の公立病院に各地域の寄附講座を設置してもらった．たとえば亀山市の寄附による「亀山地域医療学講座」，名張市の寄附による「名張地域医療学講座」のように．さらに

2 東京医科歯科大学総合診療ネットワーク

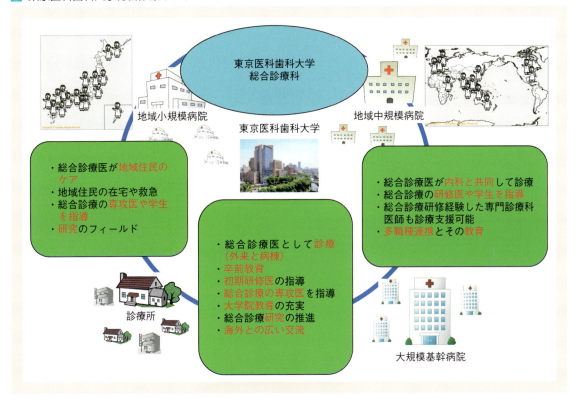

　三重県全域の家庭医療・総合診療の教育・研修にあたるために，三重県の寄附による「三重県総合診療地域医療学講座」も設立していただいた．これらの講座では，地域の公立病院と大学に常勤の教員を配属して，家庭医療・総合診療の教育・指導を行っている．さらに三重県立一志病院には，地域で家庭医とともに活動する多職種医療従事者を育成するために，またはそれにかかわる研究を実施するために，「プライマリ・ケアセンター」が設置されている．現在，地域でプライマリ・ケアを実施できる看護師の育成のために，看護師である教員が配置されている．

　これらの地域にある教育研修拠点には，三重県からの出資によって，学生・研修医の宿泊施設，カンファレンスルーム，さらには教育のためのさまざまな機器，器具が用意されており，各地域での教育が受けやすくなっている．

　これらの自治体の寄附による地域医療学講座のほかに，津市内（都市部）の複数の診療所にも当教室の家庭医を派遣して，診療所タイプの教育・研修や研究を行っている．さらにへき地においては津市によって家庭医の教育・研究のために構築された「津市家庭医療クリニック」があり，遠隔地型の教育研究拠点になっている．さらに三重県の南部遠隔地にある志摩市民病院も教育研究の拠点として使用している．

　一方，東京医科歯科大学大学院医歯学総合研究科全人的医療開発学講座総合診療医学分野においても，大学病院のみならず，東京都を中心とした地域の診療所や病院がネットワークを構築して，家庭医療の教育・研究が行われている（2）．

　医師不足は地方の問題と思われやすいが，人口あたりの医師数では，東京都の山間部である奥多摩や島しょ部のみならず，東京都の城東地

区や多摩北部においても全国平均以下の地域が目立っている．さらに高齢者を中心とした人口の急増，老人孤立世帯の割合が多い，経済格差が著しい，医療の連携がとりにくいなど，近い将来，問題はさらに顕在化すると考えられる．

この東京における医療問題を解決するためのエビデンスを明らかにする研究や家庭医・総合診療医を育成するために，三重大学と同様に東京医科歯科大学はネットワークを構築して活動している．

大学における家庭医療の卒前医学教育

三重大学を例にその活動を説明しよう．1年生については，1年間を通して毎週1日，医療を患者の立場から体験する「医療と社会」という実習を担当している．大学病院のみならず，三重大学総合診療ネットワークを含む三重県各地域の病院や診療所，さらには介護関連施設に行って，学生に医療を患者の側から眺めさせ，感じたこと，考えたことを発表させている．次に3年生・4年生の研究室研修において家庭医療の研究を実施させている．毎年多くの学生が参加している．これと同じく，1年生から6年生まで，6年間を通して家庭医療の研究をする新医学専攻コースにおいても多くの学生が参加している．この学生たちは研究のみならず総合診療のさまざまな事業に参画してくれる．

4年生においては，家庭医療の講義をしている．また，同じく4年生の基本的臨床技能教育においては，医療面接，プレゼンテーション，診療録（カルテ）記載などの基本的技能を教育している．特に医療面接の教育においては，その方略のなかで実際の患者のように演じることができる模擬患者を，NPO法人（三重模擬患者の会）を設立し養成しており，学生の教育に大きく寄与している．

4年生の1月から全5年生の期間，三重大学総合診療ネットワークの医療機関にて，家庭医療・総合診療のクリニカルクラークシップ（臨床実習）を行う．三重大学の家庭医療のクリニカルクラークシップは4週間であり，またすべての学生が必修である．また6年生では希望者が家庭医療・総合診療の臨床実習（4週間）を実習できる．実習場所が1年生の「医療と社会」の実習を受けたのと同じ施設の場合，患者の視点で医療を行う患者中心の医療の学習にもなっているようである．

さらに，実験的な取り組みとして希望者に対して4か月間の家庭医療実習も実施している．これはLRCC（Longitudinal Regional Community Curriculum）と呼ばれており，三重大学の正規の臨床実習である．三重大学家庭医療学と交流しているオーストラリアのフリンダース大学が行っているLIC（Longitudinal Integrated Clerkship）がもととなっている．LICでは地域に長期間滞在することでさまざまな地域の資源や事業を体感できる．また学生もそこでの活動に慣れてくるので指導医もさらに学生にさまざまなことをトライさせることができるようになる．

大学における家庭医療の卒後臨床研修

三重大学総合診療専門研修は，学外にある三重大学総合診療ネットワークにおいて行われる．小規模病院（三重県立一志病院，亀山市立医療センター）や診療所（高茶屋診療所，津ファミリークリニック）においては，在宅医療などを含む「総合診療研修Ⅰ」を実施している．また中規模病院（名張市立病院）では病院総合医を育成する「総合診療研修Ⅱ」を行っている．総合診療専門研修における内科研修は三重県内のさまざまな日本内科学会の認定教育施設，小児科研修や救急研修も学内外において実施されている．さまざまな規模と立地の研修場所を用意できること，また教員が優れた指導医となりうること，豊富な研修のための教育資源，そしてアカデミックなファクターもあることが，大学

における卒後臨床研修プログラムの特徴といえよう．後期研修の修了においても，筆記試験，実技試験（OSCE）のほか，ポートフォリオ評価，多職種医療従事者からの評価（360評価），指導医による評価など，研修修了証を手にするには高いハードルがある．これらの評価は，家庭医療の評価にかかわる研究として行われている．

各施設の指導を共有するために，各施設はテレビ会議で連結されていて，各施設はかなり離れているものの，すべての教育的活動は同じく受けることができる．また，ポートフォリオも電子化されていて，大学からフィードバックできる．また，携帯端末にLINEをさらに患者情報などが漏れないようにしたLINE WORKSを使用した情報交換システムを構築した．このシステムを利用すると，各施設の専攻医が多くの指導医からフィードバックを受けることもできる．これは学生教育においても使用されている．また各施設で頻度が多い手技については，その手技にかかわるシミュレータが用意されており，事前学習がなされ，医療安全にも配慮されている．

家庭医療に欠かすことができない多職種連携教育

家庭医にとって，多職種連携は重要である．たとえばこれから重要性がさらに増すであろう在宅医療においては必須であり，医師不足地域であればなおさらである．他の職種を知り，自分の職種を認識したうえで，多職種のネットワークの中で自分の職種がすべきことを認知する．その中でよいコミュニケーションをとれる技能を具備させる．その行動すべてが患者中心である．などの多職種連携の教育タキソノミーすべてに対応した教育がなされるべきである．

三重大学医学部の医学科5年生と看護学科4年生が4週間のあいだ，ともに地域医療，総合診療を学ぶ協働実習を行っている．また医師以外の職種医療従事者を養成する大学（鈴鹿医療科学大学，皇學館大學，三重県立看護大学，名古屋大学，朝日大学，三重大学看護学科等）などの大学と連携をとり，各大学が協働してチーム医療の学生教育を行うIDT-MIEを開催している．

東京医科歯科大学においても三重大学と同様に，東京を中心とした地域，さらには他県にまたがる大きなネットワークを構築して，家庭医，総合診療の専攻医・後期研修医の指導を行っている．東京など首都圏の総合診療においては，医師の密度は少ない地域が多いが人口が多いために医師数が多いため，総合診療医は包括的な医療を提供できることよりも，同職種・多職種連携ができることが重要であり，総合診療専門研修においては多職種連携教育に重点がおかれている．

家庭医療の大学院教育とさまざまなフェロー

効果的な家庭医療・総合診療の卒前医学教育や卒後臨床研修を実施するには，そのような教育ができるようになるための教育が必要である．大学の総合診療部門は指導医育成の効果的な教育をする位置にある．また，大学で家庭医療・総合診療の教員になるためには，多くの場合，博士（医学）の学位が必要になる．その学位を授与できるのは大学の大学院しかない．したがって，全国で効率よく総合診療医を育成するには，大学の総合診療部門が大学院教育を活発に行う必要がある．もちろん，家庭医療のよって立つエビデンスも明らかにする必要があり，それを行うのは大学の総合診療部門の使命である．三重大学大学院や東京医科歯科大学大学院にも家庭医療分野，総合診療医学分野の博士や修士課程が用意されている（3）．

その他，専門研修後の医師に特別な付加価値をつけるために大学にさまざまなフェローが用

3 大学院教育やさまざまなフェローの位置付け

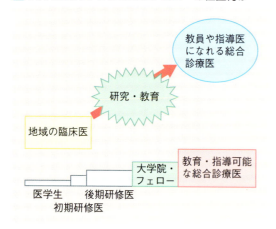

意されているところもある．三重大学には「家族システム・心理社会医学フェロー」「プライマリ・ケア感染症フェロー」や「在宅緩和医療フェロー」がある．

また，総合診療医がさらに総合診療能力を維持向上するために，または地域で診療する総合医・かかりつけ医たちが総合診療的機能をさらに身に付けるために，生涯教育として，大学が中心となって講習会などで教育を提供する必要があると考えられる（3）．

このように，総合診療専門医研修後の家庭医の教育活動も，大学総合診療部門が実施する必要がある（4）．

大学における家庭医療・総合診療の研究

総合診療にかかわるさまざまな事象，たとえばプライマリ・ケアにかかわる診療内容，医療システム，教育・研修などは，エビデンスに基づいて語られるべきである．家庭医の行う診療活動のエビデンスは家庭医が作り出すべきである．また近年では行政もエビデンスがないと事業を立案しないことが多くなった．さらに家庭医療の教育も，エビデンスに基づいて行われるべきである．このような総合診療にかかわるエビデンスは研究によって生み出される．調査研究には，そのための能力，時間，財源が必要となることも多く，日ごろ診療に時間を割かれる地域の家庭医には，やりにくいこともある．その点，大学にいる家庭医は研究を遂行するための環境がより適しているかもしれない．また大学は研究論文数やその質が教員や教室の評価指標にもなっていて，その活動にさらに拍車がかかりやすい．

大学における海外の家庭医療との連携

海外においては，家庭医療にかかわるさまざまな教育・研修や研究などが，大学や団体レベルで連携しながら実施されている．諸外国の家庭医療の教育・研修事業や研究を共有して，お互いの発展に寄与している．実際，医学生，研修医，教員のすべてのレベルで，大学や学会などを通して交流が行われている．これまでは日本人が欧米諸国で家庭医療を学びそのアイデアや技能を輸入することも多かった．しかし，今後は東南アジアや大洋州を中心としたアジア諸国の家庭医療の発展に日本が寄与する必要性が増大するであろう．

これまでは三重大学においては，アメリカ（ミシガン大学やテネシー大学など）やオーストラリア（シドニー大学やフリンダース大学），イギリス（王立家庭医療学会やカーディフ大学等）などの家庭医療先進国との交流があった．しかし近年では三重大学や東京医科歯科大学では，インドネシア，ホンコン，シンガポール，ミャンマー，タイ王国，そしてインドやネパールなどのアジア各国の家庭医・総合診療医と連携する機会が多くなってきている（5）．

将来は，多くの海外留学生，特にアジア大洋州の留学生が総合診療の研究を学びに来日するようになることが切に望まれる．

4 大学総合診療ネットワークの教員指導医育成

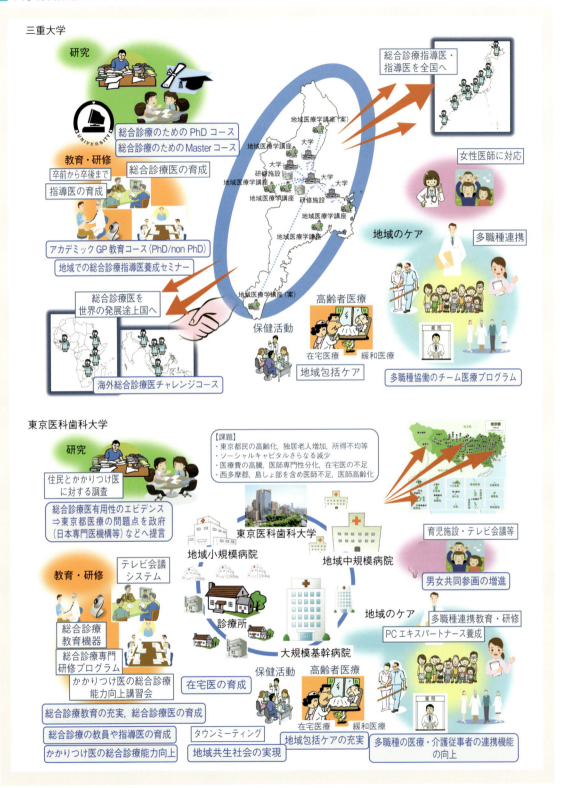

5 家庭医療における海外との研究・教育交流

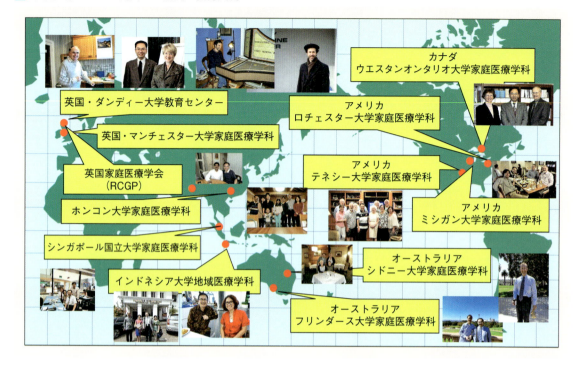

今後，大学で活躍する家庭医たち

　学生はロールモデルを探している．家庭医療に興味のある学生は学外の地域で活躍する家庭医にロールモデルを見出すことが多いのかもしれない．一方，大学の家庭医は多くは大学病院にいる時間が長く，そのアイデンティティーを大病院に見出すかもしれない．今後は三重大学のように学外に地域医療学講座などをもち，地域の施設で教育研究を行う家庭医療の教員が必要かもしれない．または，これからは地域にどっぷりと浸って家庭医療を行っている家庭医と大学の家庭医がうまくローテーションする必要があるのかもしれない．今後，「大学の家庭医」のさらなる発展の余地があると思われる．

われわれはどんな医者なのか？

家庭医とはどんな医者か
家庭医の果たす役割と育成のための大学の役割

吉村　学

宮崎大学医学部地域医療・総合診療医学講座教授

◆ 家庭医とは，患者の抱える健康問題や性・年齢にかかわりなく必ず対応して，近接性，包括性，継続性を保証しながら患者だけでなくその家族や地域全体と向き合うパーソナルな医師である．
◆ その育成には，地域で学生教育を担当する家庭医も必要であるが，実際に地域での家庭医としての経験を持ち合わせた教員が，大学の中には不可欠である．

　家庭医とは，0歳から100歳超まで，すべての世代の患者をケアして，骨の折れた患者から心の折れた患者まですべての健康問題にまず対応する医師である．患者のみならず，その家族も含めてケアする，そして地域全体の健康にもかかわる医師である．その実践にあたってはJohn Saultzの提唱する家庭医療の原理[1]であるACCCC，すなわち，①ケアの近接性（access to care），②ケアの継続性（continuity of care），③包括的なケア（comprehensive care），④ケアの連携調整（coordination of care），⑤文脈を踏まえたケア（contextual care），この5つの原理を駆使して実践する医師である．働く地域（へき地や都市部）にかかわりなく，そこにあるさまざまな資源（ヒト・モノ・カネ）を把握して，適切なリーダーシップを発揮しながらチームを編成して対応することができる医師である．住民や行政，首長とも力を合わせて地域課題の解決を図りながら地域づくり，まちづくりにも積極的に参加できる医師である．以下に具体的に述べていく．

診療の質改善ができる

　自分の医療機関内での診療の質を各種指標で定期的に把握しながら改善していくこと．電子カルテやICPC（International Classification of Primary Care）[2]などのデータを使って自分の診療を監査する．たとえば外来通院している高血圧患者のうち，目標血圧を達成している患者の割合や喘息患者の時間外受診の頻度を半年に一回実績データを出してその分析を個人ならびにチームとして行う．次に向けて改善策を策定して実践していく．また地域全体の健康指標やコストに関するアウトカムにも関心をもちながら，さまざまなステークホルダーとも対話できる医師である．

臨床上の疑問に対応できる

　日々の診療の中で発生する臨床上の疑問に対してはEBMの手法を使って素早く対応できる．その場で1分，その日の終わりに5分検索する行動[3]を身につけておく．調べた先で疑問が解決しない場合にはリサーチクエスチョンに変換して自ら研究を，あるいは仲間との研究

ネットワークを使って研究を行い疑問の解決を図る医師．そうしたことが可能になるには研究にかかわるスキルの訓練が欠かせない．大学の役割の一つとしてこうしたEBMや臨床研究の教育がある．医学生や研修医に対してこうした教育を低学年から系統的に提供していく必要がある．医学研究では疫学研究などの量的研究が主流であるが，地域医療や家庭医療の分野では質的研究のニーズも高い．またこの二者を合わせた混合研究も最近注目されている．こうした研究を実施する場合にはチームで行うことがほとんどであり多職種連携の能力も求められる．

地域全体をケアする

　地域全体をケアするときにはあらゆるチャンネルを動員して行動する必要がある．家庭医自身がまずできることは，担当している地域を自分の足で歩いて五感を通じて体感することである．そうすることで地域住民の生活を少しでも身近に感じることができる．さまざまな人々の声を直接聞くのも大切である．その際には地元の方言もマスターするか，同僚やスタッフの協力を得て通訳をしてもらうことでより深い理解が可能になる．もちろん各種統計情報の入手や保健師や行政担当者へのインタビューも欠かせない．もう一つ大事なことは，医療機関などに受診していない住民，自分の目の前に現れていない人々の存在も必ず気にかけて想像しておくことが肝要である．名郷はそのことを含めて5つの原則を提唱している[4]．こうした指針があることで医師としての行動のよりどころになる．地方においては人口減少などの地域の変化は急速に進行しているため，最新の状況を把握することに努める必要がある．これらの地域に関する活動は直接的なインセンティブはないが，医療者と住民と行政が力を合わせて地域医療を提供する公益的な観点からはとても重要である．家庭医はこのような活動にも積極的に参加すべきである．

複雑な問題にも対応する

　高齢化に伴い患者の抱える健康問題は複数になり，また社会的背景（たとえば貧困や家庭問題，虐待など）を併せ持つ人が増えている．こうした複雑事例あるいは困難事例にも対応することが必要になる．かかわるなかで色々悩み，倫理的な思考も重要になるし，尊厳や患者の基本的な権利などについても判断できることが求められている．弱い立場になりがちな患者に寄り添ってアドボケートとしても振る舞うことも重要である．家庭医一人で抱え込まずに，多職種の仲間と考えや悩みを共有しながら前へ進む．その中で自身が傷ついたり，燃え尽きる一歩手前になることがあるが可能な限り早期に対応し，ワークライフバランスを取りながら思慮深い実践診療[5]ができるように修行を積むべきである．

働く場所によって自身を変える

　家庭医が働く場所は診療所，総合病院，地域の小規模病院，在宅専門クリニックなど多様になってきており，その場に応じて自らの診療範囲や検査なども変幻自在に対応する必要がある．標準的な研修を修了した段階から地域のニーズに応じて自らをバージョンアップさせる．不得手な部分や周囲の医療状況との兼ね合いから再研修や外部研修も必要かもしれない．生涯教育との重なりもあるが，ベテランになってもこうした研鑽を積むことを排除しない態度も身につけておく．家庭医としてのあり方を考えるときに，キャリアの選択に悩む医学生や研修医達に私の師匠の一人であるRobert B. Taylor先生は次のように言った[6]．"Doctor is a job for people, not you. If you want to get a lot of money, you should change your career"と．シ

ンプルな言葉ではあったがそのとおりであると大きくうなずいたことを覚えている．

地域のヘルスケア政策立案に寄与する

　米国の家庭医で大学教授になったDevoe先生は，大学のクリニックで通常診療を続けながら主任教授として講座をリードし，数多くのプライマリ・ケアに関するhealthcare service researchのエビデンスを発表している．その中でも親の医療保険の有無と子供の健康状態との関連を報告したものは，全米にインパクトを与えて結果的に国民皆保険制度の一つであるオバマケア導入のきっかけになった[7]．それらの業績もあり政府の機関の一つであるIOMの女性家庭医初の委員になった．家庭医として仕事をしながら国の医療政策にも大きくコミットできるいわばacademic family physicianとしての存在は一つのロールモデルである．わが国ではこのレベルに到達しているものはまだいないが，今後の家庭医の一つの姿として参考になる．

後進の教育も行う

　家庭医は後進の教育も行う．自らの診療の場および地域を医学生，研修医に教育の場として提供して教える．そしてそのことを楽しむ．家庭医は家庭医のいる場所でしか育たない．教育に参加することで自身の刺激にもなるし，モチベーションの向上にもつながる．家庭医の絶対数を増やすためにも若者に家庭医に触れる機会を提供することは重要になってくる．現状では初期研修修了生の1.8％前後しか総合診療医（家庭医）コースを選択していない[8]．諸外国に比べると著しく低い水準である．学会や地域をあげて増やしたいと考えている．養成校である大学側から地域の家庭医へ実習受け入れをお願いするし，逆に地域の家庭医から医学校に対して積極的に働きかけてほしい．私のモットーとして「地域での教育が地域医療を救う鍵である」を掲げており，これを実践していただきたい．

在宅医療への参入

　在宅医療のニーズが高まっている．これからさらに拡大する見込みである．高齢者，癌末期患者だけでなく，最近では医療的ケア児への対応も求められており，それに特化したスキルアップも必要である．また在宅医療の場では訪問看護や薬剤師，ケアマネージャーとの連携も欠かせない．患者を中心としたチーム医療の実践，介護と医療の連携は家庭医の診療の中核になるかもしれない．

solo practiceからgroup practiceへ

　開業医をはじめとするわが国のプライマリ・ケアの現場では従来より一人で開業する，もしくは親のところを継承する形が多くsolo practiceが基本になっていた．在宅医療の場や他の地域でも複数体制で支えるgroup practiceの形が多くなってきた．ICTを駆使して情報共有をスムーズにして診療していくスタイルがこれからの主流になるであろう．グループ形成をする場合には理想は家庭医同士で行うのが最もスムーズであるが，他科専門医とのグループ形成もそれぞれの強みを生かす形である．グループを動かして行くには有能なマネージャーが必要で，時間管理・労務管理・人事などを含めて対応する必要がある．家庭医自身はこうした修練を受けておらず，一部のプログラムではFDのコースやフェローとして整備しているところもある．今後ますますこうした分野のニーズは大きくなってくると思われる．

患者さんや住民の力を引き出す

　生活習慣病などの治療において患者本人が自

ら行動変容をしたり，動機づけをもって生活するための支援として行動医学やファシリテーションのスキルが家庭医には求められる．患者や住民がもつ本来の力を引き出してセルフケアの能力や自ら判断して行く力，予防医学に関するhealth literacyを底上げすることを関係者と力を合わせて行う．そうした力の獲得には学びの場をプロデュースすることが必要となる．地域の中にはいろいろな人材がおり，できるだけつながりを見つけて地域の課題を探求して課題を解決するような取り組みへもって行く．住民，とりわけ若い世代とのつながりを意図して探したほうがよい．学校や教育関係者とも接点を探ってみよう．次世代の医師，家庭医を目指す若者へつながることで人材育成のための教育パイプライン構築がいっそう進むことが期待される．

まちづくりへの参画

先ごろ発表されたAstana宣言[9]では，プライマリ・ヘルスケアの重要性が強調されていた．health for all や universal healthcare coverage などが依然として達成されていないこと，そしてsocial determinants of healthにも配慮して実践する重要性がうたわれている．その中で国や自治体レベルでの取り組むべき事柄として予防に力を入れること，さまざまな施策にこれらの原則を反映すること，その実践の中核にプライマリ・ケアに精通した家庭医の存在が明記はされなかったものの会議では強調されていた．そしてわが国でも井階らがこうしたまちづくりに積極的な家庭医として活躍している[10]．また，Astana宣言が欧州を中心に同様のまちづくりに家庭医が参画する動き[11]の後押しになってきている．方法論はいくつかあるが，地域づくりにかかわる関係者の中に家庭医も参加して対話を続けること，健康課題（たとえば小児の肥満・高齢者の認知症・虚弱高齢者など）をイメージしながら科学的なエビデンスも使いながらまちづくりをデザインしていく．まだまだ経験値の少ない分野であるが可能性を秘めているともいえる．

地域の家庭医こそ大学へ

家庭医については，新しい分野だけに医師養成を行う医学部，大学の役割は大きい．新専門医制度が始まり，総合診療医（家庭医）が19番目の専門医[8]として認められた．まだまだわが国におけるその学術的基盤や診療実践の歴史は脆弱で浅い．しかし世界ではヘルスケアシステムの基盤となっており，プライマリ・ケアのエビデンスは数多く報告されている[12]．また医学教育の国際認証制度[13]を最近本学でも受審したが，世界基準では地域での教育とりわけ家庭医療の分野も重視されていた．こうしたいわば外圧ともいえるような時代の波を上手に活かしながら卒前医学教育の充実を図ることが今まさに求められている．それを大学の中で実践していくには，実際に地域での家庭医としての経験を持ち合わせた教員が大学の中に不可欠であると考える．もちろん地域で学生教育を担当する家庭医も必要であるが，それと同じくらい大学の中にも必要だ．関係する医学教育分野の教員や他の講座とも対話や協力をしながら改革を進めていく必要がある．

おわりに

家庭医とはどんな医者であるのかを述べてきた．患者の抱える健康問題や性・年齢にかかわりなく必ず対応して，近接性，包括性，継続性を保証しながら患者だけでなくその家族や地域全体と向き合うパーソナルな医師である．きちんとしたトレーニングを受け，質の保証もされている．その養成はまだ緒についたばかりであるが，急速な社会構造の変化に対処していくう

えでの切り札であり,その絶対数と質を拡充することに全力を傾けたいと考えている.私だけでなくさまざまな関係者が力を合わせて盛り上げ,この分野に参入する若者を増やして,学術的にも実践面でも今後必ずや隆盛を迎えると確信している.

文献

1) Saultz JW. Textbook of Family Medicine:Defining and Examining the Discipline. McGraw-Hill;2000.
2) WONCA. Icpc-2:International Classification of Primary Care(Oxford Medical Publications). Oxford Univ Pr;1998.
3) 名郷直樹.その場の1分,その日の5分.日本医事新報社;2015.
4) 名郷直樹編.地域医療—はじめの一歩.レジデントノート2010;11(11).
5) Epstein RM. Mindful practice. JAMA 1999;282:833-9.
6) Taylor RB. On the Shoulders of Medicine's Giants:What Today's Clinicians Can Learn from Yesterday's Wisdom. Springer;2015.
7) DeVoe JE, et al. Uninsured children and adolescents with insured parents. JAMA 2008;300:1904-13.
8) 日本専門医機構ホームページ.http://www.japan-senmon-i.jp(2018年11月27日アクセス)
9) WHO and UNICEF. Declaration of Astana, 2018.
https://www.who.int/docs/default-source/primary-health/declaration/gcphc-declaration.pdf(2018年11月27日アクセス)
10) 朝日新聞デジタル.井階友貴さん—福井県で「健康のまちづくり」に奔走する医師.朝日新聞2018年11月26日.https://www.asahi.com/articles/DA3S13785217.html(2018年11月27日アクセス)
11) Allen LN, et al. Unfulfilled potential of primary care in Europe. BMJ 2018;363:k4469.
12) Starfield B, et al. Contribution of primary care to health system and health. Milbank Q.2005;83:457.
13) 医学教育評価機構ホームページ.https://www.jacme.or.jp

われわれはどんな医者なのか？

家庭医とはどんな医者か
大学で活躍する総合診療医

前野哲博
筑波大学医学医療系地域医療教育学／附属病院総合診療科

◆ すべての医学部には，総合診療領域について専門医取得はもちろんのこと，その後の生涯キャリアまで含めた支援を行う部門が設置されていることが望ましい．
◆ 大学は，「総合診療医の，総合診療医による，総合診療医のための研究」をリードする存在として，現場で役立つエビデンスを広く発信していく役割がある．
◆ 医学部は社会の要請に応えられる医療人を組織的に育てることが求められており，総合診療医に期待される役割はますます大きくなってきている．
◆ 大学と地域のネットワークを構築して，大学で働きながら，地域の現場で自らの専門性を発揮できる場を作ることで，総合診療医が教育・研究面で大学に貢献できる環境を実現できる．

　総合診療医の主たる活躍の場が，地域の現場にあることは論をまたない．その一方で，医学教育・研究・医師配置の拠点でもある大学でも，総合診療医に期待される役割も大きい．本稿では，総合診療医と大学，それぞれの立場からみたお互いが果たすべき役割について論じ，筆者が所属する筑波大学での事例を提示して，大学で働く総合診療医の果たすべき役割と可能性について考えてみたい．

総合診療医の立場からみた大学

　大学病院は，本来は医学部などの教育研究に必要な施設として設置されている医療機関であるが，機能上は高度医療を提供する特定機能病院として位置づけられている．この「特定の機能に特化する」大学病院は，「どんな問題にも幅広く対応する」総合診療医とは基本的に相いれない部分が大きい．特に近年は，地域医療構想に代表されるように，医療機関の機能分化が進み，ますますその傾向が強まっている．大学によっては，診断困難例への対応やERの診療に力を注いでいる施設もあるものの，基本的には，医療機関としては総合診療医が働くにはあまり適さない施設といえるだろう．

　一方で，総合診療医を育てる視点から考えると，大学という存在はたいへん重要である．大学は，医師を志す者が一から医学を学び，国家試験に合格して医師になるまでの過程を例外なく過ごすところである．また，初期臨床研修においても，必修化前より減ったとはいえ，半数近くが研修を受ける施設でもあり，診療分野にかかわらず，医師養成においてきわめて重要な拠点である．総合診療も例外ではなく，すべての医学部には，総合診療に興味のある医師に対して，専門医取得はもちろんのこと，その後の生涯キャリアまで含めた支援を行う部門が設置されていることが望ましい．

　ところが，前述の診療機能の問題，また大学教員の選考には研究業績が重視されることもあり，総合診療分野においてしっかりとした拠点をもっている大学は限られている．そのため，

医学部入学時には総合診療医に近い医師像をイメージしている医学生は一定数いるものの，その大多数は大学で学ぶうちに進路を変えている．こういった学生・研修医のモチベーションを保ちながら，優れた総合診療医を数多く養成するためには，大学の総合診療部門が十分に機能することが必要不可欠である．

大学が果たすべきもう一つの重要な機能として，プライマリ・ケアの現場に根差した研究の実施および支援と，それを実践できる研究者の育成があげられる．わが国における総合診療領域のエビデンスに関する情報発信はきわめて少ない．「総合診療医の，総合診療医による，総合診療医のためのエビデンス」を広く発信していくためには，研究機関であり，研究者養成機関でもある大学の果たすべき役割は大きい．しかしながら，総合診療部門があっても独自の大学院をもたない大学も多く，また総合診療領域での研究経験と指導能力をもつ大学教員はきわめて限られているのが現状で，今後の充実が望まれる．

大学の立場からみた総合診療医

今度は視点を転じて，大学の立場から総合診療医の必要性を考えてみたい．

最近では，大学に対して地域医療の充実に関する社会の要請も強まっており，その代表的なものが地域枠の設置である．平成29年度の募集人員は1,676人で，これは医学部定員（9,420人）の17.8％，すなわち約6人に1人が地域枠という計算になる[1]．大学には，この地域枠卒業生を含めて，将来地域で活躍できる人材を送り出すミッションが課せられており，早い段階から地域医療の現場を体験し，地域医療に興味をもって，キャリアをイメージできるような教育プログラムの実施が求められる．地域医療に最も親和性が高いのは総合診療であり，その意味においても，この領域を強化する重要性が認識されるようになってきている．

医学教育カリキュラム全体についても，最近では，アウトカム基盤型教育が主流になりつつある．それに伴い，医学部は，いわゆる「専門領域別の教育の集合体」から，「社会の要請に応えられる医療人を組織的に育てる」教育組織に変わることが求められる．このパラダイムシフトに伴い，コミュニケーション，臨床推論，予防・健康増進，医療倫理，EBMなどの教育を強化する必要があるが，これらは臓器別を基盤とする既存の学問体系では対応しづらい領域である一方で，総合診療医にとってはむしろ得意分野である．そのため，医学教育カリキュラム全体について，総合診療医のコミットが求められるようになってきている．

また，将来の専門分野にかかわらず，すべての医学生に対して総合診療の基礎的な教育を体系的に行うことが求められるようになってきている．わが国において，すべての医学部が教育すべき内容を盛り込んだ『医学教育モデル・コア・カリキュラム』では，総合診療科は「必ず経験すべき診療科」として位置付けられている[2]．また，2023年までにすべての医学部が国際基準に基づく医学教育分野別認証を受審することが予定されているが，その基準においても，総合診療科は臨床実習における「重要な診療科」として，十分な期間（目安として4週間以上）の実習を行うことが求められている[3]．実習の期間や内容は大学によりまちまちであるが，今後さらなる充実が進むものと考えられ，大学として，この教育を担当する総合診療医部門の存在は必要不可欠である．

しかしながら，大学における総合診療部門の設置は十分には進んでいない．大学教員の定員全体が削減傾向にある中で，新たな教員ポストの設置が年々難しくなってきていることに加え，高度医療を中心とする附属病院の収益向上への貢献が難しいこと，インパクトファクターなどの研究業績が人事選考で重視される傾向が

強まっていることなどがあげられる．それに加えて，総合診療領域の専門性に対する医学部内の理解が十分に浸透していないことも大きい．その一方で，地域枠の導入に伴い，県などの自治体からの寄附講座が全国各地で設置されるようになり，その立場で，地域での実践経験をもつ総合診療医が大学に勤務する機会も増えてきているのは好ましい状況といえる．ただ，寄附講座であるために期限が限られていたり，教育カリキュラムにコミットする機会が限られていたりすることも多く[4]，今後常置化が進むことが望まれる．

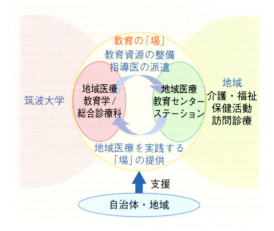

1 地域医療/総合診療教育の「場」の構築

大学と地域のネットワークの構築

これまで述べてきたように，大学で総合診療医が果たすべき役割が増えつつあるものの，その一方で，大学は総合診療医にとって専門性を十分に発揮しづらい状況があるのも事実である．そこで注目されているのは，大学と地域とのネットワークの構築という考え方である．

地域は，総合診療の教育・研究・診療のフィールドとしては，大学病院よりも適しているものの，教育研究の資源やノウハウに乏しい．大学は，豊富な教育・研究資源とノウハウを有し，学習者である学生は全員が大学に所属しているが，フィールドをもっていない．この両者をつなぎ，有機的な連携体制を構築できれば，双方にとって理想的な環境を実現できる．大学で働く総合診療医にとっても，地域の現場とつながることで自らの専門性を発揮できる場を確保でき，教育・研究面で大学に貢献できる．総合診療医の中には，教育や研究に興味をもつ医師も多い．自らの臨床におけるアイデンティティを保ちながら教育・研究にコミットできるこのスタイルは，大学教員のポジションで働く総合診療医の一つのスタイルになると思われる．

筑波大学における事例

筑波大学では，前述の考え方に基づいて総合診療部門を設置し，これまで活動を展開してきた．大学で働く総合診療医の一つの事例として，ここにその概要を紹介する[5]．

筑波大学総合診療科では，自治体などからの委託費や寄附金で，大学が総合診療医を指導医として雇用して，地域医療に精力的に取り組んでいる医療機関に派遣して教育を行うシステムである地域医療教育センター・ステーション制度（配置教員数5名以上をセンター，5名未満をステーションと称する）の構築に取り組んできた（**1**）．

最初の取り組みは，2006年に茨城県の委託事業としてスタートした．これは，在宅医療を含む地域医療に精力的に取り組んでいる県内4か所の診療所・小病院をステーションとして指定して，茨城県からの委託費で筑波大学が総合診療医を指導医として雇用して，週2日程度ステーションに派遣して教育を行う制度である．本事業の導入により，以下のようなメリットが得られた．

- 医療機関：ステーションに指定された医療機関では，人件費を負担することなく，指導医レベルの総合診療医に勤務してもらえるた

め，業務に余裕が生まれ，それを教育業務に振り向けることが可能となる．さらに，指導医が在籍している特長を前面に出すことで，安定的に医師（専攻医）を確保できる．
- 教育プログラム：派遣された指導医は，自らも第一線で活躍する総合診療医として外来や訪問診療などの業務をこなす一方で，教育に専念する時間を確保して，学習者の学びを深めたり，専攻医のキャリアサポートにあてたりすることができるため，指導体制・支援体制が格段に充実する．また，派遣された指導医を通して大学と地域医療機関の意思疎通を図ることができ，プログラム全体で一貫性をもって教育を実践できる．
- 指導医：総合診療医である指導医は，大学のみではなく，継続的に地域のフィールドに触れ続けることができるため，自らの専門性を生かした診療を実践する機会が担保される．一方，週の約半分は大学でも勤務するため，FD（faculty development）や大学での教育活動への参加を通して，自らの教育能力の維持向上を図ることができるとともに，研究機関でもある大学という環境を生かした研究活動もできる．

各ステーションでは，これらのメリットを生かして，各施設に所属する医師と派遣された指導医が緊密に連携し医師以外の多くの職種の協力も得て指導体制を構築し，医学部低学年・高学年・初期研修医・専攻医すべての段階における地域医療/総合診療の教育研修拠点となっている．

その後，2009年には，茨城県地域医療教育学寄附講座の開設に伴い，神栖地域医療教育ステーション（のちにセンター）に2名の教員が配置された．同年より，県内有数の医師不足地域である神栖市に学生が1週間滞在して，訪問看護，住民体験実習，地域健康教育，乳児検診などを幅広く経験する地域滞在型実習を実施している．

同じ2009年には，水戸協同病院に筑波大学附属病院水戸地域医療教育センターが設置された．これは，診療科を越えて市中病院に大学病院の教育機能を展開することをコンセプトとしており，現在，各診療科の教員21名（うち総合診療科2名）が在籍している．総合診療科を中心とした診療教育体制を整備した結果，全国的にも有名な人気病院となり，専攻医確保の面でも大きな実績を上げている．

2015年には，北茨城地域医療教育ステーションを設置している北茨城市民病院に，家庭医療センターが開設された．これは，家庭医療の実践と教育に特化した施設を，われわれが建物の設計段階からかかわって開設されたもので，教育のモデルクリニックとして活動している．

これらの教育拠点の整備は，これまで文部科学省の補助金事業や，県や自治体の寄附講座および委託事業として実施してきたが，いずれも年度単位，ステーション単位での運用にとどまっていた．そこで，2018年度から，本寄附講座の趣旨に賛同する市町村・医療機関6者が共同で出資して寄附講座を設置して，維持可能性のある自立した枠組みの確立を図ることになった．寄附講座の設置期間は3年間，配置される教員は11名である．すべての拠点に日本プライマリ・ケア連合学会認定家庭医療専門医の資格をもつ指導医を派遣して，総合診療専門医制度における専門研修でも中心的な役割を担う．今後，「地域が一体となって地域で活躍する人材を育てる」システムを構築して，地域医療に対する熱意と能力を有する総合診療医・医療従事者を数多く輩出するとともに，地域における多職種連携やヘルスプロモーション，住民活動支援などの活動と，これらの領域における研究を行っていく予定である（**2**）．

このような活動をふまえ，筑波大学総合診療科＋関連施設全体の現況としては，在籍者は78名（専攻医21名含む），そのうち家庭医療専

2 寄附講座地域総合診療医学・事業概念図

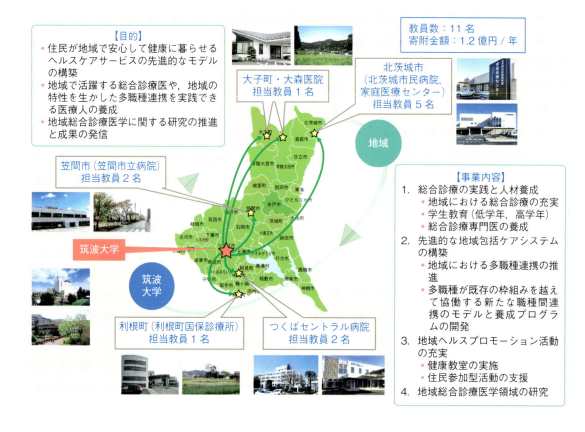

門医は34名，学位取得者は19名である．これまで，51名が後期研修を修了し，33名が家庭医療専門医を取得した（いずれも2018年4月現在）．研究分野では，2009年より地域医療教育学分野として独自の大学院をもち，これまで，当教室において博士16名，修士5名が学位を取得し，現在13名の大学院生が在籍している．2017年度には，1年間で原著論文44本（うち英文35本）を発表した．

おわりに

繰り返し述べてきたように，大学と総合診療医の相性は大学病院の診察という意味においてはあまりよいとはいえない．その一方で，大学で働く総合診療医の存在は，大学にとっても，総合診療領域にとってもきわめて重要である．本稿では，このジレンマを解消する一つの方法として，大学と地域がネットワークを構築することで，総合診療医がその専門性を発揮しつつ，やりがいをもって働くことができる場を提供するシステムを紹介した．このような工夫を取り入れることで，大学教員というポジションが総合診療医の一つのキャリアパスとして定着することが望まれる．そして，その活動が全国の大学に広まることで，総合診療の領域の確立および発展に大きく貢献することが期待される．

文献

1) 厚生労働省医師需給分科会資料：医師の需給に関する背景．平成30年3月23日．

http://www.mhlw.go.jp/file/05-Shingikai-10801000-Iseikyoku-Soumuka/0000199249.pdf
2) 文部科学省. 医学教育モデル・コア・カリキュラム（平成28年度改訂版）.
   http://www.mext.go.jp/component/b_menu/shingi/toushin/__icsFiles/afieldfile/2017/06/28/1383961_01.pdf
3) 日本医学教育評価機構. 医学教育分野別評価基準日本版 Ver.2.3. 2018年6月25日.
   https://www.jacme.or.jp/pdf/wfmf-jp_ver2.3.pdf
4) 平成29年度文部科学省大学における医療人養成の在り方に関する調査研究委託事業「地域医療に従事する医師の確保・養成のための調査・研究」報告書；2018.
5) 前野哲博, 横谷省治. 大学−地域連携型の地域医療/総合診療部門の構築. 平成29年度厚生労働行政推進調査事業費補助金事業「総合診療が地域医療における専門医や他職種連携等に与える効果についての研究」総括研究報告書；2018. p.453-62.

われわれはどんな医者なのか？

家庭医とはどんな医者か
アカデミック家庭医の役割

葛西龍樹

福島県立医科大学医学部地域・家庭医療学講座主任教授

- ◆ われわれアカデミック家庭医は，医学生が家庭医療学，総合診療，プライマリ・ケアに出会うインターフェイスである．
- ◆ アカデミック家庭医は，さまざまな指標を用いてベンチマーキングすることができる．
- ◆ アカデミック家庭医は，世界の家庭医療学，総合診療，プライマリ・ケアのスタンダードを広める活動をする．
- ◆ アカデミック家庭医は，家庭医療・総合診療，プライマリ・ケアの現場から湧き起こるリサーチ・クエスチョンに答える研究によってスタンダードを探る活動をする．
- ◆ アカデミック家庭医は，家庭医療学，総合診療，プライマリ・ケアの国際プロジェクトに参画して，世界のエキスパートとともにケアと教育の質を改善することに取り組む．

医学生とのインターフェイス

　アカデミック家庭医であることのメリットでありミッションでもあるのは，医学生とのインターフェイスになれることだ．医学生たちはわれわれを通して家庭医療学，総合診療，プライマリ・ケアなどの世界に出会う．福島県立医科大学医学部では4年生を対象に家庭医療学についての系統的講義が14時間あり，すべてわれわれ地域・家庭医療学講座（以下，当講座）の教員が担当する．ここで4年生は家庭医療学の原理と家庭医・総合診療医の専門性について学ぶことができ，5年生と6年生は地域を基盤とした臨床実習を通し実際にその世界を経験することができる．当講座には家庭医療・総合診療の診療・教育拠点が福島県内6か所の地域にあり，5年生の臨床実習（BSLプライマリ・コース，必修）は2011年より受け入れを開始し2018年3月末までで700人が実習を行った．6年生の臨床実習（BSLアドバンスト・コース，選択）は2009年から受け入れを開始し2018年3月末までで146人が実習を行った．これらの中でも医学生に大きなインパクトを与えているのが，BSLアドバンスト・コースの希望者と初期研修医の地域医療研修で提供される「ホームステイ型医学教育研修プログラム」である．ここでは，医学生・研修医が地域の一般住民家庭でのホームステイを経験しながら実習・研修を行い，地域住民とのふれあいを通じて，地域の医療と生活に関する深い理解を促進することを目標としている．実際にホームステイ型医学教育研修プログラムを経験した医学生の中から3名が当講座の専攻医となり，そのうち2名は，現在，家庭医療・総合診療の診療・教育拠点で家庭医療・総合診療の指導医となって後進の指導にあたっている．

ベンチマーキング

　たとえば，「ヘルスケアのニーズのどれぐら

いを家庭医・総合診療医が自ら対応できるか」という問いにどう答えるだろうか．日本では医療関係者であっても「10％ぐらいかな」「半分もできないだろう」などと答える人が多いだろう．しかし，たとえば家庭医とプライマリ・ケアの整備が進んでいるイギリスでは90％，オランダでは93％であることを知るとどうなるだろう．

たとえば，「医療機関に受診しない人たちを個別にケアすることなんて実際にはできないだろう」と考える人が日本には多いと思われる．ところが，キューバでは家庭医1人と地域看護師1人がペアで担当の地域住民約1,200人全員を家庭訪問し，生活状況から健康状態まで把握して個別にケアしていることを知るとどうなるだろう．

もちろん日本ですぐにこのレベルに達することは無理であるが，世界の家庭医やプライマリ・ケアの達成度を知り，それを尺度として，日本での自分たちの達成度を測り，どうやって日本の実情に合わせてそれを改善するのかを考えることがベンチマーキングである．10％程度しかできてないのに世界の達成度を知らずそれでよいという取り組みと，日本でせめて60％にするにはどうしたらよいかと考える取り組みとでは，プロセスもアウトカムも大きく異なるだろう．

当講座にはベンチマーキングに適した環境がある．その一つは，世界の家庭医療学エキスパートの客員指導者，専攻医，医学生が多数福島を訪問してくれて，家庭医療・総合診療専攻医および指導医への直接指導と経験の交流が継続して実施されていることである．当講座開設以来13年間で家庭医療・総合診療の先進地であるイギリス，オランダ，オーストラリア，キューバをはじめ，台湾，アメリカ，デンマーク，韓国，メキシコ，スペインから，のべ51人が合計911日滞在した．

もう一つのベンチマーキングに適した環境

1 家庭医療学の9つの原理

1. 家庭医がかかわるのは，特定の知識体系や疾患群や特殊な技術ではなくて，人間です．
2. 家庭医は，病気のコンテクストを理解しようと努めます．
3. 家庭医は，患者と接触するすべての機会を疾患の予防や健康増進の機会と考えます．
4. 家庭医は，自分の診療対象を「リスクをもった住民」とみなします．
5. 家庭医は自分自身を，支援的ヘルスケアを提供する地域社会に広がるネットワークの一部とみなします．
6. 理想的には，家庭医は自分の患者たちと同じ地域社会に住むべきです．
7. 家庭医は，患者を彼らの家庭でも診療します．
8. 家庭医は，医学の主観的側面を重視します．
9. 家庭医は，資源の管理者です．

（文献3上巻p.16-20より抜粋）

は，当講座の家庭医療・総合診療専攻医および指導医が，海外の家庭医療・総合診療の先進地を視察できることである．現在までの訪問先はシンガポール，オーストラリア，イギリス，アメリカ・ハワイ，台湾，中国・香港，ニュージーランド，オランダ，キューバ，デンマーク，スペインである．これらの世界の家庭医療学エキスパートとの交流は，家庭医療・総合診療専攻医および指導医たちにとって，世界標準の家庭医療・総合診療とプラリマリ・ケアについて実際に学び，それをベンチマークとして日本の状況を評価し，具体的な行動目標を考える貴重な経験となっている[1,2]．

スタンダードを広める

家庭医療学のスタンダードを広めることもアカデミック家庭医には大事な役割だと認識している．家庭医療学に原理があることを日本では多くの人がまだ知らない（ 1 ）．そもそも日本では「原理」が敬遠されたりする残念な傾向がないだろうか．「彼は原理主義者だ」という評価は，多くの場合「頭が硬い」「融通が利かない」「柔軟性を欠く」というような揶揄である．ただ，その対象について原理をよく知ること

は，その対象を日本の実情に合わせてよりよく応用していくために必須である．そもそも家庭医療学とは何で，なぜわれわれにも必要なのか，それはどうやって学ぶことができるのか，その達成度をどうやって測り，評価できるのかについて考えるには，家庭医療学の原理を学び，われわれ自身の価値観とすり合わせなければならない．原理を知るから応用が利くのである．

　スタンダードを示すためにわれわれが取り組んだことの一つは，翻訳プロジェクトである．今までに『マクウィニー家庭医療学』[3]（McWhinney IR, Freeman T. Textbook of Family Medicine, 3rd ed. 2009.）を2013年と2015年に上下巻に分けて出版し，『メディカル・ジェネラリズム：なぜ全人的医療の専門性が必要なのか』[4]（Royal College of General Practitioners. Medical Generalism：Why Expertise in Whole Person Medicine Matters. 2012.）は，2016年に日本プライマリ・ケア連合学会（JPCA）のホームページからダウンロードできるようして公開した．現在はJPCAの若手家庭医の翻訳研究会チームを監修して『患者中心の医療：変容する医療の方法』(Stewart M, et al. Patient-Centered Medicine：Transforming the Clinical Method, 3rd ed. 2014.）の日本語版を製作中である．家庭医療学の原理を含めたコアの部分が日本で広く知られていない背景には，人間的な深い洞察に支えられたその内容が（英語を母国語とする人にとっても）かなり難しいという事情もあるので，せめて日本語にしてより多くの人に家庭医療学の先人達の知恵とスタンダードを広めたい．

スタンダードを探る

　私はアカデミック家庭医ということで，海外の学位審査の外部評価者として招かれることもある．これもベンチマーキングのよい機会である．マレーシアでは家庭医療学修士課程大学院生の修士論文審査と家庭医療学専門医認定試験を併せて行うが，コタバルにあるマレーシア科学大学に2回，そしてクアラルンプールで実施するマラヤ大学，マーレシア国立大学，国際医科大学が合同で行う同じ審査・試験の外部評価を行ったことがある．オランダのRadboud大学では家庭医療学博士課程大学院生の博士論文審査の口頭試問の試験官として招聘されたことがあるがこれは圧巻だった．コロナと呼ばれる12人の試験官がそれぞれの出身大学のアカデミック・ガウンを着て円弧型のテーブルの席に着く（コロナの由来はその様子が太陽のコロナのようにみえるから）．Radboud大学の試験官は1人で，そのほかはオランダの他大学のアカデミック家庭医が8人，イギリスの大学から招聘されたアカデミック家庭医が2人，そして私だった．

　オランダのプライマリ・ケアの研究は質・量ともに世界一である．次の3つがその主たる要因だと私は考えている．①プライマリ・ケアのシステムが成熟していること，②プライマリ・ケアのデータベースがあること，そして，③家庭医・総合診療医によるプライマリ・ケア研究の教育が充実していること．

　オランダで最古の都市Nijmegen（発音が難しいが日本語ではナイメーヘンと表記されることが多い）にあるRadboud大学では，家庭医療・総合診療(GP)の専門医研修をしつつ大学院博士課程でPhDを取得するコースがある．通常GP専門医研修のみだと3年間，PhDのみだと4年間かかる独立したプログラムを合体させて，学習者のニーズや生活スタイルに合うように柔軟にプログラムを組めるようにして，6～8年でGP専門医とPhDの両方を取得できるようになっている．診療と研究それぞれのトレーニングを毎週半分ずつする人もいるし，診療と研究を1年ずつ集中して交互に行う人もいる．GPが行う地域を基盤としたプライマリ・ケアの研

究は，診療と乖離することなく継続が可能であり，実際，このプログラムで学んだGPたちに聞くと，自分の研究活動と診療活動が互いに刺激し合って研修・仕事・生活の質をよくしていると評価していた．

　Radboud大学でPhDの審査を受けるには，Thesis（博士論文）を提出しなければならないが，その用件は"Minimum 4 international, peer reviewed publications"，つまりオランダ国内の医学雑誌ではなくて，国際的な医学雑誌の査読を受けて出版された論文が最低4つなければならない．このハイレベルな条件が，オランダのプライマリ・ケア研究を世界一にしてきたのだと思う．Radboud大学のプライマリ・ケア講座には主任教授の指導の下にいくつかの分野の研究チームがあり，そのどれかに所属して先輩・同僚たちの共同研究に加わって仕事をすることで研究手法を学んでいく．その分野での先行研究や研究方法などの豊富な情報がいわば屋根瓦式で伝えられていくので，PhD取得を目指してかなり多面的な研究を展開できている．

　当講座でも家庭医療・総合診療の専攻医が大学院博士課程を同時に履修できる制度をもち，今までに5人が家庭医療学，プライマリ・ケアの臨床研究をしてPhDを取得しており，現在も3人が大学院生としてPhDを目指している．家庭医・総合診療医が行う研究といっても，日本ではまだ家庭医療・総合診療，プライマリ・ケアの現場から湧き起こるリサーチ・クエスチョンに答える研究は乏しい．日本のアカデミック家庭医のミッションは，そのような研究を振興して日本のスタンダードを探ることである．

国際プロジェクト

　世界家庭医機構（WONCA）は世界の家庭医学会が加盟しているが，さまざまなプロジェクトについてわれわれアカデミック家庭医に直接依頼がくることがある．WONCAにはWorking Party（WP）やSpecial Interest Group（SIG）とよばれる委員会がある．その研究委員会（WP on Research）の前代表は，WONCA会長を務めたこともあるChris van Weel教授（オランダRadboud大学）である．彼の大学のプライマリ・ケア講座と当講座とで学術・教育提携していることもあって，2015年に台北で開催されたWONCAアジア太平洋地域学術総会でのプレナリー・セッションのパネリストに私が指名されて以来，WP on Researchの国際プロジェクトに参画してプライマリ・ヘルス・ケア政策導入の国際比較についてWONCAのアジア太平洋，南アジア，東地中海各地域での共同研究を行っている[5-8]．

　メンタルヘルスの委員会（WP for Mental Health）代表のChristopher Dowrick教授（イギリスLiverpool大学）からも日本のアカデミック家庭医ということで直接連絡があり，彼らが蓄積してきたプライマリ・ケアにおけるうつ病マネジメントをどう専攻医に教育するかの6か月にわたる教育モジュールを日本で実施して，そのプロセスとアウトカムを測るプロジェクトを一緒にやらないかという誘いがきた．イギリス，オランダ，スペイン，オーストラリアのアカデミック家庭医とウェブ会議で相談しながら半年準備し，2018年5月と11月に5日間ずつ日本人指導医向けワークショップを福島（郡山市）で開催した．海外のアカデミック家庭医も加わって参加者を毎月ウェブ会議でフォローアップする教育モジュールの評価は高かった．もちろんこうした国際プロジェクトも，より広く日本全体でのプライマリ・ケアの発展へ寄与するように利用することがアカデミック家庭医の使命であると考えているので，WONCAの日本の会員学会である日本プライマリ・ケア連合学会を通してさらに参加者を増やし，その成果を発信していきたい．

　大きなチャンスとして心待ちに準備している

のが，2019年5月15日から18日にかけて京都で開催される世界家庭医機構アジア太平洋地域学術総会（WONCA Asia Pacific Regional Conference 2019 Kyoto）である（http://www.c-linkage.co.jp/woncaaprc2019kyoto/index.html）．私は副大会長兼学術プログラム委員長（Chair, Scientific Program Committee）として学術大会のアカデミックな部分を統括している．アカデミック家庭医としてのネットワークのおかげで素晴らしい基調講演者（Keynote Speaker）を3人招聘することができた．イギリスでガイドラインの作成など医療の標準化を進めるNICE（National Institute for Health and Care Excellence）代表のSir David Haslam教授には，イギリス家庭医学会（RCGP）会長，イギリス医師会（BMA）会長を歴任してきた広い視野でプライマリ・ケアとその専門医が果たす役割，ガイドラインと教育によるケアの標準化，費用対効果などについて語ってもらえることを期待している．ニュージーランドのオークランド大学家庭医療学プライマリ・ケア講座のFelicity Goodyear-Smith教授には，WONCA WP on Researchの現委員長として国際的なプライマリ・ケア研究の動向をふまえた提言を行ってもらえることを期待している．日本の日本放送協会（NHK）解説主幹の飯野奈津子さんには，国内外の社会保障制度について取材してきた経験から，より肥えた市民目線および公共放送の視点で，日本そしてアジア太平洋地域で必要とされる社会保障の姿とそこで期待されるプライマリ・ケア専門医像について語ってもらえることを期待している．

そのほかにも多数のプレナリー・セッション，シンポジウム，ワークショップ，研究発表で構成されるWONCA APRC 2019 Kyotoの学術プログラムは，参加者が世界の家庭医療学，総合診療，プライマリ・ケアのスタンダードを知り，それによって自らの活動をベンチマークする絶好の場になるだろう．

文献

1) 中村光輝．豪・タスマニアで見えてきた家庭医と地域医療の未来像．週刊医学界新聞：第3034号：2013年7月8日．http://www.igaku-shoin.co.jp/paperDetail.do?id=PA03034_02
2) 渡邉聡子ほか．家庭医療先進国キューバ研修報告．週刊医学界新聞：第3121号：2015年4月13日．http://www.igaku-shoin.co.jp/paperDetail.do?id=PA03121_03
3) 葛西龍樹，草場鉄周（訳）．マクウィニー家庭医療学（上巻・下巻）．東京：ぱーそん書房；2013，2015．
4) 葛西龍樹（監訳）．メディカル・ジェネラリズム：なぜ全人的医療の専門性が重要なのか．日本プライマリ・ケア連合学会；2016．http://www.primary-care.or.jp/imp_news/pdf/20160721.pdf
5) van Weel C, et al. Evolving health policy for primary care in the Asia Pacific region. Br J Gen Pract 2016；66：e451-3.
6) van Weel C, et al. Primary healthcare policy implementation in South Asia. BMJ Glob Health 2016；1：e000057.
7) van Weel C, et al. Primary healthcare policy implementation in the Eastern Mediterranean region：Experiences of six countries. Eur J Gen Pract 2018；24：39-44.
8) van Weel C, Kassai R. Expanding primary care in South and East Asia. BMJ 2017；356：j634.

われわれはどんな医者なのか？

病院総合医とはどんな医者か
病院総合医の立ち位置をめぐって

松村理司
医療法人社団洛和会

- ◆ 総合診療科の立ち位置を考えるとき，振り分け外来型，新たな臓器別専門科型，狭間の医療型，理想型の，4つの類型がある．
- ◆ 大規模病院での理想型総合診療の構築には，総合医の質・量の充実だけでなく，諸専門科との握手が不可欠である．
- ◆ 「診断推論の徹底した訓練」「治療のEBM」「チーム医療下での屋根瓦方式の教育指導体制」は，総合診療の大きな柱である．

個人的軌跡(1)

1974年の医学部卒業である．約10年間を呼吸器外科に専念し，呼吸器内科も我流で学習した．その時点で沖縄県立中部病院とアメリカの医療に遭遇して，「正統な修練の道を歩みたい」気持ちが強くなり，一般内科医への転身を図ることにした．1984年から20年間，市立舞鶴市民病院に勤務したのだが，その236病床の地域中核病院で卒後一般内科研修制度を立ち上げた．北米から優れた一般内科医（後に『大リーガー医』とよぶようになった）を招き，臨床現場で汗をかいてもらった次第である[1]．

2004年，新医師臨床研修制度の開始に合わせて洛和会音羽病院に異動した．698病床の大病院（後に透析部門とリハビリテーション機能を新設他病院に分離し，548床に定着）で総合診療科（後に総合内科と変更）の質・量の深化・拡大に努めた．

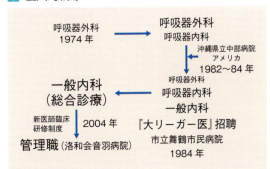

1 個人的軌跡

診療科や役職における活字の大小は，相対的充実度を示す．

沖縄県立中部病院やアメリカ遊学で学んだこと

沖縄県立中部病院で学んだことは，3つに整理できる．1つはH＆P（病歴聴取と身体診察）を重視した診断推論．2つ目は文献（エビデンス）による裏付け．3つ目はチーム医療下での屋根瓦式教育体制である．

アメリカの医療を垣間見ていろいろと考えされられたが，当時以下のようにまとめている．

「自然科学は発展をやめない．医学知識・医療技術は拡大し続ける．高齢者数は増加し続

け，慢性の成人病が蔓延する．したがって，医療費は増大の一途をたどる．医療資源には限りがあるから，いつか頭打ちの状態になる．そして，倫理的葛藤が起きる．その時，政治的駆け引きも大切には違いない．曰く，軍事費を抑えよと．曰く，大企業優先の税制を改めよと．しかし，医療の玄人は，医学的にも対応できなければならない．臨床的に妥協できない点を，客観的にきっちりと明示する必要がある．現状での医療の冷たさを克服するためにも，将来の経済的・政治的圧力に対抗できるためにも，臨床的実力の養成が強く望まれる．」[2]

市立舞鶴市民病院で目指したこと

「できるだけ間口を狭めず，かといって深み・緻密さ・微妙さを極力失うことのない一般内科と地域医療」を展開しようと心がけた．私が呼吸器外科専門医であったように，血液内科や消化器内科などの専門医もいたが，一般内科を精力的に勉強してもらい，専門性はコンサルテーション医としてのみ発揮してもらうようにした．研修目標は「各種のありふれた（コモンな）疾病をより多く，より速く，より安く，できれば深く診断・治療する臨床能力」とした．そして20年間の試みの到達点は，以下である．「中心に存在する秀でた臨床力，ジェネラリズム志向性，医療空間の開明性，医師集団の規模の適切さ，構成員全員の教育熱心さ」の5つが揃えば，「民主的な議論に基づく科学的なチーム医療」は展開できる．

『大リーガー医』の諸相[1]

日本の医療現場での彼らの箴言や警句を紹介したい．

① G.C.Willis先生

- 「エチオピアにCTはないが，脾臓破裂はあります．ボルネオに放射性同位元素はなかったけれど，甲状腺疾患はありました．」

発展途上国でも活躍されたWillis先生ならではのセリフである．

- 「地球上の他のすべての地域では，こんな場合，第三世代の抗生物質は使いません．ペニシリンがベストです．同一効果なら，安いほうがよろしい．日本が金持ちになったのも，比較的最近ではないですか．こんなぜいたくが，いつまでも続くでしょうか．」

1980年代の半ば，MRSA感染症が社会問題化する前の話である．しかし，"We don't argue with success."（ともかく治ったのですから，とやかく言わないでおきましょう）と続くことも多かった．

- 「蚊を仕留めるのに大砲はいりません．象を射るのに吹き矢では無理です．」

現場でのclinician-educatorの存在が必要な所以である．

② Paul Gerber先生

- 「近未来のアメリカの病者の肉体的・精神的苦悩は，統合化された知性と感情によってしか解けないでしょう．科学や技術はますます進みますが，人体は複雑そのものだからです．もし内科系専門諸科だけがあり，一般内科が中心にないならば，内科という言葉自体が死語になりかねません．William Osler以来の伝統が再生すべき時代です．」

③ Joseph Sapira先生

- 「この国の過去30年間のH＆Pの不在ほど嘆かわしいものも，そう多くはありません．どこへ行っても，1人の内科患者に10人の専門医が群がってきて，あれこれ言ってお金をふんだくっているだけじゃないですか．」

1990年代半ばでの日本での発言である．ただし，「この国」は，アメリカであって日本ではない．

④ Lawrence Tierney先生

- 「病歴を聴いた後で患者さんを診たら，5秒以内の全体的判断が最重要です．その後は印

2 総合診療科の「出前」(洛和会音羽病院)

- 崩壊した心療内科の残務整理
- 慢性常勤医不足の内科系A科の外来・検査応援・暫時移籍
- 常勤医1名になった血液内科の主治医機能
- 外科系B科の術後遷延性意識障害患者の主治医交代
- 認知症治療病床患者の身体合併症への対応
- ER型救急医療現場への主体的関与―「救急を断らない(民間)病院」
- 集中治療室(ICU)への横断的かかわり
- 家庭医療科(ファミリークリニック)の創設と応援(院外出前)
- 小児科を応援・女性の健康(women's health)へのかかわり
- 往診,健診・検診活動
- その他の診療・教育的貢献.年間250人に及ぶ研修・見学医学生への対応
- 関連病院(170床)への継続的複数医師派遣(院外出前)
- その他の洛和会関連2病院への当直応援(院外出前)
- 他病院への教育回診―ベッドサイド診断学(院外出前)・著作

(松村理司編著.地域医療は再生する―病院総合医の可能性とその教育・研修.医学書院;2010[3]より)

象が薄れる一方です.5分ではありません.」
　診断推論の帝王である.clinician-educatorとしてのアメリカでの評価も格別で,clinical masterと賞賛されている.「Larry,あなたの知識の源泉は?」の問いには,「3万人の入院患者と1,500例の剖検の直接経験.Current Medical Diagnosis & Treatmentの全内容を毎年斬新なものに保つ努力」という答え.

⑤ William Schlott 先生

- 「呼吸器疾患の患者の前では呼吸器内科専門医,循環器疾患の患者の前では循環器内科専門医,消化器疾患の患者の前では消化器内科専門医,内分泌疾患の患者の前では内分泌内科専門医…そして,複合的疾患の患者の前では唯一の専門医.」

「あなたにとって一般内科医とは?」の質問に対する答えである.

『大リーガー医』から学べないこと

　「アメリカの際立った特徴の一つは,自由を支えるすさまじいまでの個人主義や自己決定権.日本の際立った特徴の一つは,集団志向性社会ゆえの〈関係〉の根強さと〈個〉のあいまいさ」と考えられる.これらの特徴が臨床の諸場面を彩るので,たとえばインフォームド・コンセント(癌告知を含む)をめぐって日米の差が浮き彫りになり,『大リーガー医』から学べないこともちろんあるが,それらはかえって興味深い議論の対象にもなりうる.

洛和会音羽病院での総合診療の構築**2**

　当初から総合診療科のチーム構成が10〜15人以上に発展できるように考えた.後期研修医を含めると,実際に30人近い規模になった時期もある.そのためには診療場面を手広くする必要があり,「出前」と称して陣地を試行錯誤的に拡大していった.**2**は私たち固有の実践例である[3].「自由自在さ・融通無碍さ・伸縮自在さ」を心がけた.もちろん,病院総合医が出前に走りすぎざるをえないと,疲労困憊するだけではなく,identity crisisに陥ることがある.また,怠慢な専門医や専門科に囲まれると,肉体的疲労だけでなく,心労や腹立ちも倍加する.

　総合診療科の立ち位置には各種あるが,**3**の類型の中では,右下の形を心がけた[4].各専門診療科との共存であり,「専門医と病院総合医とのスキルミックス」である.各専門診療科と総合診療科との接面は,もちろん一様ではない.したがって,実際には**3**に示すように水平にはならず,でこぼこになる.総合診療科と専

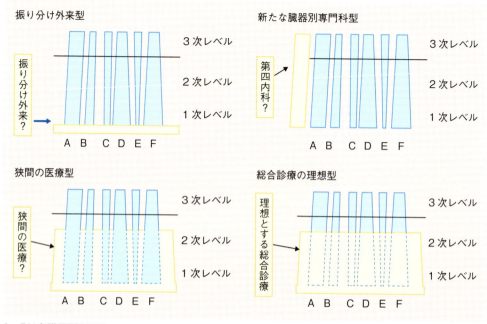

3 総合診療の4つの類型

A〜Fは各臓器別専門科．

（福井次矢，堀進悟．ERマガジン2005；2：270-7[4]）を参考に作成）

門科との重なりが大きいほど，専門科は高度専門に特化できる．忙しさのわりに，「生産性」が国際比較上は高くない日本の専門科には好条件のはずである．少数精鋭も現実のものとなる．したがって，忙しく，「今より上」を志す専門科ほど喜ぶ．

重なりが大きくなるための必要条件は，病院総合医の量の充実だけでなく，質の高さが諸専門科に認知されること，診断・治療体系の透明性が担保されること，加えて人間関係が円滑なことである．「E-E 対立」という言葉と現実がある．experience（経験）とevidence（証拠）の対立である．「証拠を無視する経験派」の専門医と「経験の乏しいEBM原理主義」の総合医は，交わることがない．経験も証拠もともに重要である．「できる総合医」と「できる専門医」同士でなければ，真の握手はむずかしい．

「後医は名医」という格言がある．時間が経過し，くっきりした臨床像に遭遇する後医のほうが，初期像にしか触れないプライマリ・ケア医よりも診断が決まりやすい様を形容したものである．後医は宿命的に専門医によって担われるという事実は，総合医との共通理解でなければならない．

一つ上の段階の病院総合医を目指して

日本の臨床・研修に欠けるものが少なくとも3つある．「診断推論や臨床推論の徹底した訓練」と「治療のEBM（バランスのとれた治療）」と「チーム医療下での屋根瓦方式の教育指導体制」である．これらの修得は総合診療に限ったものではないが，弊会の目指す「間口も広く，奥行きも深い総合診療」にはうってつけな課題であり，不可欠な舞台装置だと考えている．病院総合医も，「一つ上」を目指したいものである．

『大リーガー医』招聘も，「一つ上」を目指す路線上に位置づけられている．その今日的意義として，以下があげられる．

① clinician-educatorのロールモデルが多い．
② 診断推論の水準が高く，個人差が少ない．
③ 治療のEBMが確立しており，互いに議論が展開しやすい．
④ DRG（diagnosis related group）という包括払い制度に30年間以上慣れ親しんできた先輩であり，検査・治療の効率に敏感である．
⑤ 総合医（家庭医〜病院総合医）の層が厚い．
⑥ 米国臨床医学は当分は世界最高峰であり続けると考えられる．

展望

　日本が世界に先駆けて突入した超高齢社会では，医学界にも「複眼の視点」がいる．つまり，高齢者・超高齢者の多病への対応の質は，臓器別専門医のスキルの足し算だけでは担保できない．検査や治療で多くを負荷しすぎることが，むしろ危険にすらなりうる．

　総合医の出番である．総合医としての開業医の質が，今よりももっと問われるだろう．臓器別専門医，特に内科系専門医の総合医マインドは，もっと十分に開花してほしい．後期研修医の総合医マインドの萌芽は，決して枯渇させてはならない．日本には中小病院が圧倒的に多いが，そこで働く臓器別専門医の中には，もし身近に病院総合医や家庭医用の促成育成コースがあれば，受講してみようと考える者もいるだろう．また，病院勤務医の定年は65歳前後であるが，70〜75歳までは社会貢献しようとする者が増えるだろう．総合医マインドは，この層にも大きな獲得目標のはずである．病院崩壊や地域医療崩壊に悩み，真剣に克服の道を模索してきた行政や病院幹部にも，優秀な病院総合医の存在は魅力である．

　医療安全は現代の病院運営の最大の鍵の一つであるが，ホスピタリストがすでに5万人を超えるアメリカでは，その守備範囲にきっちりと収められている[5,6]．大いに参考にしたい．

文献

1) 松村理司．"大リーガー医"に学ぶ—地域病院における一般内科研修の試み．医学書院；2002.
2) 松村理司．日本の医療は冷たいか？　米国の医療を垣間見て．パテーマ1985；15：8-20.
3) 松村理司（編著）．地域医療は再生する—病院総合医の可能性とその教育・研修．医学書院；2010. p93, pp147-57.
4) 福井次矢，堀進悟．GIMとERが病院の機能をささえる．ERマガジン2005；2：270-7.
5) Wachter RM, Shojania KG. INTERNAL BLEEDING：The Truth Behind America's Terrifying Epidemic of Medical Mistakes. Rugged Land；2004.
6) Wachter RM．福井次矢ほか（訳）．新たな疾病「医療過誤」．朝日新聞社；2007.

われわれはどんな医者なのか？

病院総合医とはどんな医者か
日本型ホスピタリストとは
─病院総合系医師の能力と役割

徳田安春

群星（むりぶし）沖縄臨床研修センター

◆ ホスピタリストのうねりが世界に広がっている．
◆ 日本（イチロー）型ホスピタリストが全国各地で誕生している．
◆ 臓器系医師はホスピタリストにコンバートできる．
◆ ホスピタリストは大学教育の中心的医師となれる．

ホスピタリストとは

近年のアメリカ医療における病院総合医，すなわちホスピタリストの台頭は目覚しい．背景要因には，患者安全管理の徹底，研修医労働時間の制限，医療費の節減圧力，在院日数の短縮化，およびプライマリ・ケア医の外来診療への専念などだ．労働時間が制限された研修医に患者診療を任せることができなくなった．また，従来はオープンシステムにおいて入院患者診療でも主治医として君臨していたプライマリ・ケア医が病院診療に関与しなくなった．

このような背景から，入院患者診療を専門とする医師集団への需要が高まり，1995年頃より多くの病院でそのような医師集団が雇用されるようになった．1996年にWachterとGoldmanらが，「勤務時間の25％以上を内科病棟での患者管理に費やしている医師」を「ホスピタリスト（hospitalist）」と命名した[1]．従来の臓器系医師のカテゴリーではなく，診療のセッティングに基づくカテゴリーによる命名である．同じカテゴリーには，救急医や集中治療医などがある．

ホスピタリストの導入によって，病院は診療の質を落とすことなく医療費を節減し，滞在日数の縮小を実現することができた．こうして，ホスピタリストが加速度的に全米に普及している[2,3]．ホスピタリストたちはSociety of Hospital Medicine（SHM）という独自の学会を作り，総合内科と重なる領域が大きいものの，その独自性も主張している．たとえば，ホスピタリストは外科医と連携して周術期のマネジメントも行うことなどがあげられる．毎年開催される学術総会は活気にあふれている（1～3）．

このうねりは現在世界中に広がっている．カナダを含めた北米はもちろんのこと，ヨーロッパや南米，そして台湾にもホスピタリスト診療部門が創設されてきている（4）．

日本型ホスピタリストとは

日本では「日本型」ホスピタリストが各地で誕生してきている．日本型ホスピタリストとは，守備範囲の広い「イチロー型医師」である病院総合系医師である．

野球の打順にたとえると，日本型ホスピタリストは打順1～3番の役割を担うことができる．打順1～3番の医師は初診外来や救急外来での

1 ホスピタリスト学会に参加する筆者　**2** ホスピタリスト医師らと懇談する筆者　**3** ホスピタリスト学会で発表する筆者

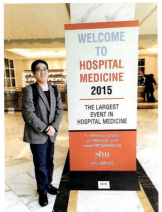
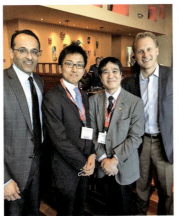
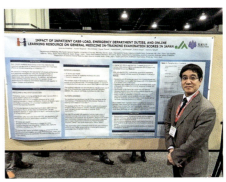

4 国立台湾大学病院ホスピタリスト医師グループを日本人医学生らとともに訪問

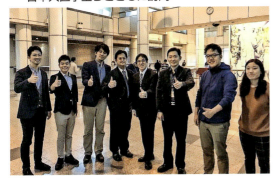

向かって右から4番目が筆者.

ファーストタッチ診療から，入院治療や簡単な手術治療などを行うことができる．患者の病態の必要（適応）に応じて，臓器特異的なエキスパートである4番打者へ特殊な治療介入を依頼すればよい．1発ホームランを狙う選手は野球でもスタメンのうち1人（4番打者）で十分である．効率よく得点を重ねるためには「走ってよし，打ってよし，守ってよし」の三拍子揃ったフットワークの軽い「イチロー」が必要なのだ．

日本型ホスピタリストは，内科を中心とした幅広い標準的診療能力に加えて総合系医師に特有の能力をもつ医師である．その能力は，複雑な症候について対応できる診断，臓器系医師との連携による適切な患者マネジメント，頻度の高い疾患の治療，心理社会的問題を抱えた患者への対応，高齢者ケア，緩和ケア，組織マネジメントなどである．さらには，臨床医学の発展のために，臨床疫学に基づいた研究を行い，科学的コミュニティーにおいて発信する能力もあることが望ましい．

複雑な症候について対応できる診断推論能力では，高度な医療面接，問診能力と身体診察能力が必須である．これができることが，検査に頼らない医療を実践し，患者中心の医療を実践できる，ことである．欧米の医師における身体診察能力の低下に対して，日本型ホスピタリストの身体診察能力の向上は，近年における世界的医療の逆転現象としてとらえることができる．日本型ホスピタリストに加えて，インドの医師の身体診察能力が高いことはよく知られている．

必須の検査手技としては，グラム染色の実施とその判断能力に加え，心臓や胸，腹，骨盤内，そして四肢における超音波検査の実施とその判断能力，さらには体腔穿刺が含まれる．また日本では，上部消化管内視鏡検査を行うスキルを有しておいたほうが望ましい．

日本型ホスピタリストの役割は，診療現場の

ニーズに基づいて，特定の分野に限定することなく，最新の臨床知見を活用し，患者中心の医療を実践することである．また，効果的なコミュニケーション能力とリーダーシップ能力をもち，安全で質の高い医療のための病棟運営や院内チームに貢献することが含まれる．診断エラー学をマスターしてそれを応用し，診断エラーを減らすためのリーダーシップを発揮することも必要である．さらには，学生や研修医の基本的臨床能力を習得させるために，医療現場での実践的教育を担うことである．

病院の総合系医師は地域でプライマリ・ケアを担当する医師グループとの連携を行うことで，その人的リソースを確保するとよい[4]．すなわち，外来や当直などの診療に定期的に参加してもらうという方法である．これにより，プライマリ・ケア医師の診療スキルの維持と，病院の医師の労働負担の軽減につながる．

臓器系医師からホスピタリストへのコンバート

4番打者として教育を受けた医師も打順を2〜3番にアップすることができる．病院総合医としての再学習をすればよいのだ．私はこれを，「臓器系医師から総合系医師へのコンバート」と呼んでいる．たとえば，国立台湾大学病院のホスピタリスト診療部門のメンバーは，ほとんど臓器型医師からのコンバート医師である．腎臓内科や消化器内科，外傷外科などの専門分野をもっていた医師なのである．コンバートに必要な学習期間は医師個人の能力にもよるが，1年から3年でコンバートは可能である．

全国の医師の一人一人が，わずかでも守備範囲を広げる診療を行うことによって，全体として大きな効果が期待できる．臓器別医師も守備範囲を広げるための再学習により，基本的な疾患に対するマネジメントを行うことが可能となる．

大学病院教育での病院総合診療医の役割

大学病院の教育改革のためには，次のような体制を提案する．総合診療部のホスピタリストに，大学病院での教育において中心的役割を与えることである．従来の病棟は「医学研究所」として，慢性疾患や難病のケアと治験などを担当し，フェローを教育する部門とする．そして，医学研究所以外の病棟は，総合診療部門（Department of Medicine）と救命救急集中治療センター（Department of Emergency and Critical Care Medicine）とし，急性期疾患のケアを中心に行い，医学生，研修医，シニアレジデントを教育する部門とする．

内科系や外科系のグループからは，教育に熱心な教官や若手医局員の相当数を一定期間ローテーションとして総合診療部門へ派遣する．1年間に少なくとも3か月は総合診療病棟をローテーションして教育と診療業務にあたることにより，臓器系医師も総合的な診療能力を維持させることが可能になる．

文献

1) Wachter RM, Goldman L. The emerging role of "hospitalists" in the American health care system. N Engl J Med 1996；335：514-7.
2) Wachter RM, Goldman L. The hospitalist movement 5 years later. JAMA 2002；287：487-94.
3) López L, et al. Hospitalists and the quality of care in hospitals. Arch Intern Med 2009；169：1389-94.
4) 藤沼康樹，徳田安春．対話篇ジェネラリスト教育原論．カイ書林；2017.

われわれはどんな医者なのか？

病院総合医とはどんな医者か
病院を基盤とする総合診療医

石丸裕康
天理よろづ相談所病院総合内科

- ◆ 病院総合医の能力は，内科領域に限定されたものではなく，総合診療医としての知識・スキルが必須である．
- ◆ 病院総合医の役割は地域・病院規模などによってさまざまであるが，generalismを基盤とした診療を行うこと，病院をシステムとして十分機能させるための役割を担うことは共通している．
- ◆ 総合診療を共通の価値とする医療者の協働により，プライマリ・ケアと病院医療が分断されないシステムを構築することが課題である．

病院で働くジェネラリストに必要な能力とは

　筆者は1992年に医学部を卒業した．学生時代，医学概論で有名な中川米造先生の講義を聴き，医療人類学や医療社会学，医学史など，医療を考えるには大学でスタンダードに学ぶ「科学的医療」以外の視座が必要であるという話に感銘を受けた．そうした影響もあり，今から思えば若気の至りだが，「臨床をするなら大学病院以外で研修しなければ」と考えるに至り，当時まだ珍しく公募でレジデントを募集していた天理よろづ相談所病院に応募，採用された．天理病院は，「総合診療」という名称を初めて部門に冠したことで知られ，初代部長であった今中孝信先生を中心に「全人的医療の実践」「問題解決力の養成」を柱とする臨床研修が行われていた．同院で私は初期研修（内科・外科・麻酔科），後期研修（内科ローテート研修）を修了した．そこで受けた研修は今振り返るとオーソドックスな「総合内科」のトレーニングであったといえる．幅広い内科領域の症例を担当し，病歴・身体所見を基盤とした診断・治療についての基本的考え方，原則を厳しく指導され，学ぶことができた．一方で「総合診療」という点については，そのようなマインドをもって診療にあたることを強調されてはいたが，ある意味スローガンのようなもので，学習可能な知識・スキルとして明確にされたものではなかったように思う．

　研修終了後，総合診療教育部の医員として採用され総合内科の診療・研修医教育に従事することとなった．内科も5年を過ぎるとたいていの疾患は一通り経験しており，特殊な手技やまれな疾患を除けばそれほど戸惑わずマネジメントできるはずである．ところがこの頃から一筋縄ではいかない患者診療に携わることが多くなり，診療に迷うことが増えるようになった．「総合診療」を看板にあげて診療していると，さまざまな健康問題，特に他の専門内科が診療対象としないような問題がわれわれに持ち込まれることになる．そうした患者の一部は不明熱に代表されるような診断困難例，当院に専門家がいなかった膠原病・リウマチ領域のケースなのであるが，そのほかにも社会的・倫理的問題を含めたさまざまな問題を抱える複雑な事例が

持ち込まれることとなる．こうした複雑な事例の診療では「診断し，治療する」という枠組みのみでは解決に至らず，事例に取り組むなか，こうした場面で有効な考え方の多くが家庭医療の実践と理論から学べることに気がついた．「患者中心の医療」「家族志向のケア」「多職種連携」「臨床倫理」といった，家庭医療で当たり前のように語られている方法論をこうした困った事例に導入することにより，行き詰まっていた事例に筋道がつくことを幾度となく経験するようになった．こうした経験を通じて学んだことは，病院においてジェネラルな診療を行うためには，幅広い内科的な診断・治療の知識とスキルに加えて，家庭医療・総合診療の理念・考え方を導入することがたいへんに役に立つ，ということである．

「病院総合医」としての当院の現在の活動—われわれは何をしているのか

　当院は700床を超え，救急搬送数も年5,500を超える急性期主体の大規模病院であり，臓器別専門内科が林立するなかで診療を行っている．当初，総合診療教育部は，初期研修医の教育を主目的に設立された部門であったが，徐々に役割を拡大し，現在では以下のような活動を行っている．

■診療面

　総合外来，救急外来，病棟において下記のような診療を行っている．

①外来診療
- 紹介状を持たない内科系初診・再診患者の診療
- 当院に専門科のない領域の患者や，複雑な事例の継続外来

②救急診療
- 日中救急搬送事例の初期対応

③病棟診療
- 診断困難事例（不明熱など）
- 感染症，電解質異常など一般内科症例
- マルチモビディティを背景にもつ高齢者，精神科的問題や社会的な問題を背景とする事例など複雑な背景をもつ症例の診療
- special interest/サブスペシャリティとして当院に専門診療科がない膠原病領域，腎疾患などの診療

■教育面

　初期研修プログラムの立案・改善などにおいて中心的役割を担っている．初期研修医の研修期間中の10か月をわれわれが監督する総合病棟において行い，基本的診療能力の修得，総合診療的な考え方の基盤養成をカンファレンス，回診などの機会を通じ教育している．後期研修においては，総合内科後期研修医を中心に，外来・病棟カンファレンスや，症例のフィードバックなどを通じた教育を行っている．

■マネジメント

　感染対策チーム（infection control team：ICT），医療安全，院内急変対策チーム，緩和医療，リウマチケアチーム，栄養サポートチーム（nutrition support team：NST）など多職種からなるマネジメントチームに所属し，領域横断的な課題の解決にあたっている．

　こうしたわれわれの仕事の多くは，必要に迫られ，その都度対応しながら広げてきたものであるが，さまざまな病院での総合診療部門の役割を俯瞰すると，多くの部分が共通したものとなっている．旧総合診療医学会，そしてその後プライマリ・ケア学会/家庭医療学会と合併し設立された日本プライマリ・ケア連合学会において，こうした病院総合医像の検討が続けられ，その医師像・コアコンピテンシーとして提示されている（ 1 ）．

病院総合医は何を基盤としているか

　「病院総合医」といっても，病院の規模によ

1 期待される病院総合医像とコア・コンピテンシー

- 期待される医師像
1) 内科系急性期病棟診療＋病棟を管理運営
2) 病院一般（総合）外来や救急外来で独立診療
3) 病院の運営や管理に貢献
4) 総合診療領域の教育や研究でも地域社会に貢献
- 修得すべき中核的能力（コア・コンピテンシー）

これは家庭医の後期研修のゴールに上乗せする形で，病院総合医を特徴付ける4つの能力と，さらに教育・研究能力の強化が盛り込まれている．
1) 内科を中心とした幅広い初期診療能力（一次・二次救急を含む）
2) 病棟を管理運営する能力
3) 他科やコメディカルとの関係を調整する能力
4) 病院医療の質を改善する能力
5) 診療の現場において初期・後期研修医を教育する能力
6) 診療に根ざした研究に携わる能力

（南郷栄秀ほか編．土曜日の紹介は嫌われる．南山堂；2017[5]より）

り扱う診療範囲・スキルセットがかなり異なることもあり，そのわかりにくさが指摘され続けてきた．また家庭医や総合内科医と何が異なるのか，という点についても議論が続けられてきている．筆者は，自らの経験およびこの領域に携わる医療従事者との議論をふまえ，一見多彩・多様な病院総合医の仕事ではあるが，"generalism"の原理と"hospital medicine"の能力を基盤とした診療であることは共通しており，今後の病院医療においてこの両者を兼ね備えた医師に対するニーズがあることは明らかではないか，と考えている．

病院における総合診療"generalism"

ジェネラリストとして地域の診療に最前線で取り組んできたプライマリ・ケア/家庭医の領域では，「患者中心の医療」「bio-psycho-socialモデル」「家族志向のケア」など疾患マネジメントにとどまらないさまざまな方法論が生み出され，導入されてきた．そうした蓄積は今日，"medical generalism"としてジェネラリストの専門性の中核としてたとえばイギリス家庭医学会（Royal College of General Practitioners：RCGP）の報告"Medical generalism"[1]や総合診療専門医のコア・コンピテンシー[2]，などといった形でまとめられている．こうしたmedical generalismの知識・スキルはプライマリ・ケアの場面において必須のものであることはいうまでもないが，病院医療においても，そうした能力が求められる局面は多い．特に多数の疾患を併存し，心理社会的問題を抱え，時に診断さえ不明確な患者の診療を行う機会の多い病院総合医にとって，generalismはその基盤となる中核的能力であるといえる．また，こうした視点を研修医教育や多職種協働を通じ，病院全体に浸透させることもひとつの大きな役割であるだろう．

「病院医学/hospital medicine」

病院総合医は，まさに「病院」をその診療の場とするジェネラリストであり，病院に勤務する医師としての特有の能力が期待される．こうした面については「病院医学/hospital medicine」とよばれる領域でその内容が議論されている．現在十分に整理されているとはいいがたいが，その内容を要約すれば，病院をシステムとして十分に機能させるというところにあるのではないかと考える．

■ 病院をシステムとして機能させる

多くの病院総合医は現在，医療安全，感染対策，NST，緩和医療など領域横断的なチーム医療に加わり，そのマネジメントに強くコミットしている．アメリカの病院ジェネラリスト＝hospitalistはそのコア・コンピテンシーの一つの軸として"healthcare system"をあげ，具体的項目として感染対策，医療安全，臨床栄養，質改善などまさにこうした分野での役割を果たすことを教育目標として明示している[3]が，これらの能力は個人で発揮するというものにとどまらず，診療科や職種を横断する領域として，多職種チームを組織し，リーダーシップを示し，病院全体としてシステムとして運営することができることが求められている．こうした能力は従来，研修のプロセスでトレーニングする

ものとして認識されていなかったが，複雑化する病院システムを十分に機能させるためには，こうした能力を発揮しうる人材は不可欠であり，系統的教育が必要である．

■ 病院の診療能力を最大化する

地域において病院に要求される能力と，病院が実際に提供しうる能力は，質的にも量的にも完全に一致することはない．たとえば病院に呼吸器内科がなければ，地域の基幹病院であっても複雑な呼吸器疾患は地域外に転送せざるをえない，といったことが起きるし，整形外科医が病院に少なければ，人手不足のために可能な手術であっても受け入れが困難となるといったことなどは多くの病院で起きている．もちろん専門医が充足するに越したことはないが，地域の医療需要はさまざまな理由で変動することや，相対的な医師不足を考えれば事態はそう簡単ではない．こうした問題の解決策として多くの病院で病院総合医が役割を果たすことが期待されている．たとえば前者のような事例であれば，病院総合医の幅広い診療能力を生かし，ある程度のレベルまでの疾患をカバーし，必要に応じて，他施設の呼吸器内科専門医にコンサルテーションしながら呼吸器疾患の症例の大部分を地域で完結させることもできる（shared care）．また後者のような事例であれば，整形外科との共同診療のような形で，手術以外の診療業務について病院総合医がカバーする（たとえば術前評価や術後の内科的問題への対応など）ことにより，整形外科医がより手術に集中でき，最大限に手術に対応できるような環境を整えることが可能となる（co-management）．こうした協働的診療により，病院に対する需要と供給とを柔軟に調整して病院の診療能力を最大化することは，病院総合医の大きな役割といえる．

こうした"hospital medicine"において議論されるような役割は，必ずしも病院総合医でしか果たせないというわけではなく，従来から多くの医師がその役割を分担してきたし，また研修医教育を通じてや，チーム医療，診療看護師（ナースプラクティショナー）の導入などにより解決を図ることもひとつの手段である．病院の資源をみきわめ，妥当な方法を検討し，診療科間の業務調整や研修医・看護師の教育などさまざまな手段を通じてシステムとしての病院の能力を最大化することに本質があるが，幅広い診療能力をもち，システムとしての医療提供という考え方に通じた病院総合医は，主導的な立場を期待されているし，その役割を果たす適任であるといえる．

病院総合医の今後
―「地域」「病院」の分断を越える

今後の医療を考えるうえで，「地域包括ケア」がひとつの主軸の考え方となっている．一方で現状をみると，地域と病院との診療が分断されている場面が目立つことがひとつの課題である．なぜうまくいかないのか？ 猪飼[4]が指摘しているように，地域包括ケアの本質は，巷で信じられているような高齢化や医療費抑制に由来するものではなくて，ケアの基本原理が「医学モデル」から「生活モデル」へ変化しつつあることを基盤とするものである．このような視点に立てば，地域と病院の分断とは多くはこうした患者のみかた，価値観をめぐる相違に根ざしていることが浮かび上がる．すなわち地域の医療が生活モデルを基盤とした考え方にシフトしつつあるのに対して，病院の医療が依然，医学モデルに立脚していることに由来する対立ということである．そうした分断がある一方，否応なく病院と地域の医療の融合は進みつつある．たとえば在宅医療の現場に目を移せば，従来の地域の在宅医療が診療技術面で高度化し病院化ともいえる変化をきたしつつあることと並行して，病院が在宅医療を提供するような事例が増えつつあり，従来の在宅か？ 病院か？ と

いった選択肢が意味を失いつつあるような状況もみられつつある.

　このような時代にあって,真の意味での「地域包括ケア」の展開のためには,地域-病院のあいだに,理念・価値観が広く共有されることが強く望まれる.医療の側からみれば,「医療の生活モデル化」が求められており,私見ではこれは総合診療/generalismのコンセプトに強い親和性のあるものである.「総合診療」という価値観を同じくした医師集団が,地域にも病院内にも存在し,連携することは,その診療内容やスキルに違いがあったとしても,地域医療の本質的向上につながる可能性があり,そのような試みは最近の文献[5]でもみることができる.

　このように,病院総合医については,現在病院内の役割に関するものが議論の主軸ではあるが,今後の方向性として地域に開かれた重要な役割があることを最後に指摘しておきたい.

文献

1) Royal College of General Practitioners. Medical generalism：Why expertise in whole person medicine matters. RCGP；2012.
2) 日本専門医機構総合診療専門医に関する委員会.「総合診療専門医に関する委員会」からの報告.平成27年4月20日. http://www.japan-senmon-i.jp/news/doc/150421.pdf
3) Nichani S, et al. Updating the Core Competencies in Hospital Medicine—2017 Revision：Introduction and Methodology. J Hosp Med 2017；12：283-7.
4) 猪飼周平.病院の世紀の理論.有斐閣；2010.
5) 南郷栄秀ほか編.土曜日の紹介は嫌われる.南山堂；2017.

われわれはどんな医者なのか？

病院総合医とはどんな医者か
大学病院の総合外来を中心とした病院総合医——千葉大学総合診療科

塚本知子[1]，生坂政臣[2]
[1] 千葉大学医学部附属病院総合診療科特任助教
[2] 千葉大学医学部附属病院総合診療科教授

◆ 病院総合医は，その規模や各専門領域の充実度，周辺地域の医療体制により外来，入院，救急，地域医療，教育など求められる役割はさまざまである．
◆ すべての専門診療科が揃っている首都圏の大学病院で，外来を中心とした診療，教育，研究を行っている総合診療科の活動例を紹介する．

千葉大学総合診療科の歴史

　千葉大学医学部附属病院は，都心から電車で約1時間の千葉県西部に位置しており，すべての専門診療科が揃う特定機能病院である．2003年に総合診療部（現在の総合診療科：以下当科）が開設され，4名のスタッフで紹介状のない患者や原因臓器が特定できない症状で受診した患者の初診外来を開始した．当初は紹介状をもたずに受診した初診患者の診療にあたっていたが，その後，院内専門科や近隣の診療所・病院から診断不明患者が紹介されるようになった．

　2008年の総合診療医のドラマやNHKの『総合診療医ドクターG』などのメディアへの露出をきっかけに急速に紹介患者の割合が増加し，その後の社会的な総合診療の認知度の高まりで，全国から患者が紹介され，長い予約待ち期間を余儀なくされる状況となっている．さらに，特定機能病院における紹介状のない患者への選定療養費加算制度も相まって，現在はほぼ全例が紹介患者である（**1**）．外来のスタッフは専攻医やパートタイムの女性医師を含め約15名で，研修医，研修登録医やクリニカルクラークシップの学生とともに屋根瓦方式で診療

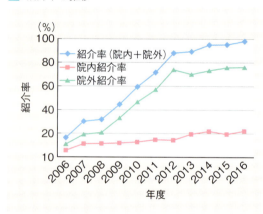

1 紹介率の推移

千葉大学総合診療科2006～2016年度．

にあたっている．

外来診療に特化

　当科は固有病床1床と共通病床数床で入院診療も行っているが，ほとんどの症例の診断が外来でつくために，専門医療が必要な患者は当該専門科に紹介し，専門医療を要しない疾患は近隣の病院へ紹介入院している．そのため当科の入院患者は診断確定のためのオーバーナイトで

2 入院患者の最終診断

悪性腫瘍	悪性リンパ腫2例，血管内リンパ腫1例
膠原病	リウマチ性多発筋痛症1例，成人still病1例，家族性地中海熱1例
感染症	髄膜炎2例，肺炎2例，腎盂腎炎1例，丹毒1例，感染性心内膜炎1例，感染性動脈瘤1例
内分泌・代謝	Wernicke脳症1例，Cushing病1例，周期性嘔吐症1例，糖尿病性腰仙部神経叢炎1例
心因・精神	虚偽性障害1例，パニック障害1例，身体症状症1例，うつ病1例
その他	パーキンソン病1例，慢性CPPD結晶性関節炎1例，薬剤熱1例

2017年4月〜2018年3月.
CPPD：ピロリン酸カルシウム.

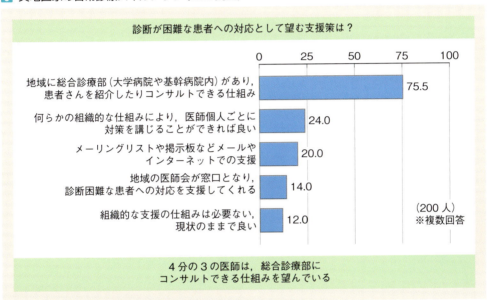

3 実地医家の日常診療スキルアップ（web調査）

4分の3の医師は，総合診療部にコンサルトできる仕組みを望んでいる

（メディカルトリビューン2011年6月30日号より）

検査が必要な患者や，重症の不明熱患者，緊急入院が必要な一部の感染症患者などである（**2**）．病院として一次・二次救急は受けておらず，結果として当科は外来に特化した診療，教育，および研究を行う部門として活動している．高齢化に伴い複雑な健康問題を有する患者が増加するなか，入院するほど重症ではないが，原因臓器が明らかではなく，診断はもちろん専門科診療が必要か否かの判断に苦慮する外来患者を担当する部門が存在せず，患者だけでなく，専門医や地域の開業医からも外来の診断部門が求められていたことがその大きな理由である（**3**）．

当科の紹介患者の最終診断の内訳では，心理・精神疾患が3割で，7割は器質疾患であるが，ほとんどの症例で両者の合併がみられる．すなわちうつ病があっても何らかの器質疾患が見逃されており，逆もまた然りである．また，まれな疾患だけでなく，コモンディジーズの非典型例も数多く受診する（**4**）．

総合医にとって，複雑な問題の所在を明らかにし，解決へとつなげる診断は最初に越えるべき重要な関門である．特に大学病院の総合外来は，開業医だけでなく周囲の総合病院や臓器専門科で解決できなかった複雑な問題を抱える患者が集まるため，ほぼすべての症例が診断困難

4 紹介患者の最終診断（プライマリ・ケア国際分類）

分類	件数
全身	168
血液	34
消化器	115
眼	6
耳	14
循環器	72
筋骨格	199
神経	167
心理，精神	316
呼吸器	59
皮膚	36
内分泌・代謝	35
泌尿器	13
女性性器	5
男性性器	2
社会問題	10

2015年4月～2016年3月（n＝1,002）．

5 半構造化質問（OPQRST），病態生理からのアプローチ（VINDICATE-P）

OPQRST		VINDICATE-P	
Onset	発症様式	Vascular	血管性
Provocation/palliative factor	増悪/寛解因子	Infection	感染
Quality	性状	Neoplasm	新生物
Region/radiation/related symptoms	部位/放散/関連症状	Degenerative	変性
Severity	強さ	Intoxication	中毒
Time course	経時的変化	Congenital	先天性
		Allergy/autoimmune	アレルギー/自己免疫
		Trauma	外傷
		Endocrine/metabolic	代謝・内分泌
		Psychiatric/psychogenic	精神・心因疾患

例であり，原因不明の症状に苦しむ患者を解決へと導く責任は重いが，やり甲斐も大きい．

医療面接を重視

病歴，身体診察，検査の3つの中で，病歴が最も診断への貢献度が高いと報告されているが[1]，筆者らの経験では診断不明で紹介された外来患者ではさらにその傾向が強くなる．重症患者の多い救急外来や入院症例とは異なり，外来では軽症や発症初期の患者も多く，身体診察の異常や検査異常が明らかでない場合が珍しくない．筆者らの研究でも病歴の段階で疑っていなければ，身体診察でも陽性所見は見逃されやすく[2]，検査所見の異常も見落としやすくなることが示されており[3]，診断が求められる当科では必然的に医療面接を重視した診療および教育を行っている．

紙面の関係で詳細は割愛するが，診断のための医療面接として，受療行動からの疾患想起，

キーワードを抽出しSQ（semantic qualifier）への変換，OPQRSTを用いた半構造化質問，SQに合致する病態をVINDICATE-Pから考える手法などを実践している（5）．また「器質疾患に合致しないから心因性」という考え方は，未想起の器質疾患の見逃しに直結するため厳に慎むべきであり，心因精神疾患も除外診断ではなく，その特徴を満たしていたときのみに診断するものと考えている．このような思考プロセスを踏むことにより，既知の器質疾患にも心因精神疾患にも該当しない場合には，両者の合併例や稀少疾患，コモンディジーズの非典型例を探ることになり，見逃しを最小限に抑えた診療が可能となる．

医療の進歩や技術の高度化とともに，さまざまな特殊検査や画像検査が発展している今日であるが，病歴と狙いを絞った身体診察からの診断能力やトリアージ能力は，外来診療だけでなく，高齢化に伴い需要が増大する訪問診療や医療資源の乏しいへき地医療でもその重要性が高まると予想される．

教育・カンファレンス

前述のように重症患者が多く，問題点が明確である入院診療や救急外来とは異なり，外来では真の受診ニーズの把握を含めた詳細な病歴聴取が求められる．そのため，外来診療能力は病棟研修を行えば自然に身に付くものではなく，固有の外来研修および診断学の実践的なトレーニングが欠かせない．

当科では専攻医がまず初診患者を診察し，その後指導医とともに診察および診断についての議論を行い，診断が困難な場合にはさらに上級医に相談するという屋根瓦式のチーム体制で外来診療を行っている．紹介患者中心の大学病院では，疾患の偏りはあるものの，幅広い領域の症例が受診するとともに，指導医が多く，外来や教育にかける時間も取りやすいため，短期間に効率的に診断能力，問題解決能力を磨くことができる．

当科における外来医の満足度の調査では，「指導者からのアドバイス」「診断への自信」が外来医の満足度に関連しており[4]，教育体制の充実および診断能力向上により，原因不明で複雑な問題に対処しなければならない初診外来でも，やり甲斐をもって研修できることが証明されている．特に学びが大きい症例を共有するために，毎週，外来カンファレンスを行っている．1症例を約2時間かけて議論を行い，その大半は病歴の詳細な検討や診断推論に関する内容となる．研修登録医制度を利用し，地域の開業医や他病院の医師を含めて，県内外から多数の医療者が参加している．そのほかに毎年，大規模なカンファレンスを都内で行っており（千葉大GMカンファレンス），このような取り組みを通して，卒前・卒後教育，生涯教育，臓器専門医の一般診療研修など，地域の総合医育成に寄与している．

研究や症例報告でエビデンスを蓄積

大学病院の総合医は高い臨床能力だけでなく，日々の臨床の疑問点から研究を行うアカデミックな姿勢が求められる．当科では診断プロセスや症候などに対する研究を積極的に行っている．具体的には頭痛，めまい，腹痛における問診の操作特性に関する研究，熟練医と初学者の診断プロセスの相違に関する研究，医学生を対象にした診断プロセスに関する研究や患者の受療行動，器質疾患と身体症状症の臨床像の違いに関する研究，ドクターショッピングに関する研究などがある．

Key words

SQ
患者の言葉を医学的に分類し，より上位の概念に置き換えた用語．たとえば，「3日前からの左膝の痛み」を「急性単関節炎」というSQに置き換えることにより，病態の把握と，データベースでの検索が容易になる．

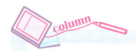

印象的な症例：64歳男性．咽頭，四肢，亀頭部が「しんしん」する

　8年前から両下腿の違和感が出現．5年前から主訴が出現し，徐々に悪化し，複数の医療機関を受診したが原因不明であり，当科を紹介受診した．前医では身体症状症が疑われていたが，詳細に病歴を聴取すると，症状は睡眠中に出現し，日中もじっとしていると起こるという誘因が明らかであったため，心因精神疾患よりもrestless legs syndromeを疑い，プラミペキソールを開始したところすべての症状が速やかに消失した．

　器質疾患と精神疾患の鑑別には日々頭を悩ませるが，筆者らは，器質疾患と身体症状症の違いを調査し，次の5項目A-MUPS（A：analgesics ineffective鎮痛薬の効果なし，M：mental disorder history精神疾患の既往，U：unclear provocation/palliative factors増悪寛解因子が不明確，P：persistence without cessation症状の間欠期がない，S：stress feeling/episodes ストレス因子あり）が両者の鑑別に有用であることを示した[5]．本症例でも間欠期や明確な増悪因子の存在など身体症状症では合致しない点が多く，睡眠中の症状および静止で悪化という臨床的特徴から診断に至った症例である．

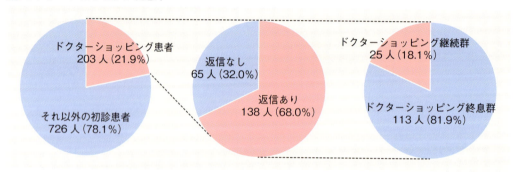

6 ドクターショッピング終息率

2007年7月〜2008年9月．

　ドクターショッピング患者の研究では，ドクターショッピング患者を同じ主訴で当科受診前に2か所以上の医療機関を受診し，かつ紹介状なしで当科を受診した患者と定義し，郵送による受療行動調査を行い，138人（68％）より回答があり，113人（81.9％）でドクターショッピングが終息していた．また，「診断がついた」「診療に満足した」の2項目がドクターショッピングの終息と関係していることが示された（**6**）．

　症例報告にも力を入れており，日々の外来では病歴や身体所見を詳細に記録し，毎年10〜20症例を英文誌に報告している．このようにプライマリ・ケアや総合診療の日々の診療に直結するエビデンスや症例報告の蓄積，研究志向をもった総合医の育成は，大学病院の総合診療部門の重要な役割である．

おわりに

　病院総合医の働き方は多様であるが，患者のすべての健康問題に向き合い，全人的に診るという視点は共通である．総合外来はともすれば振り分け業務や診断のみに特化していると思われがちであるが，当科の紹介患者でその後専門

科診療が必要であった症例は3割のみであり,残りの7割の症例においては,単独または地域の開業医や専門医と連携しつつ行う患者マネージメントも併せて研鑽している.

文献

1) Peterson MC, et al. Contributions of the history, physical examination, and laboratory investigation in making medical diagnoses. West J Med 1992 ; 156 : 163-5.
2) Shikino K, et al. Influence of predicting the diagnosis from history on the accuracy of physical examination. Adv Med Educ Pract 2015 ; 6 : 143-8.
3) Suzuki S, et al. Effect of diagnostic predictions combined with clinical information on avoiding perceptual errors of computed tomography. Jpn J Radiol 2013 ; 31 : 731-6.
4) Hirukawa M, et al. Satisfaction of Patients and Physicians with Outpatient Consultations at a University Hospital. Intern Med 2015 ; 54 : 1499-504.
5) Suzuki S, et al. A-MUPS score to differentiate patients with somatic symptom disorder from those with medical disease for complaints of non-acute pain. J Pain Res 2017 ; 10 : 1411-23.

われわれはどんな医者なのか？

病院総合医とはどんな医者か
病院総合医に求められるものとは

鈴木富雄
大阪医科大学附属病院総合診療科

- ◆ ジェネラリスト≒総合診療医とは，その場のニーズとリソースに応じて，包括的かつ継続的に，患者にとってベストの選択を行う医師である．
- ◆ ニーズ主義を実践するためには，自らの姿を自在に変え，現場に柔軟に対応できるフレキシビリティが必要とされる．
- ◆ 病院総合医のニーズはきわめて大きいが，マンパワー不足が大きな課題である．
- ◆ 病院総合医部門を院内で確立させるためには，質の高い診療結果を部門として継続的に出し続けることが重要である．

総合診療医とは

　この項は「病院総合医」に関しての項ではあるが，そこで求められる具体的な業務や臨床能力などに関しては，他の執筆者からも触れていただけると思うので，本稿では少し違う角度から論述してみたい．

　まずは「ジェネラリスト≒総合診療医」に関して述べておきたい．診療科としての診療範囲という観点からすると，臓器別・領域別の専門家は，ある領域に特化してその専門性を深く追及していく縦の専門家に例えることができるが，「ジェネラリスト≒総合診療医」は，年齢や臓器にかかわらず現場の多様なニーズに応えられる診療の幅と奥行きをもった横の専門家であるともいえる（1）．横の専門家という意味は，単に診療の隙間を埋めるということだけではない．日常ありふれた病気の予防からリハビリまで，心理的問題や家族・地域や社会背景とのかかわりなども含め，biopsychosocialな観点も重視して，患者の健康問題に対してまずは正面から向き合い，その状況に応じてベストの選

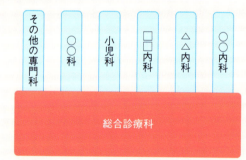

1 診療科としての総合診療部門の概念図

多様なニーズに対応できる専門科としての幅と奥行きを確立

択を行い，包括的かつ継続的に診療を行っていくという意味である．

　現場の多様なニーズといっても，離島から大都市，診療所から大学病院まで，さまざまな場面において，求められるニーズとその場で利用できるリソースはかなり異なるが，どのような立ち位置であってもその場で柔軟に対応できるということが，横の専門家である「ジェネラリスト≒総合診療医」の真骨頂であり，ニーズ主義ともいわれる所以である．

2 総合診療医に求められるニーズ主義

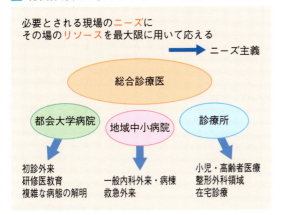

3 ニーズ主義に必要なフレキシビリティ

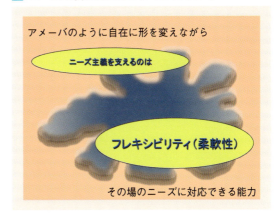

　大学病院では，臓器別に振り分けることができない初診の外来，研修医や学生の臨床現場での教育，地域の医療機関や他科から紹介されてくる原因不明の症状の解明などのニーズが高いが，地域の中小病院では，領域別の各専門科の医師が不足しているため，一般内科外来や救急疾患を幅広く診ながら，専門家不在の領域の診療をカバーすることも求められる．診療所では，小児科領域，整形外科領域，在宅医療など，地域の特性に合わせて対応する必要が出てくる（**2**）．

　ニーズ主義を実践するために必要となるのは，「自分が何をしたいのか」ではなく，「何を求められているのか」ということに対して敏感にアンテナを張り，アメーバのように自らの形を自在に変えながら柔軟に現場に対応できるフレキシビリティ（柔軟性）である（**3**）．

　現場のニーズとリソースといっても，ぼんやりとただその場で待っているだけでは，真のニーズがみえずに，本当に使えるリソースとも巡り合えないことが多い．ニーズは掘り起こすもの，リソースは創り上げるものである．特に人的なリソースはその場での関係性がある程度できあがってこないと，うまく構築することは難しい．まずは目の前のニーズに応じることに専念して，確実に職務をこなすことが何よりも

4 職場での隠れたニーズと埋もれたリソース

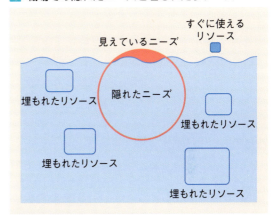

重要となる．「ジェネラリスト≒総合診療医」としてその立ち位置での存在意義が増してくれば，隠れたニーズが必ず目の前にみえるようになり，埋もれていたリソースが周りに自然と構築されてくる（**4**）．

病院総合医とは

　病院総合医とは病院に軸足を置き，病院業務の中で「ジェネラリスト≒総合診療医」としてのニーズとリソースに対峙する医師である．病院総合医と一口にいっても，大学病院と地域の中小病院では役割がかなり異なるが，診療所を

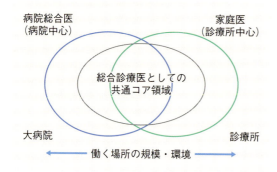

5 病院総合医と家庭医の概念図

ベースにもつ家庭医も含め，ジェネラリストを自認する医師である限りは，目の前のすべての問題にまずは真摯に対応する，臓器別ではなく包括的に診る，などの総合診療における共通コア領域の部分がやはり肝となる（**5**）．懐の深い優れた病院総合医になるためには，少なくとも卒後10年目ぐらいまでは，病院総合医や家庭医という立ち位置にこだわり過ぎずに，多様な現場での多彩な研修を通じて豊かな臨床経験を積むことがきわめて重要であると考えている．

病院管理者へのアンケート調査より

病院総合医のニーズとリソースを考えるうえで，貴重なデータがあるので紹介しておきたい．日本プライマリ・ケア連合学会の病院総合医ワーキンググループ（筆者含む）が，2012年に全国773病院の臨床研修病院の病院管理者（病院長）に対して行った質問紙調査（回収率37.4％）の結果である[1]．病院総合医部門が存在する病院は回答病院の52.9％で（**6**），その中で「その部門に関して何らかの問題がある」と答えた管理者は91.1％にも上り（**7**），多くの管理者が自分の病院の病院総合医部門の問題点を認識していたが，それにもかかわらず，「病院総合医部門を今後も継続したい」と答えた管理者の割合は96.6％ときわめて高かった．（**8**）

具体的な問題点に関しては，人数不足，人材不足があがっており，この分野を担うマンパワーの問題が強く示唆された（**9**）．次に，「どんな業務で病院総合医が必要だと感じるのか」との問いには，病院総合医部門がすでにある病院の管理者も，部門がまだない病院の管理者も共通して，初診外来，救急外来，教育研修（研修医や若手に対する）の3つを主にあげていたが，病院総合医部門がすでにある病院の管理者は，それ以外にも再診外来，病棟業務を必要な業務としてあげており，この2つの業務に関しては，病院総合医部門がない病院の管理者と認識が異なっていた（**10**）．

実際，初診外来を始めてみるとそれだけで終わるはずはなく，再診外来も必要となり，診断から治療まで責任をもって有機的に行うためには，病棟診療も必須となってくる．これらは当たり前のことのようであるが，病院総合医部門がなく，目の前にそれを実践する医師が存在しない場合には，そのようなニーズさえもみえにくいと考えられ，病院総合医部門のあり方を考えるうえで示唆に富む結果となっている．

病院総合医部門の設立と運営

筆者は，市立舞鶴市民病院の9年半の勤務の後，名古屋大学医学部附属病院総合診療科で14年間，大阪医科大学附属病院総合診療科で4年間勤務し，病院総合医部門の設立と運営に一貫してかかわってきた．その経験から以下のことを記しておきたい．

■ 真のニーズの把握が大切

その病院に総合診療部門を創ることが本当に求められているのか，真のニーズがどのくらいあるのか，最初に十分に検討することが大切である．それがその部門のビジョンとミッションにつながり，構成員のモチベーションとなる．

■ 管理者の庇護を受ける

管理者（病院長）に病院総合医部門を設立す

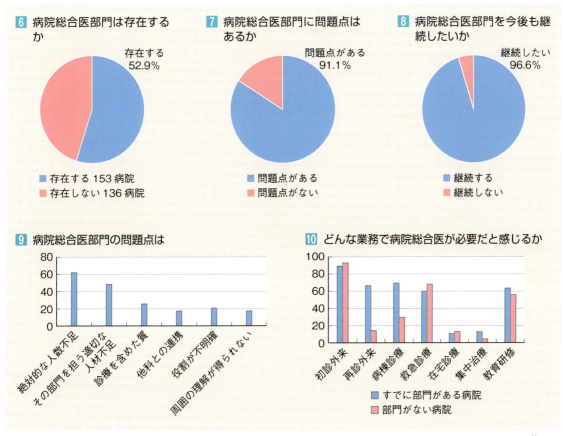

(山城清二. 日本プライマリ・ケア連合学会誌 2015；38：414-6[1]より)

る意義と役割の重要性を十分に理解してもらい，（最大の）庇護者になってもらうことが不可欠である．これはきわめて重要で，ある意味戦略的に行う必要がある．

■ 身の丈に合った業務から開始する

最初からすべてのニーズに対応しようと思ってはならない．人員が揃わぬうちから欲を出せば破滅への道が待っている．最初は病棟をもたずに外来を隔日で行うなど，地味であってもできる範囲の仕事を粛々とこなしていくことが大切である．メンバーが増えるに従い，徐々に業務範囲を拡大していく．

■ コミュニケーションを十分にとり，理解者（サポーター）を増やす

他の専門各科や他職種への連絡をメールや電話ですますのでなく，フットワークよく動き，face to faceで互いに信頼できる関係を院内に確実に構築して，部門へのサポーターを増やしていく．病院総合医は感染制御部門や医療安全管理部門などの横断的部門との親和性も高いので，それらの部門との連携も重要である．

■ 臨床教育の現場としてアピールする

病院総合医の活躍の場は，紹介状のない初診の外来，臓器にかかわらず診断未定の入院診療，救急外来でのさまざまな緊急対応など，医学生や研修医の教育現場として最適である．病歴と身体診察を武器として検査に頼りすぎることなく，臨床推論の王道を示しながらチームとしての成果を出す現場に彼らがいることの意義は，病院としてきわめて大きい．臨床と教育を一体化させた運営を心掛けるべきである．

■ 質の高い診療結果を部門として継続的に出し続ける

病院とはプロフェッショナルな者の集合体であり，最終的には患者に対してのoutcomeで評価が決まる．他部門からの信頼を得て院内で確固たる存在になるためには，少なくとも5年間はかかると考え，質の高い診療結果を継続的に出し続けていくことが重要である．

文献
1) 山城清二．病院総合医アンケート調査の結果報告．日本プライマリ・ケア連合学会誌2015；38：414-6．

われわれはどんな医者なのか？

在宅専門医とはどんな医者か
在宅医療における医師の役割

髙瀬義昌
医療法人社団至髙会 たかせクリニック 理事長

- ◆ 在宅医療は病院医療の代替ではなく，患者と家族の日常生活をサポートする医療である．
- ◆ 在宅医療開始時はポリファーマシー解消のための処方見直しが可能である．
- ◆ 療養空間の安定化のため，せん妄予防や感染症，骨折の予防など地域の医療者・介護者と連携し，幅広い視点でのリスク回避を行う．

在宅医療とは

　まず在宅医療とは何かを定義したい．在宅医療とは，広義には病院外で行う医療全般のことを指すが，狭義には，医師のほか，訪問看護師，薬剤師や理学療法士（リハビリ）などの医療関係者が，通院困難な患者宅を定期的に訪問して行う，計画的・継続的な医学管理，経過診療を指す．身体機能の低下や認知症などによりひとりで通院することが困難な患者と事前に契約を結び，在宅医療計画書を作成し，訪問のスケジュールを決めて患者の自宅や高齢者施設にて診察する．「訪問診療」と呼ばれるもので，医師が診療上必要があると判断したときに患者の自宅などに赴いて行う「往診」とは区別される．

　「訪問診療」は，診療報酬上は1986年にその概念が導入された．その後20年の時を経て，2006年に在宅で療養する患者のかかりつけ医として地域において24時間の連絡および往診体制をもつ「在宅療養支援診療所」が定義され，よりいっそう在宅医療が推進されることとなる．国は，急速に進む超高齢化に対する手立てとして，必要な医療，看護，介護サービスが適切なタイミングで包括的に提供されるよう，それらサービスをシステムとして提供する「地域包括ケアシステム」を構築し，可能な限り住み慣れた地域で自分らしい暮らしを人生の最期まで続けることができるような地域づくりを目指している．その中において，在宅医療が重要な役割を担うことはいうまでもない．

　高齢化に伴って増大し続ける医療費拡大の解決策のひとつとして，また超高齢社会の次に訪れる多死社会（**1**）[1]で発生する「看取り場所不足」解消のためにも，在宅医療は推進されている．2013年に134.7万床ある病床数は，なんら手立てを講じないままに高齢化を織り込むと2025年には152万床が必要となると推計される（**2**）[2]．しかし厚生労働省は，それを115～119万床まで絞り込み，その差分である30万人を在宅や高齢者施設に移行する方針を打ち出している．社会医療診療行為別統計（厚生労働省）によると，2015年時点で訪問診療を受ける患者は約70万人である．急激に増加する在宅療養患者をどのように地域で受け入れていくかは，喫緊の課題といえる．

1 出生数及び死亡数の将来推計

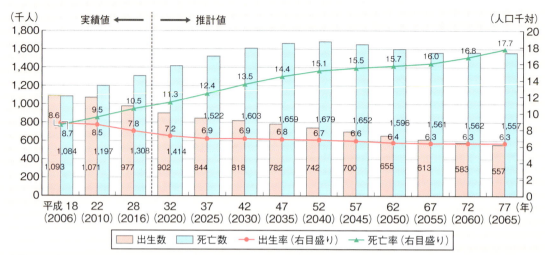

資料：2006年，2010年，2016年は厚生労働省「人口動態統計」による出生数及び死亡数（いずれも日本人）．2020年以降は国立社会保障・人口問題研究所「日本の将来推計人口（平成29年推計）」の出生中位・死亡中位仮定による推計結果（日本における外国人を含む）

（内閣府．平成30年版高齢社会白書（全体版）[1]）

2 2025年の医療機能別必要病床数の推計結果（全国ベースの積上げ）

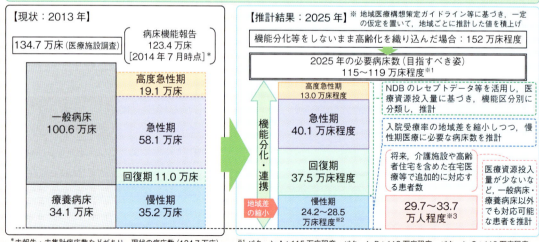

（医療・介護情報の活用による 改革の推進に関する専門調査会．第1次報告[2]）

在宅医療が開始されるプロセス

　前項にて在宅医療が推進される社会背景について述べたが，在宅医療を単に病院医療の代替と考えるのは適切ではない．在宅医療が開始されるプロセスには，大きく3つある．①入院患者が退院を機に在宅医療に移行するケース，②外来通院から在宅医療に移行するケース，③無治療だった患者が，家族の要望や行政によるアウトリーチ支援によって在宅医療を開始するケース，である．

　①のケースで代表的なものは，入院治療していた末期癌の患者が病院での積極的治療を中止し，自宅にて疼痛管理をしながら看取りまでの数週間〜数か月を在宅とする場合や，急性期の治療を終えて退院時期を迎えたが，その後の継続的な治療のための通院が困難との理由で在宅医療を開始する場合などである．②はかかりつけ医などに通院していたが，身体機能や認知機能の衰えにより通院が困難となり，訪問診療を開始する場合など，③は患者本人が受診を拒否しており，家族の求めによって訪問する場合や，医療的ケアが必要な認知症患者などに行政からの求めによって訪問する場合などがある．

　在宅医療と一言にいってもさまざまなケースがあり，その期間は数週間〜数か月のこともあれば，数年に及ぶこともある．病気や障がいを抱えながら住み慣れた地域ですごす患者と家族の日常生活をサポートするという視点を忘れてはならない．地域の訪問看護師，訪問薬剤師，理学療法士などリハビリテーションスタッフ，ケアマネジャー，介護士など多職種のスタッフが患者ごとに異なるメンバーでチームを構成して一人一人の患者のケアを継続していく．場合によっては一度も顔を合わせたことのないスタッフとコミュニケーションをとり共通の目標に向かって協働する必要がある．在宅医療は，医療よりも生活を重視するという視点をもとにした医療の原点に回帰するものでもあり，患者を中心にした新しい医療の形ともいえる．

ポリファーマシーへの対応

　2018年5月，厚生労働省は，「高齢者の医薬品適正使用の指針（総集編）について」[3]を公開した．高齢者に生じている薬物に関する問題を整理し，高齢者の薬物療法の適正化を目指すものである（**3**）．高齢者が多剤を服用していることの現状認識とそれに対する問題提起はこれまでもたびたびなされてきたが，このたび厚生労働省が検討会を発足して当指針を作成したことは，医療界に与える影響を思うと意義深い．

　高齢者は，加齢や疾病によって薬物の体内動態と薬力学的作用が変化することや，多疾病が併存することにより多剤を長期間にわたって服用することにより，薬物有害事象が生じやすくなる．単に多剤併用の状態であるということではなく，それに関連して患者に生じる害に着目したのがポリファーマシーの概念である．ある研究によると，5剤以上服用すると転倒リスクが上昇し，6剤以上服用すると有害事象の発生が増加するという[4]．服用剤数がひとつの目安となることは間違いない．しかし，数だけにこだわりすぎるのではなく，患者の状態や環境，家族や周囲のケアの体制など総合的な評価のもと，効果的な処方を心がけたい．

　ポリファーマシーとなる過程には，大きく2つが考えられている．一つは，多疾病により複数医療機関・診療科を受診し，それぞれから処方された結果多剤併用となるが，それによる薬物有害事象やアドヒアランス低下，誤薬などの問題点の評価をするチェックポイントがないもしくは機能しない場合である．もう一つは，ある症状に対してある薬が処方され，その薬による副作用に対して別の薬が処方されるといったことを繰り返す，いわゆる処方カスケードの状態である．それらを解消するため，厚生労働省は2015年に「患者のための薬局ビジョン」を策

3 薬剤起因性老年症候群と主な原因薬剤

症候	薬剤
ふらつき・転倒	降圧薬（特に中枢性降圧薬，α遮断薬，β遮断薬），睡眠薬，抗不安薬，抗うつ薬，てんかん治療薬，抗精神病薬（フェノチアジン系），パーキンソン病治療薬（抗コリン薬），抗ヒスタミン薬（H_2受容体拮抗薬含む），メマンチン
記憶障害	降圧薬（中枢性降圧薬，α遮断薬，β遮断薬），睡眠薬・抗不安薬（ベンゾジアゼピン），抗うつ薬（三環系），てんかん治療薬，抗精神病薬（フェノチアジン系），パーキンソン病治療薬，抗ヒスタミン薬（H_2受容体拮抗薬含む）
せん妄	パーキンソン病治療薬，睡眠薬，抗不安薬，抗うつ薬（三環系），抗ヒスタミン薬（H_2受容体拮抗薬含む），降圧薬（中枢性降圧薬，β遮断薬），ジギタリス，抗不整脈薬（リドカイン，メキシレチン），気管支拡張薬（テオフィリン，アミノフィリン），副腎皮質ステロイド
抑うつ	中枢性降圧薬，β遮断薬，抗ヒスタミン薬（H_2受容体拮抗薬含む），抗精神病薬，抗甲状腺薬，副腎皮質ステロイド
食欲低下	非ステロイド性抗炎症薬（NSAID），アスピリン，緩下剤，抗不安薬，抗精神病薬，パーキンソン病治療薬（抗コリン薬），選択的セロトニン再取り込み阻害薬（SSRI），コリンエステラーゼ阻害薬，ビスホスホネート，ビグアナイド
便秘	睡眠薬・抗不安薬（ベンゾジアゼピン），抗うつ薬（三環系），過活動膀胱治療薬（ムスカリン受容体拮抗薬），腸管鎮痙薬（アトロピン，ブチルスコポラミン），抗ヒスタミン薬（H_2受容体拮抗薬含む），αグルコシダーゼ阻害薬，抗精神病薬（フェノチアジン系），パーキンソン病治療薬（抗コリン薬）
排尿障害・尿失禁	抗うつ薬（三環系），過活動膀胱治療薬（ムスカリン受容体拮抗薬），腸管鎮痙薬（アトロピン，ブチルスコポラミン），抗ヒスタミン薬（H_2受容体拮抗薬含む），睡眠薬・抗不安薬（ベンゾジアゼピン），抗精神病薬（フェノチアジン系），トリヘキシフェニジル，α遮断薬，利尿薬

（厚生労働省．高齢者の医薬品適正使用の指針〈総集編〉について[3]より）

定した．その中で，「かかりつけ薬局・薬剤師」が定義され，その機能のひとつとして「服薬情報の一元的・継続的把握」が明確化されている．多剤・重複投与や相互作用の防止に向け，薬局・薬剤師が大きな役割を担うことは間違いないが，十分に機能しているというまでには至っていないのが現状であろう．

在宅医療を開始した時点は処方見直しのひとつのタイミングであるといえる．それまでかかっていた医療機関と処方されていた薬が在宅医によって一元管理されることとなる．改めてそれぞれの薬剤の過不足を評価し，適正化する必要がある．現在必要のない薬を飲んでいないか，有害事象を起こしやすい薬を飲んでいないか，用量は適切かといった評価を行う．有害事象を起こしやすい薬[1]の詳細については前述した「高齢者の医薬品適正使用の指針〈総集編〉について」（厚生労働省）にもあるが，「高齢者の安全な薬物療法ガイドライン2015」（日本老年医学会）[5]が役に立つ．加えて在宅医療の場合は，介護者の負担軽減も重要なポイントである．服薬数，服用回数は可能な限り減らす，飲みやすい（飲ませやすい）剤形にする，一包化する，といった配慮により，服薬アドヒアランスを維持することが可能となる．

せん妄の予防

在宅療養を継続するにあたって，本人および家族を悩ませるのがせん妄である．高齢であり，認知症や脳血管疾患の既往があるなど，在宅患者はすでに素因をもっていることが多い．それにさまざまな身体的変化や心理的ストレスなどが加わってせん妄状態となる（**4**）．介護負担が大きくなるのに加え，認知症が進行した，表情が豹変して暴力的になった，まったく活気がなくなってしまったなど，患者の急激な変化に戸惑い，ショックを受ける患者家族も少なくない．可能な限り予防的対応をすることと，起きてしまったときは本人への治療はもち

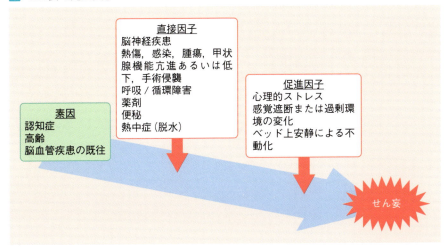

4 せん妄の発症因子

せん妄の直接因子には，薬剤や脱水など予防が可能なものもある．せん妄を生じやすい薬剤は避け，経口補水液を常備するよう指導する．さらに，感染症でもせん妄を生じることがあることに注意が必要である．肺炎の最初の症状がせん妄である場合がある．高齢者は肺炎になっても熱や咳，痰などの症状が出にくく対応が遅れがちである．せん妄が重要なサインとなることもあることに留意したい．

家族のケアと在宅療養空間の安定性

在宅医療の期間は数年に及ぶ場合があることは前述したとおりである．在宅療養継続が困難となる背景には本人の身体機能の低下や家族の負担，環境その他の事情があり，それらは複雑に絡み合うことが多い．したがって在宅医はできる限り療養空間を安定的に保つよう本人および家族に働きかけることが重要である．感染症や骨折などを避けるためのワクチン接種や骨粗鬆症治療，口腔ケアやフットケアの実施など他職種とも連携して幅広い視点でのリスク回避を試みる．在宅医は，患者と家族および多職種によって構成されるチームの一員として，患者が人生の終末期をできる限り穏やかに安心してすごせるよう，時にリーダーとなり，時にフォロワーとなってチームを支え続ける責務を担っている．

文献

1) 内閣府．平成30年版高齢社会白書（全体版）．
   https://www8.cao.go.jp/kourei/whitepaper/w-2018/html/zenbun/s1_1_1.html
2) 医療・介護情報の活用による改革の推進に関する専門調査会．第1次報告
   https://www.kantei.go.jp/jp/singi/shakaihoshoukaikaku/houkokusyo1.pdf
3) 厚生労働省．高齢者の医薬品適正使用の指針（総集編）について．平成30年5月29日．
4) Kojima T, et al. Polypharmacy as a risk for fall occurrence in geriatric outpatients. Geriatr Gerontol Int 2012；12：425-30.
5) 日本老年医学会編．高齢者の安全な薬物療法ガイドライン2015．日本老年医学会；2015．

われわれはどんな医者なのか？

在宅専門医とはどんな医者か
在宅医療の現状と求められること

佐々木淳

医療法人社団悠翔会 理事長

- ◆ 在宅医の役割は，①高齢者に最適化した医療を提供すること，②予防的な医学管理を通じて入院のリスクを最小化すること，③最後まで住み慣れた場所で生活が継続できるよう支援すること，である．
- ◆ 在宅医療の対象となる患者の多くは治らない病気や障害とともに人生の最終段階を生きている．病気の治癒ではなく，「安心できる生活」と「納得できる人生」が在宅医療のアウトカムである．
- ◆ 在宅医療は質量ともに不十分な状態にある．在宅医専門医は，地域全体の在宅医療力・看取り力を高めるため，地域のかかりつけ医と連携し，在宅医療の普及および質の向上に努めるべきである．

在宅医療の背景―日本社会の課題

日本はすでに超高齢社会である．人口の高齢化は，疾病構造の変化をもたらす．高齢者は脆弱かつ多疾患であり，その多くが老化に起因する慢性疾患である．医療への依存度は高まる一方であるが，医療へのアクセスは心身の機能低下に応じて制限される．また，医療による有害事象のリスクも高まる．この高齢者という人口集団は，従来の「成人」とは異なる枠で捉える必要がある．

実際，加齢に伴い1人あたりの医療費の支出は増加していく．そして高齢者医療費の大部分は入院医療費が占めている．しかし脆弱な高齢者の多くは入院関連機能障害で身体機能・認知機能を低下させ，再入院のリスクを高めている．

高齢者の救急搬送も増加しているが，とくに軽症〜中等症のケースの伸びが著しい．高齢者の救急要請は，社会的な要因によるものが少なくないが，救急外来でそこまでアセスメントすることは難しく，一時的な処置が終われば，高齢者は元の状況に戻される．

高齢化に伴い多死化も進む．がん患者数，がん死亡も増加が見込まれている．日本では，人生の最終段階を自宅で過ごすことを希望する人は過半数を超えるが，現状，約8割の方が病院で亡くなっている．今後，看取りの場所が不足することも予想されており，自宅や施設で看取りができる体制を整えていく必要がある．

急性期病院を中心とした従来の医療提供体制は，このような高齢者の真の医療ニーズに十分対応できていない現状がある．そこで2006年，在宅療養支援診療所が定義され，以後，地域医療資源の一つとして明確に位置づけられてきた．

在宅患者の特徴と在宅医療の目的

在宅医療（訪問診療）は通院困難な患者に対する継続的・計画的な診療サービスである．主治医は患者の自宅を定期的に訪問し，疾病治療

や症状緩和のみならず，総合的な健康管理，在宅療養生活の支援を行う．緊急時は24時間電話に対応し，必要があれば臨時で往診する．状況に応じて病院受診や入院を手配する．また，複数医療機関を受診する必要がある場合には，それぞれの治療内容を把握し，適切にコーディネートする．

多くの患者は何らかの回復困難な心身の機能障害をもち，人生の最終段階を生きている人もいる．在宅医療の目的は，治らない病気や障害があっても，安心できる生活，納得できる人生を送れるよう支援することである．最期まで自宅での生活が継続できれば，そこで，お看取りをさせていただくことになる．

「生活が継続できること」が，在宅医療を提供するための前提条件であるとともに，在宅医療の目的でもある．病院のように医療施設内でサービスを完結することはできない．地域の他法人・多職種と連携し，生活支援とリンクしながら，医療を提供していく．

決して，在宅医療の提供そのものを目的化しないように注意する．在宅医療や介護を含む，在宅サービスの大きな目的は，本人の残存機能を活用しながら，本人が選択した生活を，最期まで継続できるよう，支援していくことにある．在宅医療はそのための一つの手段にすぎない．在宅医療の仕事は，患者が「生きる」ことを支援するものであり，患者を「生かす」ことではない．在宅での「医学管理」に注力しすぎて，患者の生活を奪う，あるいは患者や家族を地域から孤立させてしまっては本末転倒である．「生きる」ためには，医学管理以前に，生きることの目的や目標，意味が必要である．本人や家族がそれを見出すことができてはじめて，本当の在宅療養支援ができるのだと思う．

医療者としての在宅医の役割

在宅医には，大きく分けて3つの役割が求められる．すなわち，①高齢者に最適化した医療を提供すること，②入院のリスクを最小化，予防的な医学管理を提供すること，②人生の最終段階の支援，である（以下，在宅療養支援の対象となる高齢者を在宅高齢者と表記する）．

高齢者に最適化した医療を提供すること

通常の医療は治癒や生存期間の延長を目的とする．しかし，在宅の場合，患者の疾患の多くは治癒が望めない．また人生の最終段階においては，生存期間よりも生命や生活の質が重視されることが多い．その人が何を大切にしているのか，本人の人生観や価値観に寄り添いながら，本人の望む生活が継続できるよう支援していくことになる．したがって医療の優先順位は相対的に低下していくことになる．

加齢に伴い，薬物の代謝機能を含む身体機能・認知機能・生活能力は低下していく．たくさんの病気を一つずつ丁寧に治療していくと，薬の数は際限なく増えていく．病気ごとに治療するのではなく，たくさんの病気とともに生きるその人を診る，という総合的なかかわりが求められる．心身の機能や予後に応じて，治療を個別にコーディネートしていく必要がある．

また，主たるリスク要因も，過栄養・動脈硬化・メタボリック症候群から低栄養・サルコペニア・フレイルへと変化していく．生活習慣病の治療の重要性は相対的に低下していく一方で，低血圧や低血糖による有害事象のリスクは高まる．どこで，治療や生活を切り替えていくのか，「ギアチェンジ」のタイミングを意識しながら，患者・家族と合意点を探ることも重要になる．

最適化を阻む最大の要因は臓器別専門診療である．これはポリファーマシーや処方カスケードの原因にもなる．「ギアチェンジ」のタイミングで，主治医を1人決めるべきであろう．疾患ごとに治療の優先順位とその内容を検証し，身体機能，認知機能，生活能力に応じて処方

最適化，一本化する必要がある．また，そのタイミングにおいては，将来的に通院困難になるということを視野にいれておくべきである．したがって，主治医は在宅医療に対応できる必要がある．

また，特に認知症治療に対する適切な知識と対応能力が求められる．在宅医療で引き継いだ時点で，認知症の診断がついていることが多いが，原因疾患の診断が必ずしも正しいケースばかりではない．薬剤性せん妄などにより本来の知的機能が過小評価されているケースも少なくない．在宅で臨床診断を行い，処方調整ができることも必要になる．

入院のリスクを最小化，予防的な医学管理を提供すること

家族や介護者から「何かの時は入院できたら安心」といわれることがよくある．確かに病状が不安定となり，在宅生活の継続が困難であれば，一時的に入院するという選択肢はあってしかるべきであろう．しかし，在宅療養支援をしていると，入院によって病気は治ったが，生活が失われた，というケースをしばしば経験する．在宅高齢者にとっては，入院そのものがリスクになりうるということも理解しておくべきである．

入院による身体機能・認知機能の低下は入院関連機能障害といわれる．要因は大きく分けて2つある．リロケーションダメージと廃用症候群である．フレイルの高齢者にとって，環境変化は心身ともにダメージが大きい．また食事制限がベッド上安静などによる急速な低栄養・廃用症候群の進行が，要介護度を悪化させる．

当院では在宅高齢者の緊急入院の統計を継続的にとっているが，その原因疾患としては，肺炎と骨折がおおむね50％を占めている[1]．肺炎で入院した在宅高齢者は経過中に約30％が死亡し，退院できたケースは，要介護度が平均1.74悪化している．骨折で入院したケースも合併症で約5％が死亡し，退院できたケースは，要介護度が平均1.52悪化する．命を守るために，入院は必要不可欠な選択肢である．しかし「入院できれば安心」というのは必ずしも事実ではない．

入院が必要な事態がなるべく生じないよう，予防医学的な支援が重要になる．

■一次予防

肺炎や骨折の発症のリスクを下げるために必要なのは，栄養ケアである．在宅高齢者は一般に低栄養，サルコペニア，フレイルの割合が高い．特に，肺炎や骨折で入院した高齢者に関しては，その割合はさらに高くなっている．肺炎や骨折のみならず，在宅でよく遭遇する疾患や病態の多くが，この共通の「根」に起因する．栄養ケアとリハビリテーションに対する適切な知識が必要になる．

肺炎を防ぐための食形態の制限，骨折を防ぐための活動制限という短絡的な選択は，患者のQOLを阻害するのみならず，摂食機能・身体機能の低下という別のリスクを選択していることに気がつく必要がある．誤嚥性肺炎も，実際には誤嚥だけで起こるわけではない．低栄養やサルコペニア，フレイルが基本的な要因であると考えるべきである．安易なトロミや食止め，食形態を落とすことは逆にリスクを高めることもあり，注意が必要である．

また食事＝栄養ケアではない．在宅医療のゴールは，あくまで「生活の継続」である．栄養が摂れることは重要だが，それ以前に食事を美味しく楽しめることが大切なことである．医療者の多くは，簡単に食事を制限したり禁止したりするが，生活における「食」の重要性はきわめて大きい．食べさせられない理由を探すのではなく，どうすれば食べられるのかを一緒に考える，というスタンスをもちたい．近年では，歯科医師や歯科衛生士，言語聴覚士，管理栄養士らと連携しながら，食支援に力を入れている在宅医療機関も増えてきている．

■二次予防

特に高齢者の肺炎などの感染症は，症状がわかりにくく，発見が遅れる傾向にある．低酸素血症や摂食障害など症状が顕在化してからだと，入院以外の治療管理が難しくなる．しかし，早期に発見できれば，内服抗菌薬で治癒ができるかもしれない．

早期発見・早期治療につなげるためのポイントは3つある．
① 患者ごとの生じうるリスクと，増悪時の症状についての事前の情報共有
② 「いつもと違う」「なにかおかしい」を察知できる家族・介護者の観察力
③ 家族や介護者が気軽に連絡できるフラットさ，そしてその報告に対する真摯な対応

早期発見できた場合，どこまで在宅で治療すべきか，療養環境，患者自身や家族の意向による．もちろん在宅での治療に固執すべきではない．看取りが前提でないのであれば，適切な入院のタイミングを逃さないように注意する．ただし，入院を選択するかどうかは，医学的適応のみならず，本人の意向，QOL，家族や介護者の意向や療養環境など周囲の状況も含めて，十分に検討することが大切である．

ただし，在宅高齢者の発熱は必ずしも細菌感染症とは限らない．安易に抗菌薬を投与せず，しっかりとシステムレビューを行い，鑑別診断を進める．在宅高齢者は予備能が乏しく，迅速に治療を開始したいが，抗菌薬を投与して安心というわけではない．深部静脈血栓症や偽痛風，結核などによる発熱の可能性も考慮する必要もある．細菌感染症として抗菌薬の投与を開始する場合には，起因菌を想定し，患者のコンプライアンスも考慮したうえで，最適な抗菌薬と投与ルートを選択する．また，感染が疑われる部位より培養検体を採取するとともに，可能な限り血液培養を実施する．

進行した認知症患者など，人生の最終段階においては，積極的な抗菌薬による治療がQOLを低下させるという報告もある[2]．治療の開始にあたっては，医学的適応のみならず，本人の意向，周囲の状況，そして治療によってQOLが改善するかという点も十分に考慮する必要がある[3]．

■三次予防

「入院できたので安心」と考えるべきではない．確かに命を守れる可能性は高くなるが，フレイルの高齢者は10日間の入院で7年分の筋肉を失う．入院関連機能障害の影響を最小化するためにも，1日でもはやく退院できるよう，入院時に病院の医療スタッフと退院目標を共有するとともに，在宅復帰の準備を同時進行で進めていく必要がある．

入院時カンファレンスの開催が理想的だが，現実にはなかなか難しい．診療情報提供書にしっかりと入院の目的と退院の目安を記載するとともに，可能であれば口頭での申し送りも行う．

人生の最終段階の支援─看取り援助

在宅患者は高齢者のみならず，人生の最終段階を生きている人が多い．いかなる医療をもっても，近い将来，人生が終わるという運命を変えることができないのであれば，医学的な模範解答よりも，その人の価値観を優先すべきかもしれない．最期の時間を納得して生き切り，穏やかな看取りを実現するためには，3つのポイントがあると考える．

■人生の最終段階にあるという共通認識をもつこと

積極的な治療をしても治癒は不可能で，残された時間が長くならないことを受容できていること．この受容のプロセスは容易ではない．老年症候群であれば自然に，ということもあるが，悪性疾患や難病などの場合にはそうではない．しかし，受容ができていなければ，穏やかに最期まで過ごす，ということは難しい．救急搬送するケースなどは，ここが不十分であるこ

■それは生活や人生を諦めることではない、ということ

「治らない＝人生の終わり」ではない．生活や人生はそこから先に続く．残された時間を自分らしく生きていくために，前向きな目標をもって過ごせるように支援できることを伝えていく．

■支持療法・緩和医療が十分に提供できること

自宅で苦痛のない時間が保障されること．医療にできることは，経過中のトラブルへの対応および苦痛の緩和に絞り込まれていく．療養支援の主役はケアが中心になる．医療に依存させるのは容易だが，穏やかな最期を迎えるうえではこれが障害になることも少なくない．重要なのは，運命を受け入れたうえで，それでも前向きに生きられる，そんな支援が提供できることである．スピリチュアルケア・援助的コミュニケーションのスキルが求められる．

地域の中での在宅専門医の位置づけ

患者にとって，最も幸せなのは，これまでの「かかりつけ医」が，最期まで診療を継続してくれることであろう．しかし，在宅医療に対応できるかかりつけ医は多くはない．したがって，患者が通院困難になると，在宅専門医が主治医を引き継ぐことが一般的だが，これが理想的な地域医療の役割分担であるとは思えない．患者の利益を考えるのであれば，やはりかかりつけ医は在宅医療に参加すべきである．

かかりつけ医の多くは，ソロプラクティスの開業医である．地域によっては開業医の高齢化も進んでおり，24時間対応を求められる在宅医療において持続可能な診療体制を作ることは容易ではない．そこで，在宅専門医が地域のかかりつけ医と連携することで，かかりつけ医が在宅医療に積極的に参加しうる状況を作り出すことはできないだろうか．すなわち，かかりつけ医の対応能力を超えるケースについて主治医を引継ぎ，かかりつけ医が対応できない時間帯の緊急対応をバックアップする．在宅専門医が地域の在宅医療のセイフティネットとして機能することで，かかりつけ医も無理なく在宅医療を提供でき，より多くの患者が，最期まで安心してこれまでのかかりつけ医の診療を受けることができる．三重県四日市市などでは，このような連携が成功しており，地域全体の看取り率のアップにもつながっている．当法人でも地域のかかりつけ医の休日夜間対応を一元的に支援することで，地域のかかりつけ医の在宅患者数や在宅看取りの大幅な増加に貢献できている．

おわりに

超高齢社会において，かかりつけ医に期待される役割は大きくなっていく．しかし，かかりつけ医が地域医療の中で効果的に機能していくためには，自分の患者，ではなく，地域の患者を地域全体で診る，という視点も求められると思う．在宅専門医とかかりつけ医の連携は，そんな枠組みづくりの重要な起点になるはずだ．

文献

1) 佐々木 淳，林 裕子．緊急入院させないための在宅リハビリテーション栄養．Medical Alliance 2015；1：71-7．
2) Givens JL, et al. L. Survival and comfort after treatment of pneumonia in advanced dementia. Arch Intern Med 2010；170：1102-7．
3) Jonsen AR, et al. 臨床倫理学．赤林朗ほか訳．新興医学出版社：1997．p.215．

われわれはどんな医者なのか？

家庭医療専門医とはどんな医者か
都市型病院家庭医としての歩みと現状

平山陽子
東京ほくと医療生活協同組合王子生協病院

- 家庭医になるまえに：地域で患者のライフヒストリーを聴こう，同じ志をもつ仲間をつくろう．
- 家庭医の働く場：地域密着型病院の病棟診療（地域包括ケア，緩和ケア，総合診療病棟）で多職種と連携を取りながら働くことも選択肢の一つである．
- 家庭医の果たす役割：10年目を超えると管理者の視点，育てる視点が求められる．同僚や後輩，多職種がやりがいをもって働けるように力を割こう．
- 生活者の視点をもつ：コミュニティの一員として，保育園や小学校でのつながりを大切に，子ども食堂など地域のリソースを存分に利用しよう．
- 学び続けるために：研究に費やす時間を確保しよう．一人で学べないときは学習コミュニティ（オンラインや実際の集まり）に参加しよう．

家庭医療専門医になるまでの私のストーリー

まず，家庭医を志した経緯であるが，私は幼いころから身体が弱く，肺炎，虫垂炎，扁桃腺摘除などで繰り返し入院していた．子どものころから何かあれば地元の高齢の開業医の所にまず行き，治療をしてもらっていたことをよく覚えている．そのドクターは私の身体のことだけでなく，学校は楽しいか，将来は何になりたいかなど興味をもって尋ねてくれた．患者としてだけでなく，一人の人間として接してくれていたのだと今になって思う．このドクターが私の医師像の原点になっている．小学生のころから将来の夢は「お医者さん」であった．

多感な高校時代に，湾岸戦争が勃発し，多くの難民が苦しい生活を強いられていることを知り，難民医療をやりたいと思うようになった．日本は豊かであり，困っている人は多くないと思っていたのだ．

ところが大学に入学した直後，初めて医学生として医療の現場を体験し，衝撃を受けた．東京都北区にある桐ヶ丘団地診療所の往診に同行したのだが，団地の5階に住む60歳台の脳卒中の男性患者が退院後一度も外出ができず（その当時は介護保険もなく，その団地にはエレベーターがなかった），暗い部屋で寂しそうに生活している姿に「ここにも難民がいる」と感じた．このような人達のための医療をやろうと決意をした．大学生活は部活動の軟式テニスに明け暮れたが，大学病院では目指す医師像に出会うことができなかった．

私は，大学3年生のころから近隣の大学の地域医療に興味のある医学生と在宅患者の自宅を訪ね，回想法を用いてお話を聞くサークル活動を行っていた[1]．この活動を通じて学んだことは多くあるが，最も学んだのは医療を受けることは患者の人生のストーリーのごく一場面にすぎないこと，一人の患者の背景に多くの歴史があることである．男性患者からは多くの友人を

亡くした従軍体験や若いころの仕事の話，女性患者からは東京大空襲などの戦時中の話や戦後物がない中で苦労した子育ての話をうかがった．そのような話を患者が医師にしてくれることは実は少ないが，何もわからない医学生だからこそそこに耳を傾けることができた．

この活動を通じて勉強会に来てくれた藤沼康樹先生（現：医療福祉生協連家庭医療学開発センター長）に出会ったのが私の家庭医療との出会いである．家庭医は日本にはないが多くの国で当たり前になっている専門医であり，患者を文脈の中で理解し，病院と患者の生活のハブ的役割を担っている医師とのことであった．「あなたの専門医（I am specialized in you.）」は，まさに私が求めていた医師像を言い当てており，家庭医になろうと決意をした．

そして1999年，川崎医科大学で開かれた「学生・研修医のための家庭医療学夏期セミナー」に参加し（この頃は学生の参加は20～30人程度で指導医の参加のほうが多かった），同じ道を志す医学生や研修医，津田司先生，伴信太郎先生，佐野潔先生，大滝純司先生など多くのロールモデルに出会い，夜を徹して夢を語り合ったことは忘れられない．最終的に藤沼先生のもと，東京ほくと医療生協・王子生協病院で2001年初期研修をスタートした．

初期研修必須化の前であり，家庭医療後期研修も始まっていなかったが，2年間はスーパーローテートに準じて救急，精神，外科，産婦人科，小児科を学び，4年目は診療所で1年間過ごした．私の入職した年には，4人の家庭医を志す初期研修医が集まっており（ 1 ），藤沼先生がイギリスのDundee大学の医学教育フェローで学びながら4人を相手に「省察的振り返り」「SEA（significant event analysis）」「ポートフォリオ」など今では当たり前となっている教育実践を実験的に行っていた．まさに家庭医療研修の黎明期に藤沼先生に教わることができたこと，（今では働く場所が変わってしまった

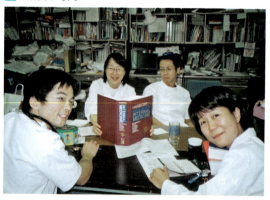

1 研修医時代

が）家庭医として第一線で働いている同期の仲間がいることは私にとって一生の宝である．

2005年から旧日本プライマリ・ケア学会の専門医試験が始まり，私は2年目の受験生としてプライマリ・ケア専門医に認定された．2010年に三学会が合併しプライマリ・ケア連合学会になった後は家庭医療専門医に名前が変更された．2007年以降は王子生協病院に戻り女性医師復帰支援プログラム「カトレア」のプログラムディレクター，2010年度より病院の診療部長に就任，2016年度より地域包括ケア病棟の病棟医長として働いている．

診療の場と代表的な症例

私が現在働いている王子生協病院は東京23区で最も高齢化が進んだ北区にある159床の病院で，4つの病棟は急性期・回復期リハ，緩和ケア，地域包括ケアに分かれている．わたしは地域包括ケア病棟で医長を務めている．そのほかにも病院家庭医外来，訪問診療，診療所外来，教育研究活動，管理業務，委員会活動などさまざまな場で働いている．家庭医療専門医に行った実態調査[2]によると43.7％が病棟診療に携わっているとのこと．家庭医療専門医の多くが診療所ではなく病棟医療にかかわっているというのは日本の特徴かもしれない．

2 現在の医師としての仕事の内訳

地域包括ケア病棟	40%
病院外来（家庭医外来）	20%
訪問診療	10%
診療所外来	10%
その他：教育活動，地域活動，管理業務，委員会活動など	20%

現在の医師としての仕事の内訳は 2 のようになる．

地域包括ケア病棟にて

地域包括ケア病棟の役割は2つある「急性期治療を終えた患者の退院に向けての在宅調整の場」「地域で暮らす在宅患者のバックアップベッド」である．急性期治療を終えても自宅に帰れない患者の多くは認知症に加えさまざまな疾患を抱え，また家族の介護力の不足や経済的困難など社会的問題が複雑に絡み合っていることが多い．このような患者とかかわることは家庭医療専門医以外にとってはストレスとなるかもしれない．しかし家庭医療専門医はこのような患者に対応する枠組み（BPS〈生物心理社会〉モデルや未分化で多様かつ複雑な健康問題へのアプローチ）をもっており，このような患者への対応こそが家庭医としての専門性をいかせる機会であると考えている．実際は，大きな方向性を主治医である医師が示しつつ，実際の問題解決は多職種の力を借りることが多いと感じている．代表的な症例を以下に示す．

■症例1：80台男性

1年前から急速に進行する認知症状（幻覚妄想を伴う）があり，地域包括支援センターの紹介にて精神科医師の往診を受け，DLBD（レビー小体型認知症）の診断にて治療を開始されていたが，次第に食事量が減り，発熱，呼吸状態悪化にて地域の基幹病院に救急搬送，誤嚥性肺炎の診断で治療を行い，肺炎は改善．その後も高度の嚥下障害にて食事摂取が進まず，廃用による歩行困難も進行したため入院1か月後に当院地域包括ケア病棟に転院となった．

転院後，嚥下造影を行い，咽頭に大量の残留を伴う高度の嚥下障害があることが判明．しかし本人の経口摂取への強い希望があり，言語聴覚士の提案にて完全側臥位による嚥下訓練を続けていた．しかし，その後も発熱，誤嚥性肺炎を繰り返したため，家族と相談のうえ，胃ろう造設を行なった．家族は精神疾患のある息子さんが1人で，日中は仕事で不在であることから自宅での介護力は不足していることが考えられた．退院支援看護師の介入にて退院後は他県に住む兄弟の支援が受けられる特別養護老人ホームに入所することが決まった．

外来にて

各科に分かれている病院では家庭医は「内科」として外来を行うことが多いが，当院では数年前から病院における「家庭医外来」を行っている．イメージは病院の中における「診療所外来」である．内科の枠を越えて，傷の処置やメンタルヘルス，予防医学的なアプローチも行っている．最大の特色は家庭医療に理解のある看護師の配置である．診察前後で看護師の介入があるため，認知症や多疾患を抱えた患者などにきめ細かい対応ができるようになった．代表的な症例を以下に示す．

■症例2：70台女性

糖尿病，アルツハイマー型認知症にて外来通院中．以前より夫からの暴力を受けており，認知症の進行に伴い暴力がエスカレートしていた．体重も減ってきたことから緊急避難的に地域包括ケア病棟に入院し，入院中に地域包括支援センター職員，区の高齢者虐待の相談員，MSW，息子，娘とカンファレンスを開き現状を共有．日中は娘の見守りやデイケアの利用，夜間は息子の見守りにて夫と過ごす時間をなくし，暴力を受けやすい環境を変えることになった．退院後は昼夜逆転などBPSD（認知症の行

動・心理症状）が悪化し家族の負担が増したことから精神科にもコンサルトし，眠剤の投与などで夜間は寝られるようになったが，向精神薬によるADL低下，褥瘡が出現．家庭医外来では毎回褥瘡の処置，治療法の指導を家族に行い，介護用ベッド，マットの導入を行い褥瘡は次第に改善している．

訪問診療にて

研修医時代から一貫して訪問診療に携わっている．現在は週1回であるが，北区内を中心に7，8件の患者を往診している．長年外来で診療を担当した患者が脳卒中の発症を契機に寝たきりとなり，退院後在宅診療に移行することも増えてきた．癌になり，在宅で看取った症例もある．外来，入院，訪問診療を継続して行い，最後まで主治医としてかかわることができるのは病院家庭医ならではの強みであろう．家庭医療専門医の継続診療の一環として，患者の生活環境をつぶさにみることができるまたとない機会として，継続して訪問診療を行うことをぜひ進めたい．思い出の症例を以下に示す．

■症例3：89歳男性

80台半ばに細菌性髄膜炎となり王子生協病院に入院．主治医を担当した．高度の意識障害から，抗菌薬投与にて回復し，リハビリテーションを行って独歩で退院した．後遺症もなく，数年間元気に外来通院をしていたが，ある日の外来で自筆で書いた手紙を持参した．「私が万一倒れても手当てをしないでください」とあった．どういうことか尋ねると「先生に助けてもらって数年間生かしてもらったが，だんだんと年を取り体にも不自由なところが増えた．この次倒れたときは入院せず，点滴もしないでほしい．自然に寿命を全うしたい」とのことであった．一緒に来院していた妻も「それでよい」とのことであった．カルテに，その手紙とともに患者の意向を記しておいた．その1年後，自宅で起き上がれず発語もないとの訴えがあり臨時で往診．失語，右上下肢麻痺を認め脳梗塞が疑われた．妻が，「ああいっていたので，入院せずに自宅で看取りたい」との希望があったため，入院とせず，訪問診療を導入した．点滴も希望がなく行わなかった．おかゆやとろみの付いた水分を妻や娘さんの介助で数口摂取しながら，約1か月の経過で次第に衰弱し，自宅で亡くなった．

診療所外来にて

週に1回，王子生協病院から程近い足立区の鹿浜診療所にて外来を行っている．再開発された大規模マンションが近隣にあり，子育て世代が多く訪れる診療所で赤ちゃんからお年寄りまですべての健康問題に接することができる家庭医として原点に戻れる場所である．外来診療では自分が2歳，7歳の子育て中のこともあって自然に子育て支援の視点で母親と話すようになった．よくある症例を以下に示す．

■症例4：10か月女児

乳児健診にて来院．両親とも韓国の方で日本語が十分でないため日本語がわかる友人が同席している．離乳食は順調に進んでいるが，最近便が硬く，排便時苦しそうにみえて心配とのこと．完全母乳で育てているが，体重の伸びが悪く，夜も授乳で何度も起きるのがつらくミルクに変えようと思っているとのことであった．

便秘は離乳食への移行期によく起こる現象であり，繊維の多い野菜や果汁など摂取するよう話す．また，母乳のメリット（子供にとっては将来の生活習慣病や肥満の予防になること，母親にとっても糖尿病や乳癌の予防効果があること）を話し，WHOが推進している2歳までの母乳育児を勧めた．体重増加は正常範囲内であり心配ないが，外国での子育てによる不安が強いため，何かあれば気軽に診療所を利用してほしいと話した．

3 「なんでも相談会」

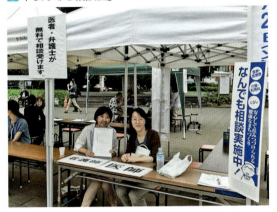

地域にて

　家庭医の重要な活動の一つとして地域での活動がある．私が行っているのは医師会のもの忘れ相談医としての活動，医療生協の班会活動への講師としての参加（最近は「事前指示書」を普及する活動に力を入れている），街頭での「なんでも相談会」(3)への参加などである．2017年度，王子生協病院はHPHに加盟をした．2018年度はこの活動に力を入れ，地域の医療介護機関や行政と連携しながら予防医療や地域の健康増進活動を行っていきたいと考えている．

果たしている役割

病院管理者として

　診療部長として，病院医療が適切に行われているかチェックすることが私の役割であり，特にパート医師による診療が多く行われている外来において，気になる症例や画像，検査値の異常などがあれば私に連絡が来るため，必要に応じて患者の呼び出しをして対応している．クレームやちょっとしたトラブルは完全になくすことはできないが，管理者として真摯に話を聞くことで，怒りを収めてくれたり，納得してもらえることが多い．

　また，常勤医師がモチベーションを保って心身ともに健康で働いてくれるようサポートすることも重要な役割で，年2回以上は，個人面談を行ってその年の目標を一緒に決めたり，今後のキャリアについて相談に乗っている．女性医師が常勤医師の過半数（7人/12人中）を超える当院では，妊娠（あるいは不妊治療），出産，育児休暇後の復帰などはライフサイクル上当然直面する問題であり，自分自身の経験もふまえてアドバイスを行っている．最近では，子育てに積極的に参加して育児休暇を取る男性医師も多くなっており，女性だけの問題ではないと感じている．近年の「働き方改革」の流れは医師も無縁ではなく，より働きやすい病院をめざし話し合いを進めている．

　一方で，最も苦手な分野は経営面で，月2回の管理会議に出席し病院の経営方針について話し合っているが，なかなか積極的にかかわることができないでいる．決算書の読み方や診療報酬の知識など管理者として最低限必要な知識であると思うがまだ不足しており，これからの課題である．

多職種連携の一員として

　現在，「褥瘡委員会」「地域包括ケア病棟運営会議」「HPH推進委員会」「倫理委員会」「外来部門会議」など多職種で作る委員会のメンバーになっている．「多職種が主役であり医師はそれをサポートする」という姿勢で参加している．

教育者として

　教育に携わることは家庭医療専門医の重要な仕事である．私の所属する東京ほくと医療生協では初期研修，「カトレア」などの家庭医療専

Key words
HPH
　health promotion hospital．WHOが行っている病院が地域の健康増進の場として活動することを目的としたネットワーク．

門医後期研修プログラム（日本プライマリ・ケア連合学会のVer.2.0）に加え「リ・スタートプログラム」という，ブランクのある医師の復帰支援を働きながら行うプログラムをもっている．この数年でこのプログラムで2人の女性医師が現場に戻り，今も学びながら働いている．現在も子育て中の女性医師2人がこのプログラムで外来診療を学んでいる．外来や病棟で出会う臨床的疑問に対してフィードバックをすることは当然であるが，キャリア形成や家庭と仕事の両立など，メンターとしての役割も意識しながらかかわっている．

研究者として

私は2011年より慈恵会医科大学の臨床疫学研究室の社会人大学院に所属し臨床研究を行っている．テーマは「終末期医療に対する市民の意識」「事前指示書」である．この7年間で質的研究，量的研究をひとつずつ行い一つは論文化することができたが，もう一つはなかなか取り組む時間がなくまだ投稿に至っていない．臨床で多くの患者をみながら，また子育てをしながら研究を継続することは至難の技といわざるをえない．月1日でも研究日をとり，じっくり腰を据えて研究を行うことの必要性を感じており，プライマリ・ケア領域での研究をより充実させるためには職場の理解に加え，個人の努力に頼らない何らかの制度が必要だろう．

地域の生活者の一員として

私自身は王子生協病院の医療圏（徒歩15分以内）に住み，子どもの保育園も学校もこの地域にある．ケアの担い手であると同時に受け手でもあり，自分の子どもを育ててみると，地域の子育て家庭の抱える問題（外国人家庭，ワンオペ育児，保育園以外の支援のなさ），交通の安全性，バリアフリーかどうか，などがリアルにみえてくる．東京都北区は23区内で最も高齢化が進んだ地域であり，団地を中心に独居で家族や地域とのつながりも希薄な高齢者が多くいる地域である[3]．認知症患者も年々増えており，見守りや居場所づくり（オレンジカフェなど）の取り組みも始まっている．私は保育園の父母とのつながりをもち，子ども食堂に参加することで地域の生活者としての時間を大切にしている．仕事，家庭以外の「第3の場所」をもつことが人生を豊かにし，長く働き続けるためにも大切だと考えている（4）．

4 地域の生活者の一員として

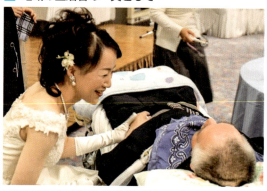

2006年地元で行った結婚式にはレスピレーターを付けた在宅患者さんも来てくれた．

社会に発信する

昨年から日本専門医機構による専門医研修が始まったが，総合診療領域においてはプログラムの整備，申請において少なからぬ混乱がみられ，現在もそれが続いている．家庭療専門医の後進育成や，この国の医療の将来を考えたとき，現在の状況は由々しき事態である．家庭医

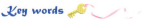

ワンオペ育児
片方の親が単身赴任や長時間勤務で不在のため，家事・育児をもう片方の親（多くは母親）が一人でこなさねばならない状況を指す．

オレンジカフェ
別名認知症カフェ．認知症の患者やその家族，認知症サポーターなどの地域住民，医療福祉関係者が誰でも参加できる集いの場．全国の地域包括支援センターが中心になりさまざまな場所で定期的に開催されている．

療専門医の一員として，この問題を仕方がないとあきらめるのではなく，FacebookなどのSNSや新聞投稿，インターネットメディアなどを通じて社会に訴えてきた．社会的な不公正に対して必要あれば専門職として社会に発信することは医師の役割の一つだと考えている．

家庭医療専門医として生涯学び続けるために

　卒後10年を越えると，「指導医」「上級医」という立場になり，フィードバックを受けるチャンスは年々少なくなる．出産後は子育てに追われ自宅でじっくり文献を読む時間はほとんどなくなった．このため，日々の診療の中で出会った臨床的疑問はそのままにせず，教科書や"UpToDate®"，"DynaMed™"などでできるだけ「その場で」調べるようにしている．また，同僚や後輩に「これってどうだっけ？」と率直に相談することも重要で，上級医がそのような姿勢をみせることが後輩にとっても相談しやすい，聞きやすい雰囲気を作る．

　院内には病棟回診，PCCM (patient-centerd clinical method)を用いたカンファレンス，死亡症例カンファレンスなど多くのカンファレンスがあり，時間がなくともそういった場になるべく参加し続けることが重要であると感じている．

　家庭医療専門医部会では生涯教育のためのコミュニティをFacebookグループで運営しており，現在「診療所コミュニティ」「管理者コミュニティ」「病院家庭医コミュニティ」「カモミール」（子育てなどの事情でフルタイム勤務が難しい人のためのコミュニティ）の4つがある．ソロプラクティスや非常勤で身近に学び合う仲間がいない場合はこのような「ゆるいつながり」のなかで学び続けることも可能である．

　2018年度からは王子生協病院において月に1回「ベテラン，中堅医師を対象とした外来診療ブラッシュアップ講座」を行うこととなり，法人内外の10年目以上の医師に呼びかけている．これまでなかったベテラン医師の学ぶ場，振り返りの場を提供しようという試みで，ヤブ化，マンネリ化を防ぐ目的がある．

おわりに

　家庭医を目指した自分の出発点から，医師18年目となった現在行っていることについて「診療の場」と，「果たす役割」の2つの視点からありのままを書かせていただいた．課題が山積であり完成形とは言い難いが一人の家庭医療専門医の等身大の姿である．仕事，家庭，地域どの場においても「コミュニティの中に身をおくこと」「コミュニケーションを重視すること」「脇役に徹し周囲をサポートすること」を意識して活動している．

　75歳まで働くことを目標としているが，そうするとまだまだ医師人生の3分の1を過ぎた程度である．今後もこの仕事を楽しみながら学び続けていきたいと思っている．

文献

1) 平山陽子ほか．地域医療に関する教育—すべての医系学生に勧めたい在宅患者訪問実習．医学教育 2000；31：313-4.
2) 日本プライマリ・ケア連合学会専門医部会運営委員会アンケート班ほか．家庭医療専門医の活動に関する実態調査．日本プライマリ・ケア連合学会誌 2016；39：243-9.
3) 菅原麻衣子ほか．東京都北区全域における町丁目別にみた高齢者の生活の安定性と地域的課題．日本建築学会計画系論文集 2014；79：1523-30.

われわれはどんな医者なのか？

家庭医療専門医とはどんな医者か
地域全体の調和を目指して

井階友貴
福井大学医学部地域プライマリケア講座
高浜町国民健康保険和田診療所

- ◆ 家庭医療専門医として，1事例から物事の源流・上流へと思考を向ける能力が重要である．
- ◆ 家庭医療専門医として，自分の置かれた立場に合わせてケアを提供できる能力が重要である．
- ◆ 家庭医療専門医として，医療と生活，研究と実地等の架け橋役となれる能力が重要である．
- ◆ 以上は，総合診療の現場や地域全体での「調和（harmony）を生む」ものである．

　日本プライマリ・ケア連合学会の認定家庭医療専門医になって7年弱の時点で，本稿を執筆している．町医者に憧れて医学部を目指した高校時代，クラブ活動に明け暮れた学生時代，町医者への憧れをもちつつも内科医を目指した研修医時代，病院内から地域を診ることの難しさに気づいた内科専攻医時代，地域全体の医療課題に気づいた後期研修時代，医療の切り口の限界に気づいた教員時代・・・目指す医師像や力を入れる活動は毎年躍動的に変化しており，卒後13年にもなって腰が浮ついているのは恥ずかしい限りだが，今回せっかくこのような機会を頂戴したので，これまでに感じてきた地域における家庭医療専門医としての役割と特性について振り返ってみたいと思う．

視点の方向性—源流・上流へ

　福井県最西端の高浜町は，人口1万と500人，アジアで初めてビーチの国際認証「ブルーフラッグ」を取得した，8kmつづく白砂青松の浜が自慢の小さな町である．10年前に高浜町に赴任して以来，診療，研究，地域社会活動の基盤はずっと高浜町であり，家庭医療専門医としての私はここで誕生し，育まれた．

　それまで中核病院の医療しかみてこなかった自分であったが，高浜町に赴任して，生物学的なアプローチだけでは解決できない問題がいかに多いか，今までの病院での医療がいかに患者の一部分への対応でしかなかったかを痛感したときの衝撃は，今でも鮮明に記憶している．家庭医療専門医の視点として，患者中心の医療，家族志向のケア，地域志向のケアの3つがよくあげられるとおり，分子生物学的な追究という医師の本分を忘れることなく，同時に全人的視点，家族への視線，地域への姿勢を研ぎ澄ませる医師が，家庭医療専門医なのであろう（[1]）．またそれは言い換えると，目の前の一人の患者の問題点に接した際に，なぜこのような問題がこの患者に発生してしまうのか，その原因を上流にたどるような視点とも共通する部分が多い．これは，患者中心の医療の方法の中で患者背景（コンテクスト）を配慮する考えでもあり，公衆衛生学，特に社会疫学分野の源流をたどるような考察でもある．

　私も福井県高浜町において，患者やその家族がなかなかこちらの療養に関する意見に理解を示さないこと，医療専門職に任せっきりで自分

1 視点の方向性－源流・上流へ

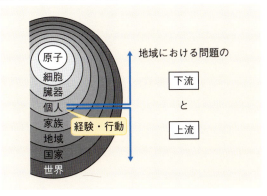

たちは何も動こうとしないこと，医学教育にその必要性を感じてもらえないことなどを経験した．そして，それらの上流には住民の医療への関心の低さや地域そのものに対する主体性の欠如といった問題があることを地域医療ワーキンググループの中での地域診断で明らかにし，「住民から住民へ」啓発活動を行う住民有志団体『たかはま地域医療サポーターの会』の立ち上げと支援を行うこと，そもそも住民の立場で理想的な医療とはどのようなものかを明らかにする質的研究[1]を実施することなどの取り組みへと発展させてきた．

このように，医療現場の中でも最も患者・住民の生活に近いところにいるべきわれわれ家庭医療専門医が，そこから物事の源流・上流へと目を向けることは，求められる大事な役割の一つであると感じている．

ケアと適応の幅広さ

日本プライマリ・ケア連合学会の家庭医療専門医研修では，救急部門から，内科の各部門，小病院や診療所での総合的な部門と，さまざまな医療現場での研修を必須としている．この研修はもちろん，救急診療や入院診療，外来診療から訪問診療まで，さまざまな医療スキルを包括的に持ち合わせることが家庭医療専門医に求められるからにほかならないわけだが，私自身さまざまな現場で研修を受けてみて感じたことは，ただ単に医療スキルを学ぶことがたいへんというよりは，それぞれの現場で求められるケアの視点が大きく違い，視点を学び診察現場に適応させることこそがたいへんなのではないか，ということである．つまり，同じ風邪症状で受診した患者さんでも，救急外来での望ましい対応と，かかりつけ医療を担う診療所での対応は異なり，前者では見逃している危険な病状がないか見出すことに特化しており，後者では継続性の中で危険を察知しながら，患者本人だけでなく家族全体の健康にまで言及するようなケアを得意とすべきである．総合診療医は，現場により求められる視点に，総合診療医側から合わせていくこと―救急の現場であればふさわしいトリアージのキュアを，訪問診療の現場であればサポーティブなケアを―が求められ，その身のこなし方，柔軟性，変容性（カメレオンのごとく）をわきまえた医師が，理想的であるといえよう．しかし，この能力の会得はそう簡単なものではなく，医療者が気をつければよい，という次元の話ではない．平成30年度から始まる総合診療医の後期研修プログラムのような，それぞれの立場を体験・体得することができる研修と，その研修修了者が増えることが重要となってこよう．

私の尊敬する上司の1人である，福井大学医学部地域医療推進講座・名誉教授の寺澤秀一先生より教えられたことに，「置かれた場所で咲きなさい」という言葉がある．これはまさに上記のとおり，救急の現場であれば救急の，在宅の現場であれば在宅の場所により，やるべきことを精一杯行うことを示唆している．また，個人的にも，地域医療とは，地域のニーズがあり，そのニーズに医療者側が合わせていくような医療であると信じてやまない．

架け橋役

　日々医療は細分化し，高度化している．専門医は診療科別から，臓器別，病気別へと進化している．この流れは日本の医療の発展のために必要な流れでもあり，望ましいことと考えているが，同時に，医療者と患者の距離がどんどん離れていってしまっているのも事実であろう．そのような時代だからこそ，医療者と患者のあいだに入りこみやすい総合診療医の役割が期待される．総合診療医の存在により，専門的な医療の効率的な利活用や負担の軽減，医療費の削減などが可能になる可能性がある．

　この「架け橋役」は，何も医療者と患者だけの話ではない．医療の現場と地域の生活現場，研究（大学）と診療（医療現場）など，総合診療医が架け橋役を担うべき状況は少なくないと感じている．たとえば，私が近年取り組んでいる「健康のまちづくり」に関する活動についても，社会疫学という研究分野が世界的に発展し，地域における生活方式と健康についての多くの知見が得られてきているが，それらが地域生活の場に伝えられ，各地で取り組みとして展開される事例は非常に限られていると感じる．世界の知見を地域の生活現場に伝え，取り組みや地域活動をコーディネートできる立場が圧倒的に不足しているわけだが，その役には，アカデミックな理論と地域のナラティブの両方に精通できる立場がふさわしいと考えられ，まさに総合診療医こそがこの役割を担うべきなのではなかろうか．

　私がこのように患者や住民，地域との距離を重視しだしたのは，何も医師人生の最初からではない．むしろ途中までは，off the jobでの地域とのかかわりをもつことを拒否していたぐらいである．その考えを変えさせたのは，平成23年に実施した，「住民の理想とする医療像に関する探索的研究」である．全国各地の都心，地方都市，山村漁村，離島といった特徴的な地域に出向き，そこに住む住民105名を対象に，生活の中で感じる理想の医療像に関するインタビューを行い，質的な解析を加えて発表した[1]．それによると，都心であっても離島であっても，住民が理想とする医療は「医療との心理的なaccessibility」であることが明らかとなった（**2**）．つまり，いくら都心で自宅の隣が大きな総合病院であるような人であっても，その医療機関（の医療者）との心の距離が遠ければ，それは意味をなさないということである．住民にとって，医療は非常に専門的で難しく，とっつきにくい．しかし，いつかは必要になることもわかっており，だからこそ非常に不安である．その漠然とした住民の不安を解消するのは，おそらく専門医よりは総合診療医なのであろう．この気づきを経て，私は積極的に地域へと出向くようになった．

2 「住民の理想とする医療像に関する探索的研究」の結果（概念）

テーマ	都心	地方都市	山村・漁村	離島
レベルの高い医療	○	○		
不要な医療の削除	○	○		
少ない経済的・時間的負担	○	○	○	
診てもらえる安心	○	○	○	○
医療関係者への信頼	○	○	○	○
地域での生活の支援		○	○	○
地域にあるべき医療			○	○
医療からの自立			○	○

まとめ

　とりとめもなく，私が高浜町で家庭医療専門医として勤務・活動しているなかで感じている「家庭医療専門医」に求められる役割について述べてみたが，改めて振り返ってみると，すべては「調和（harmony）を生む」ということに尽きるように感じた次第である．そのために大事

なこととして，家庭医療専門医としての本分をきちんとこなすこと，互いの立場を尊重し合うこと，とにかく仲良くなることが重要であると実感している[2]．そして，まずは総合診療を目指す医師の中でのこのような思いの共有が，できていそうでできていない課題のようにも感じている．本稿や本書籍をきっかけとして，関係者内外，地域内外の調和が益々推進されることを願っている．

文献

1) Ikai T, et al. What sort of medical care is ideal? Differences in thoughts on medical care among residents of urban and rural/remote Japanese communities. Health Soc Care Community 2017；25：1552-62.
2) Birmingham J. The science of collaboration. Case Manager 2002；13：67-71.

われわれはどんな医者なのか？

家庭医療専門医とはどんな医者か
中山間へき地で働く医者の場合

佐藤　誠
浜田市国保診療所連合体あさひ診療所

◆ 家庭医療専門医制度の優れたところは，一定レベルの教育を行うことで提供する地域医療の質の担保ができることにある．
◆ 中山間へき地はケアするコミュニティーが見えやすいという特徴がある．
◆ 中山間へき地は多職種連携もしやすく，家庭医療専門医にとって力を発揮しやすい場所のひとつである．

　はじめに本稿の主旨を説明したい．本稿は「家庭医療専門医とはどんな医者か」という問いに対しての論考である．答えは無数にあると思われるが，家庭医療専門医の目指す像や家庭医療の理論や背景を説明するとどうしても抽象的になってしまう．これらは別項に譲り，本稿では私がなぜ家庭医療専門医になったのか？家庭医療専門医になったうえで現在，具体的にどのようなことを行っているのかを書くことで，家庭医療専門医の全貌の理解につながることを期待したい．

なぜ家庭医療専門医になったのか

　私は現在，島根県の国保診療所に勤務している．家庭医療専門医になり，ここに赴任することになった経緯を簡単に紹介したい．
　大学入学までは祖父母が心筋梗塞で亡くなったことから，救急医療に従事したいと考えていた．5年生になり臨床実習が始まるまでは，卒後は救急医になると決めていた．しかし，臨床実習が始まり最も楽しみにしていた救急科の実習では，全身熱傷の患者の担当になりその人と一言も会話しないまま2週間が過ぎてしまった．そんな中で，病気を治すよりも病気を減らす仕事がしたいという考えが頭に浮かんだ．また，5年になると専門科を決めていく同級生たちがいる中で，臨床実習のどの科の仕事もみな面白く思えてしまった．当時（2003年）の地方大学には，家庭医療という言葉はまだ届いておらず，自分がどの方向に行けばよいのかわからず困惑していた．5年次の冬に偶然郵送されてきた病院実習の案内に目が止まり，実習に参加することにした．往診に初めて付き添った際に，病気をもちながらも活き活きと家で生活する姿に衝撃をうけた．その後家庭医療ということばと出会い，こんな医療がやりたいことなのかなと思った．また予防医療を調べていたところ佐久総合病院の存在を知り，『村で病気と戦う』[1]に感動した．しかし大学の医療しかみたことがなく，地域の病院や診療所で実習を行う機会が皆無だったために，地域医療，家庭医療の実態はよくわからないままであった．6年次のマッチングでは地域医療振興協会のへき地医療の専門医を育てるプログラムに行くことになった（面接で地域医療とは何かよくわからな

いと発言したのを覚えている）.

　初期研修では地域医療研修3か月を岐阜県郡上市で行う機会を得た．そこは2,400人の町の唯一の医療機関で，保健師と協働し町民全員を把握していた．また，外来で多科にわたる診療をエビデンスに基づいて提供していた．さらに，住民から提供された健診などのデータを分析し，結果を住民に返していた．それ以外にも地域の問題を考え，健康増進計画を住民とともにプリシード・プロシードモデルを使い策定していた．在宅医療も行っていた．余談であるが，末期癌の患者を担当したのだが，誕生日が私と1日違いで，ケーキを買ってお宅におじゃまし二人の誕生日を家人とお祝いもした．郡上市の医療は私が現在目指している地域医療のひとつである．とてもこの研修が楽しく，こんな住民全体をみることができる医療に従事したいと思い，地域医療振興協会の家庭医療専門医プログラムに進んだ．

　後期研修を始めたあとも，もっと興味のある専門科がみつかった場合はいつでも転向しようと思っていたが，結局3年の後期研修でみつけることはできなかった．それどころか家庭医療専門医としてもまったく目標を見失ってしまった時期もあった．後期研修ではいずれも山間地の中小規模病院と診療所で働いた．憧れていた地域の診療所でも働いたが，ただ診療所に来る患者に医療を提供することで精一杯で，まったく地域の問題に向かい合うことができなかった．また，来る患者がすべて同じような病気に思え，同じことのひたすら繰り返しをしているように感じた．今から考えると，理論なき実践しか行っておらず患者の個別性や背景をつかむ力がなかったし，一朝一夕には医療機関に来ない住民全体をみる医療など作ることは不可能だから仕方がないのだが，その頃の日記には「これは地域医療ではない．ただ田舎で医者をやっているだけだ」と頻回に書いている．医者が向いていないのかとも思った時期もあったが，全国にいる研修医仲間とSkypeで勉強会を立ち上げ，なんとか家庭医療専門医になることができた．恥ずかしながら家庭医療専門医の研修修了間際から家庭医療の理論を学んでいったのだが，その際にうまく行かなかった過去の体験と理論が結びつき，目から鱗が落ちるような感覚になったし，もやもやしていた気持ちも雲散していった．卒後6年目になり，そのような体験を経て家庭医療・地域医療に従事していこうと決めることができた．

　その後，やはり診療所で臨床と予防活動をしたい，予防活動をするなら保健師と一緒に働こう，思い切って公務員になったほうがよいのではないかと考え，国保診療所を探していたところ卒後9年目に現在の職場に赴任することになった．

家庭医療専門医として何をしているのか

地域医療の5の軸

　私は，5年前より島根県西部の中山間地，人口2,800人の町の診療所に所長として従事している．先に述べたように私にとっての地域医療のモデルのひとつは初期研修を行った郡上市の例であるが，その道へは遠く，時間をかけて進めていく必要があると考えた．

　まずは地道に診療所で実直な医療を提供することから始めた．その際に自分がどのような医師なのか，すなわち家庭医療専門医が地域に行くとどのような医療を提供するのかを地域の人たちに示すことを心がけた．誰にも医療を提供する際に考え方の基本となっている概念があると思うが，私にとっては，初期研修，後期研修の指導医である名郷の「地域医療の5の軸」[2]がそれに当たる（1）．

　どれも重要だが，私がとくに気に入っているのは5である．福井[3]によると，診療所に来る

1 地域医療の5の軸

1. 患者によって自分を変える．
2. 患者や問題の種類により差別をしない．
3. 生物学的問題だけでなく心理社会的問題も重視する．
4. 臓器・ヒトにとどまらず，家庭・地域も視点とする．
5. 診察室に来ない人のことも考慮する．

（名郷直樹．レジデントノート 2010；11：1564[2]）より）

人は，地域の人の一部でしかなく，症状があった人のうち医療機関を受診するのは1/3にすぎないという結果が出ている．そのために地域の全体を知る必要があると考え，地域ケア会議に出席をした．

地域ケア会議

地域ケア会議では，情報共有と困難ケースの相談，そこからみえる町の課題の抽出を行っている．町にはプライマリ・ケアを提供する医療機関がほかにも複数あるために，ほかの医師が主治医であるケースについては把握が難しかったが，地元出身の保健師やケアマネジャーはすぐに誰のことかがわかり，疾患名だけでなく家族背景や生育歴まで把握していることには驚いた．そこでは，困っているケースを積極的に出すことを行った．各専門職ならではの見解を聞くことでケースの問題解決が進むだけでなく，私が多職種連携を重視していることを知ってもらえたことでほかの職種との敷居が低くなった．また，「何か起きたら私が何とかします」と医師がバックアップすることで，他職種の方から安心して仕事に取り組めたとの感想を得ることができた．実際に，独居高齢者で状態が悪くなりつつある人のところの介護は心配で行けないといっていたヘルパーが，毎日状態報告を診療所に入れることで安心して仕事ができるようになった例を経験して，他職種の成長を助けるのも家庭医の仕事と感じた．

多職種連携

多職種連携は家庭医療を提供するうえでなくてはならない要素と思われるが，それを活かした一例を紹介したい．母親に知的障害がある家族があるとき当地に越してきた．子ども（1歳）が水痘になり母子手帳をみたところ，ワクチンがまったく接種できていなかった．兄（7歳）の母子手帳も確認したが，キャッチアップが必要な状態であった．コピーを取ったうえで，母親に予防接種の日付を指示したが，日付や曜日の理解ができないため予定の日には現れなかった．当日の朝電話までしたが，家事やストレスで電話のことも忘れてしまいやはり接種には来ることができず，いよいよ4種混合を接種しないまま，明日で90か月になるという日になってしまった．保健師と相談し，保健師に自宅まで子どもと母親を迎えに行ってもらい，診療所まで連れてきてもらって何とか接種を行なった．病院に来ない人のことは知らないというのは簡単で，このような特別扱いは平等ではないかも知れないが，私は必要な人に必要なことを必要なだけ援助を行うことを正しいことだと考えている．

ほかにも保健師との協働で，地域の健康問題についてのアプローチも行った．現在働く地区は島根県内でも脳卒中の率が高いところである．脳卒中発症者のデータが町にあったため，特定健診のデータで分析したところ，糖尿病が原因のひとつとわかった．それをうけて，糖尿病の診療の質改善のために，まず診療所内でスタッフと勉強会を行い，合併症のチェックシートを作ってもれなく診療を行うシステムを作った．診療所外でも，糖尿病の啓発活動が必要と考え，保健師や食生活改善推進員とともに糖尿病の講義や，食事作りの勉強会を行った．

交通機関のあり方を考える

当地は高齢化率が41％を超える地域でありながらも公共交通機関のインフラがバスに依存している状態であり，通院手段が本当に確保されるのか疑問を感じたため，その研究も行っ

た．来院者にアンケート調査を行い現在の通院手段と10年後の通院手段について聞いてみたところ，現在は自家用車での通院が多いが，自分や家族が運転ができなくなったときに困るという返答が多数みられ，一方でバスの利用がほとんどされていないという実態が明らかになった．そのデータをもとに現在市役所と公共交通機関のあり方の再考の議論をしている．

後継者の育成と教育の問題

また，地域医療は一人の熱心な医師が来て一時的によいものになったとしても，それが継続しないと意味がない．赴任してからまだ5年であるが，後継者を作ることも喫緊の課題である．医学部生だけでなく，小学生から高校生まで医療分野に興味をもってもらうような機会をこの5年で仕掛けてきた．小中学生には授業や診療所見学，高校生には職業紹介の授業や地元出身の地域枠医学生との茶話会を企画したりした．医学生，研修医には島根県内の総合診療プログラムが集まり，協力しながら教育をしている．診療所では，大学からの医師派遣は期待できないので，プログラムをつくり募集をしているが，こちらはまだ成果が出ていない．

まとめ

まとめると，地域に求められる当たり前のことを当たり前に行っただけで，家庭医療専門医でないとできないということは一つもないように感じる．現に私が参考にしている地域医療の取り組みは家庭医療専門医創設前に家庭医療専門医でない医師がつくってきた．全国で優れた取り組みをしている地域には，たいてい地域医療に関して優れた感性をもった医師がいる．裏を返せば，感性がない医師では地域医療に対して積極的に取り組めないところがあるのではないか？ 家庭医療専門医制度の優れたところは，一定レベルの教育を行うことで提供する地域医療の質の担保ができるところにあると考える．

最後に家庭医療専門医はコミュニティーをケアすることがひとつの専門であり，中山間へき地ではコミュニティーは町そのものである．コミュニティーがわかりやすく，かかわるメンバーも限られており顔のみえる関係に容易になれるので，家庭医療専門医にとって中山間へき地は力を発揮しやすい場所の一つではないかと考える．

これからの課題

今まで当地で取り組んできたことを紹介したが，これからの課題についても言及したい．首都圏への一極集中が進み，地方は人口減少高齢化がより進むだろう．生産人口が急速に減少し，医療介護への従事者不足が懸念される．教育では地域医療を担える人材についての取り組みを紹介したが，看護師，介護士についても同様の問題がある．これらの人材を育てていくためには，市と協働した教育活動の必要性がある．

また地域の問題として糖尿病について取り組みはじめたところである．その一方で認知症についての無理解と偏見がまだまだあることを感じる．健康寿命を延ばす観点でも認知症についての啓発活動の必要性を感じる．私を含めてすべての人が歳をとり認知症を発症する可能性があり，安心して認知症になれる地域をつくることは自分自身のためでもある．家庭医療専門医は医療の専門家として町づくりに参加することが求められているともいえるのではないか？ 家庭医療の理論で説明すると，臓器−個人−家族−地域−市という，Engel[4]のいうシステムヒエラルキーを自在に行き来しながら，システムの中に入り働きかけを行うことを求められているともいえる．

おわりに

　島根県の中山間地に家庭医療専門医がやってきて，地域医療に従事した際にどのようなことを考え，どのような医療を提供しているかの1ケースを報告した．振り返ると先に地域で医療を提供してきた多くの先人達の努力があり，今があり，多くの人の協力とともに未来に進んでいることを改めて実感する．今後も地域に求められることを地味ではあるが実直に進めていきたいと意を新にした．この論考が家庭医療専門医についての理解の一助になることを祈り筆を置きたい．

文献

1) 若月俊一．村で病気と戦う．岩波書店；2002．
2) 名郷直樹．特集にあたって―地域医療とは何か．レジデントノート 2010；11：1564．
3) Fukui T, et al. The ecology of medical care in Japan. JMAJ 2005；48：163-7．
4) Engel GL. The clinical application of the biopsychosocial model. Am J Psychiatry 1980；137：535-44．

われわれはどんな医者なのか？

家庭医療専門医とはどんな医者か
すべての問題に対応することで地域を支える

金子一明
市立大町総合病院家庭医療科

◆ 家庭医療専門医とはすべての問題に対応する医師である．
◆ すべての問題に対応するためにグループプラクティスを行おう．
◆ 家庭医療専門医を目指すなら「よそもの，わかもの，ばかもの」を受け入れる地域と病院で主体的な研修を行おう．

家庭医療専門医とは

　家庭医療専門医とは一言でいうと「ニーズに対応できることの医師」であろう．初期研修からお世話になっている名郷直樹先生の言葉から借りると「（地域医療では）すべての問題に対応する」ということであると思う．この言葉はすべての問題を「解決」するわけではない，というところがみそである．すべての問題を意識して対応をする，そのことによって地域医療を支えるということであると理解している．

　私が働く大町総合病院は実質稼働病床200床の地域の小病院である．2007年に内科医が2人となって以降，医療崩壊が進んでいる．2013年大町市を含む母体の寄付によって設立された信州大学総合診療科との提携によって立て直しが図られてきた．筆者は2016年1月から入職し，地域のニーズ，病院のニーズ，患者のニーズに応える家庭医療専門医として働いている．

病院のニーズに対応する

　当院は南北約80 kmに及ぶ細長い医療圏をもつ．現在，内科専門医の常勤は1人しかいない．今後は専門医をそろえることは難しいと考えられる．院内の常勤医は19人と少ない．家庭医療医は外来中心と思われるかもしれないが（column参照），私は入院診療をメインとして，訪問診療，救急外来，外来診療を行っている．外来では初診外来，ものわすれ外来，禁煙外来，再診外来を行っている．小病院では各委員会活動，研修医や学生教育，栄養サポートチーム（nutrition support team：NST）などの病院横断的活動など多種のニーズが存在する．主に私が対応しているのは以下のニーズである．

■ 緩和ケア

　入職時，緩和ケアの体制は整っていなかった．癌患者，非癌患者にかかわらず，看取りの際の苦痛緩和が不十分であり，病棟から苦痛の声が漏れ出てくることがあった．看取りの際は四点柵とベッドサイドモニターが備え付けられ，患者家族は遠巻きに患者を眺めているだけであった．そこで緩和ケア回診を認定ナースと始め，病棟での短時間の勉強会を開いた．ベッドサイドモニターや柵のない看取りも徐々に増えてきた．緩和ケア外来を開設し，患者相談，地域に戻りたい患者の引き受けを行った．

■ 認知症

　平成28年度より診療報酬で認知症ケア加算

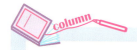

家庭医は外来をする医者か

　一般的に家庭医は外来診療を主なベースとするようないわゆるfamily practiceをイメージするかもしれない．アメリカ合衆国においてfamily medicineを学んだfamily physicianのうち66％が病棟診療を担い，またそのうち50％近くがintensive careを担っているという*．地域の小病院での総合診療医も「家庭医」とよびうることはもっと強調されてもよいことだと考えている．
*AAFP. https://www.aafp.org/medical-school-residency/choosing-fm/practice.html
（最終閲覧2018年2月15日）

が認められた．認知症ケアチームは総合診療医である私，内科医，脳外科医，認知症認定看護師，病棟看護師，介護士，作業療法士で組織されている．当院では28年度より同加算の算定を行っている．認知症専門医，精神科医，神経内科医は常勤医師にはいない．週一回のチームカンファレンスと回診を行っている．1年間で160人以上に対応し，この結果収入増と病棟の看護技術向上をもたらした．

■経営改善

　公立病院の多くが赤字であるが，当院も経営収支での赤字を計上している．2016年から「経営改善チーム」が発足し，私もチーム員として選ばれた．ここでの役割は運営自体の質改善を提案していくことだと考えた．当院での会議は電子メールなど電子媒体は活用されておらず，資料も当日の紙配布であった．私はメーリングリストの作成，およびメーリングリストの活用による協議事項の事前配布を提案した．この経営会議では全組織をあげての業務改善の実施をはじめいくつかの提案を行い採択された．

■教育

　当院での日本プライマリ・ケア連合学会の家庭医療プログラムを2015年から開始した．家庭医療後期研修医を指導する時間を確保するため"one hour back"と名付けた家庭医療勉強会を行った．家庭医療の基礎的なレクチャー，専門医を取得するのに必要な「ポートフォリオ」の検討会，再診患者の外来検討会，月1回の振り返りを行った．グループホーム，特別養護老人ホーム，在宅診療の現場を開拓し，後期研修医とともに診察し，彼らに現場を任せた．現在では後期研修医は実臨床において，診療の要になっているのはもちろん，委員会における推進力，教育の要，ムードメーカーなど病院にとって欠かすことのできない人材になっている．

　また，当院では初期研修医の基幹型研修施設となっている．初期研修医は2016年に2人，2017年に3人が入職した．小規模病院で研修医が集まることの理由は，総合診療グループの診療体制，教育体制が学生に評価されたためと考えている．しかし，当初は研修体制は未整備であった．オリエンテーション委員会を組織し，10日間の全職種のオリエンテーションと初期研修医向けのオリエンテーションを多職種で議論しながら構築した．毎朝45分間は研修医教育も兼ねた勉強会を行うようにした．振り返りシート，評価シートをを作成して指導医と研修医の振り返りを行い，指導医，コメディカルからの評価，指導医評価，プログラム評価も行ってもらう360度評価を導入した．月1回は家庭医療専攻医と一緒に月間振り返りを行った．外部講師をよんだ教育回診，カンファレンスを年12回以上開催して研修医に刺激を与えると同時に，指導医自身の医学知識のレベルアップも行った．

地域のニーズに対応する

■訪問診療の開始

　これまで病院では訪問診療は行ってこなかった．数人の開業医が自分の近所の高齢者を訪問診療していた．在宅療養が難しくなってくると病院に入院することが多かった．2016年から当院で訪問診療を始めた．これまで訪問診療のリソースがなかった山間へき地部での訪問診療や看取りも可能となった．個人宅だけでなく，グループホーム，特別養護老人ホームの嘱託医をグループで引き受け，施設の質改善も行った．専攻医をはじめ複数の医師が訪問診療を行っている．結果，かかわる施設では大幅な施設看取りが可能となった．8.1％であった自宅死亡率は19.2％に上昇した[1]．

患者のニーズに対応する

　かつて「総合病院」であった当院では専門分化がいまだ残り，多疾患並存に対応しにくくなっている．数十km離れた各専門科に通う患者もおり，ポリファーマシーが多く，身近な健康問題も相談しにくい．開業医や高度医療機関と診療体制を調整していくのも大事な仕事だ．「地域で医療を受けたい/地域でしか医療を受けられない」患者のためにも専門医と協力しながら診療を行っている．たとえば私の外来では周期性発熱症，IgG4関連疾患，生物学的製剤の必要な関節リウマチの患者などがいる．膠原病コンサルタントへのレファランスがあって診ることができている．整形外科医が1人しかいないため，関節注射や筋膜リリース注射を行い，圧迫骨折や保存療法の高齢骨折患者を入院担当する．総合医が専門医に適切にアクセスすることによって限られた医療資源を幾分カバーすることができる．

内科チームビルディング

　以上のようなニーズへの対応は決してソロプラクティスの状態では行うことはできない．当院での入院担当は2から3チーム制をとっている．チームで診療方針を決定してチームで介入を行う．夜間，休日は完全オンコール制である．それゆえ，大学勤務，短時間勤務，学会の出席なども容易となっている．このことにより安心していろいろなプロジェクトや教育にも携わることが可能となる．家庭医療専門医は1人では十分に力を発揮できない．チーム形成のためのミーティングを毎月開いている

どのように家庭医療専門医は育成されるのか─専攻医の時代（内科ローテート）

　私の場合は，専門プログラムはスーパーローテートが可能な諏訪中央病院を選択した．諏訪中央病院は日本でも有数のGIM（general internal medicine）[2]教育を行う病院である[3]．専攻医時代は総合診療科以外にも各診療科をローテートした．専門医が少なかったため，専攻医は「お客様」でなく科としての診療を担当し手技も行った．専攻医は救急医療に従事し，2.5次救急までをほとんど専攻医と初期研修医で診療をしていた．同時に自分が救急で診た患者をICUから訪問診療まで診ることができた．

　専攻医1年目から設立と同時に家庭医療プログラムに在籍し，プログラムビルディングを同時に行うという自己主導型学習[4]も同時に行った．総合診療部はホスピタリストに近いところがあり，「地域の数少ない専門医を守るために」できるだけ総合診療部で診る体制となっていた．このため多くの健康問題を総合診療部で扱うことができた．

　イベントや業務改善も経験させてもらった．住民向け勉強会「ほろ酔い勉強会」の企画，運営，プロのダンサーをよんでの患者向けワーク

ショップ，病院・地域と一体になった復興イベントなど，地域と病院を結び，患者と地域を結び，病院が地域に刺激を与え，病院が地域に刺激を与えられる大事な実践であると考えた．病院や地域が「よそもの，わかもの，ばかもの」を受け入れ，活動の余地を与えてくれたからこそ，家庭医療専門医としての力が身につけられたのである．

改めて家庭医療専門医とは

専門医試験に必要なポートフォリオで評価される領域[5]を一つ一つみていくと，どの専門医も多かれ少なかれ身につけている領域であり，これらの領域を少々身につけたからといって家庭医療専門医とはいうことができない．しかし，たとえば1人の患者を全人的にみていくためには，病棟や外来の質改善が必要となる．質改善を遂行するためには自分や他者の行動変容が必要になる．行動変容の技法は有効な技法であろうか？　調べるためにはEBMの知識が必要となる．そこから研究が生まれたりする．このようにして，家庭医療専門医には一つの領域

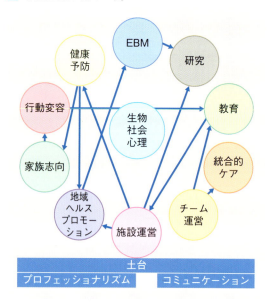

1 家庭医療の環の一例

を他の領域と関連付け，構造化し，全面的に展開することができる．このことを私は「家庭医療の環」と勝手によんでいる（**1**）．家庭医療専門医とは「家庭医療の環」を駆使しながら，多種多彩なフィールドでのニーズに応える医者のことであると考えている．

文献
1) 地域医療情報システムホームページ．http://jmap.jp/（最終閲覧　2018年3月15日）
2) 岡田唯男．家庭医，General Practitioner，プライマリケア医，ジェネラリストとは―その定義からみえてくるもの．Hospitalist 2013；1：19．
3) 山中克郎ほか．「地域を診る医者」最強の養成法！．総合診療 2017；27．
4) 渡辺史子．学習者が切り拓く家庭医療後期研修．富山大学医学会誌 2013；24：73-5．
5) 家庭医療専門医の認定に関する細則．プライマリ・ケア連合学会．2018年3月25日改定．

われわれはどんな医者なのか？

自治医大卒業生から―私はどんな医者か［診療所から］
めざすものは「普通の家庭医」

雨森正記

医療法人社団 弓削メディカルクリニック／滋賀家庭医療学センター

◆「普通の家庭医」とは，「普通に幅広い外来診療ができる」「普通に予防医療・教育ができる」「普通に在宅医療・在宅での看取りができる」「普通にその町で楽しく暮らしていける」という4項目と考えている．

卒後5年目の1989年（平成元年）に滋賀県竜王町に赴任し，はや29年が過ぎた．ついこの間のような気もするが，各種の地域医療に関する受賞者，日本医師会，都道府県医師会，地域医師会などの重鎮の経歴を拝見していて，自分よりも年齢が上ではあるが地域の診療所などでの経験は自分よりも短い方が多くなり，なんとなくうれしいような悲しいような気分にもなる．

私が医学生，研修医のころ，「総合医」「家庭医」という専門医をつくろうという機運が高まっていたことがあった[1]．卒後5年目には診療所に赴任しなければならなかった私としては，診療所での経験が今でいう「キャリア」として認められるのではないかという淡い期待をもっていた．しかしながら，診療所に赴任したころにはまったくの夢と消え，たいへん残念な思いをした．当時診療所に赴任するまでに獲得すべき目標を自分なりに考えて学習を続けていた．その後，診療所で学習を続け，専門医としてのお墨付きはもらえないものの「家庭医」として恥ずかしくない仕事をしたいと思い続けてきた．今回は，そのころから自分で考え，めざしてきた「家庭医」像について考えてみる．

「普通の家庭医」

私は，現在医療法人社団弓削メディカルクリニック／滋賀家庭医療学センターにて理事長，プログラム総括責任者をしている．2004年から旧家庭医療学会，日本プライマリ・ケア連合学会の家庭医療専門医プログラムの専攻医の指導にあたってきた（**1**）．以前に自分のプログラムで養成する家庭医療専門医，総合診療専門医の医師像としてひとことで表現するとどうなのかという質問をされたことがあった．そのときにふと浮かんだのが「普通の家庭医」という言葉だった．

私のプログラムの中で使っている「普通の家庭医」という言葉には2つの意味がある．ひとつめの意味は，家庭医の仕事を特別なことと考えて行うのではなく，「普通の仕事」「当たり前のこと」と考えて，行ってもらえる家庭医ということである．その内容としては「普通に幅広い外来診療ができる」「普通に予防医療・教育ができる」「普通に在宅医療・在宅での看取りができる」「普通にその町で楽しく暮らしていける」という4項目と考えている（**2**）．もうひとつの意味は，特殊な家庭医ではないということである．何かに特化した家庭医，たとえばテ

1 滋賀家庭医療学センターポスター

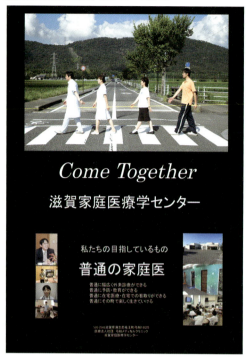

2 滋賀家庭医療学センターのめざしている普通の家庭医

普通の家庭医4項目
1. 普通に幅広い外来診療ができる
   疾患, 年齢, 性別によらない医療
   longitudinality
   受診機会に健康増進のための指導
   mulitimorbidity, polypharmacy, bio-psycho-social などの問題に対応
   グループ診療
   その他
2. 普通に予防医療・教育ができる
   地域住民・行政・施設・多職種などへの予防, 教育活動
   医学生, 多職種学生, 研修医, 専攻医などへの教育
   その他
3. 普通に在宅医療・在宅での看取りができる
   在宅医療・在宅看取りの実践
   在宅医療に関する教育
   その他
4. 普通にその町で楽しく暮らしていける

テレビでとり上げられるドクターGのような特別な臨床推論能力をもったカリスマ家庭医を作り上げるというのではない．私は普通に日本国の地域医療に邁進してくれるような家庭医を養成したいと思っている．これから私が考える「普通の家庭医」4項目について自分の現在の仕事と絡めて考察する．

普通に幅広い外来診療ができる

「普通に幅広い外来診療ができる」ということは, 単に目の前の患者の疾患のみに対応するということではない．私は, 普段の外来診察[2]では, 老若男女, 乳幼児から高齢者までさまざまな患者の診察を行っている．「普通の家庭医」とは, 疾患の種類, 年齢, 性別などによらず対応するのが「普通」と考えている．15歳以上は診ない, 15歳未満は診ないというのではない．当院では, その患者だけでなく, 家族, 親戚も受診している人が多く, 受診した患者以外の情報も収集することは少なくない．

私たちは, 同じ患者, 家族を継続して診ている．この場合の継続は単なるcontinuity（継続性）を意味するのではない．Starfield[3,4]は, 特定の病気の存在のいかんにかかわらない長期ケアを"longitudinality"と名付け, 問題の本質に関係なく「日常的に受診する場所」として患者から認識されるという継続のことと定義した．これは各専門医が継続してある患者を診療しているという, 疾患を基本とした継続とは異なった概念である．私たちは, 地域の方からは「弓削に行けばなんとかしてくれる」と認識されてきているが, それはlongitudinalityにほかならず, 何よりうれしいことである．

また, 個々の疾患に関しては, よく遭遇する疾患についての知識はsubspecialtyの専門医よりももっていると思っている．そして, 受診の機会を利用して, 健康増進や予防（健康診断の受診, 予防接種の勧奨などを含む）についての相談も行っている．小児の場合には, 4か月, 10か月, 1歳半, 3歳半などの乳幼児健診, 各

種予防接種の相談，園医，校医としての仕事も行っており，受診時に学校などでの様子をうかがったり，逆に普段の受診時に気になったことを学校に問いあわせることはよくあることである．

高齢者の診療においては，多疾患併存（multi-morbidity），ポリファーマシー，心理社会的な問題などについて配慮した診療が今後ますます必要となってくる．これらの問題はsubspecialtyの専門医では対応できない場面が多く，私たち家庭医，総合診療医と今後地域医療を実践する内科医も取り組まねばならない問題であると認識している[5]．また高齢者の場合にはほかに介護関係の問題にも対処できないといけない．そのためには介護保険制度の理解，各種サービス事業所，行政，その他の社会資源のことを知っておき，多職種で連携して一般住民とともに対処していく心構えが必要となってくる．

また幅広く診療を行うには，これまでのようなソロ診療（医師1名で診療している形態）ではなく，グループ診療（複数の医師で診療している形態）は不可欠と考えている．私も20年近くグループ診療を行ってきた．グループ診療は，医師の働き方改革により医師の過重労働を減らすのに必須となってくるのはもちろんのことであるが，専門医取得後の生涯教育においてもグループ診療は重要である．藤沼[6]はヤブ化しないために「ひとりぼっちにならないようにしよう」と提唱している．それは，自分の診療内容を語り，ほかの人の診療内容を聞き，なんらかのディスカッションができるコミュニティをもつことが重要ということである．だんだん年齢が高くなると，他の医師からのネガティブなフィードバックがなくなり，我流で標準的でない診断治療に傾いてしまう場合が少なからずある．グループ診療では，身近に相談できる同僚が存在し，「ヤブ化」予防には最も効果的であると感じている．

少なくとも，ここにあげた事柄ができてはじめて「普通に幅広い外来診療ができる」ということだと私は思っているし，私たちは実行していると思っている．

普通に予防医療・教育ができる

「普通に予防医療・教育ができる」ということは，どこかほかの所から講演などを依頼されてするというものだけではない．私たちは，自分の診療所に通院している患者の問題だけに対処しているわけではない．「普通の家庭医」は受診する患者の問題だけに対処するのではなく，地域住民の健康増進のための仕事も行うのが「普通」と考えている．行政と連携して地域の住民に対して予防医療の普及，教育活動も行っている．そのためには多職種や行政の職員との連携を行うのはもちろんのこと，他の地域資源を知っておく必要がある[7]．また医療関係の多職種に対する教育も行っている．認知症対応グループホーム，特別養護老人ホームなどの施設職員への教育とその後の適切な連携は高齢者を支えるうえでとくに重要となってきている．

私たちは，医学生，研修医の教育も積極的に行っている[8]．2018年度から新専門医制度が始まり総合診療専門医が19番目の基本領域の専門医として認められ，研修が開始される．その中で診療所，小病院での研修が「総合診療専門研修Ⅰ」とされており，6か月以上の研修が必修となっている．診療所や病院で総合診療の教育ができる指導医となることも私たちの中では「普通の家庭医」の仕事と考えている．

普通に在宅医療・在宅での看取りができる

「普通に在宅医療・在宅での看取りができる」ということは，「普通の家庭医」は，在宅医療，在宅での看取りを行わなければいけないということである．私は，診療所に赴任した当初より

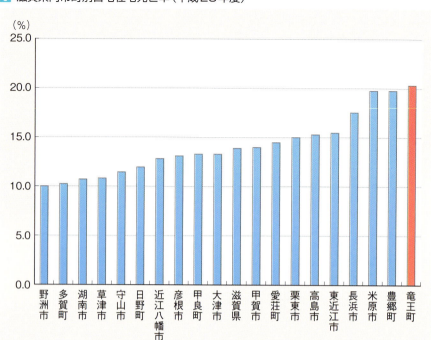

3 滋賀県内市町別自宅在宅死亡率（平成28年度）

在宅医療，在宅での看取りには取り組んできた．竜王町内で在宅医療に取り組んでいる医療機関は当院だけしかないが，長年の積み重ねと各方面の協力のおかげもあり，竜王町は滋賀県の市町の中で在宅死亡率が最も高い町となっている（**3**）．在宅医療や在宅での看取りを行うことは特別なことではない．私たちの中では「普通の家庭医」は当然在宅医療，在宅での看取りを行うものと考えており，普通に皆が訪問診察，往診に対応している．適切な在宅医療，在宅での看取りを行ううえでは，介護保険の知識，多職種連携，アドバンス・ケア・プランニング（advance care planning：ACP）などの知識と対応力が必要になる．

また認知症対応グループホームや特別養護老人ホームなどの施設入所者の医療的管理や施設看取りも行っているが，今後は施設での看取りも増加してくると考えられ，それらの施設の職員の教育，連携もできることが「普通の家庭医」には必要と考えている．

普通にその町で楽しく生活ができる

私は29年間竜王町に在住している．そこで地域の住民としての役もこなし，子育ても行い，町の変化も見続けてきた．McWhinneyはその著書『家庭医療学（Textbook of Family Medicine）』のなかで，「理想的には家庭医は自分の患者たちと同じ地域社会に住むべきです」と記している[9]．その町に住んでいなくても，その町（地域）のことをよく知り，興味をもっているのが「普通の家庭医」と思っている．職住別で，しかも仕事のためだけに通勤しているのでは私たちの考えるレベルの高い「普通の家庭医」にはなることはできないと思っている．ましてや，その町に楽しみがもてなくてはlongitudinalityは実現しない．

おわりに

これまであげた項目については，私自身が診

療所で普通に行ってきたことである．特別なことをしてきたのではない．これからも「普通の家庭医」を養成して地域医療に貢献していきたいと思っている．

文献

1) 福井次矢ほか．"家庭医構想"の光と影．総合診療 2017；27：22-32．
2) 雨森正記．地域ケアの実践知—ベテラン総合診療医からみた地域ケア．治療 2018；100：294-8．
3) Starfield B. Primary Care：Balancing Health Needs, Services, and Technology. Oxford University Press；1998．
4) 岡田唯男．プライマリ・ケア言始め—今更聞けないひとことば—第6回 Starfieldの4＋3（1992, 1998）その3（全人的な人間関係に基づく継続診療）．プライマリ・ケア 2017；2：56．
5) 雨森正記．診療所医師による地域医療の課題と実践．日本内科学会雑誌 2017；106：2196-200．
6) 藤沼康樹．ヤブ化しないための診療所教育．治療 2015；97：1030-4．
7) 雨森正記．患者と地域を救う新時代の処方箋．生活習慣病—脂質異常症．治療 2018；100：54-7．
8) 雨森正記．地域医療・在宅医療を診療所でどう教えるか．新潟市医師会報 2017；546：1-3．
9) 葛西龍樹，草場鉄周（訳）．マックウィニー家庭医療学．東京：ぱーそん書房；2013．p.18-9．

われわれはどんな医者なのか？

自治医大卒業生から─私はどんな医者か［診療所から］
神島が専門の医者屋

奥野正孝
前・三重県地域医療研修センター長

◆ 島に教えられ，島に育ててもらって，島の医者屋になる．
◆ 生まれそして死んでいくたくさんの人の流れに身をまかせて，あっぷあっぷ．
◆ 経験を積んでも積んでも未熟さを知らしめてくれる島の医療．
◆ 島のみんなと泣き笑い，愛すべき人達と暮らす幸せ．

三流詐欺師の医者屋

昭和55年の春，医者になって3年目を迎えた私は，神島に向かう船上の人となっていた．医者になってからの2年間は本来ならば研修して将来のへき地の診療所での勤務にそなえる予定であったが，人手不足を理由に，私はへき地にある小さな病院でずっと内科の一員として勤務した．そのため，内科以外の科のことはほとんど知らないままに，医者ひとりきりの神島の診療所への赴任が決まった．そして，その大役に対しての私の知識と技術はあまりに貧弱であったため，赴任にあたっての不安は相当なもので，なかなか覚悟が決まらず，船に乗ってからも，まだまだ寒い春の海の風のせいか，はたまた怖じ気づいた武者のような気分のためか，こきざみに身震いをしていた．

船が神島の港に入ると，たくさんの人が桟橋にいるのがみえた．荷物を取りに来たり，知合いを迎えに来たりするために集まっているのだろうと思った．船を降りると，町内会長さんをはじめ島の顔役達が迎えに来ていた．そして，その後ろには，たくさんの顔があった．手前に，おじいちゃんおばあちゃんの一団，その後

ろにおそろいの服を着た子供達の一団がいた．私が一歩一歩足を進めるにつれて，人の群れが左右に分かれた．そして，みんなが私を見つめてうなずき，にっこりしていた．子供達は小さな旗を振り始めた．島の人達が総出で，私を出迎えてくれたことにやっと気づいた．

ちょうどその日は，地元選出の国会議員が大臣になった報告ということで，私の乗ってきた次の船で，島にやってきた．そして，昼食を兼ねた大臣の歓迎会が島の公民館で始まり，私も出席することになった．机の上にはみたこともない大きな鯛が出されていた．大臣の挨拶が終わり，酒がつがれ始めた．当初は，大臣につぎにいく人のほうが多かったのが，酒が進むにつれて私のほうに来る人が多くなり，口々に「よく，島に来てくれた．ありがとう」とお礼を言ってくれた．私もはじめは恐縮していたが，酒が入るにつれて，だんだん気分が大きくなり，おおいに悦に入っていた．横目で大臣のほうをみると，笑顔をみせつつもやや憮然とした表情を時折みせていた．

歓迎会が終わり，大臣を見送り一息ついていると，今度は先生の歓迎会をするから来てくれとの知らせが入った．島の主だった人達が集

まっての会で，またまた大きな鯛が出ていた．昼の歓迎会の鯛よりちょっぴり大きいのだと島の長老が自慢した．

会が終わり，ふらふらした足取りで診療所兼自宅へ戻った．布団袋を開け，何もないだだっ広い部屋に，布団をひいて寝ころんだ．何もできそうにない医者が，島の人の大歓迎を受けて気持ちよくなっていた．しかし，仰向いて天井板の木目を眺め，波の音に耳を傾けていると，徐々に酔いが覚めはじめ，自分の中にある大きな不安と島の人達の大きな期待が重く体にのしかかってきた．できることなら，このままそっと逃げ出したいとまで思った．神島初日の私は，まさに三流の詐欺師になったような気分で一杯だった．

『そして40年たった今，私は果たして詐欺師から脱することはできたのだろうか，まだだな．』

やさしさに包まれた医者屋

隣の島では結婚すると小さな船を作って夫婦一緒に海へ漁に出る．これを夫婦船という．家でも漁でもいつも一緒，なかなかほほえましい仕組みである．

冬の北風の強い日，神島の近くで漁をしていた夫婦船が大きな横波を受け，船縁にいた妻が海に落ちた．妻は貫禄十分な体格をしていたのと，たくさんの重ね着に海水がしみ込んだことで，自力で船に這い上がれないほど重くなっていた．夫は慌てて妻を助け上げようとしたが，夫一人では引き上げられなくなっていた．風は強く，船は傾き，舵を取らないと転覆の危険もある．夫は妻を引き上げられないまま，船縁に妻の体をロープで縛り付け，舵を取り無線で助けを求めた．

無線を聞きつけた島の漁師達は，魚がついたままの網をほうり出し全速で現場に向かった．陸では漁協の無線室に届いた情報が口伝えでいち早く島中の人に伝わった．家で掃除をしていたおばさんやおしゃべりしていたおばあさん達は，大慌てで港に集まった．

診察室にいた私は，やけに外が騒がしいのに気付いた．おばさんたちが口々に何かを叫びながら右往左往しているのがみえた．そのうち，手に手に木片を持ってきたかと思うと山と積みはじめた．そして，火がつけられ巨大なたきびが始まった．しばらくすると，大波をけたてて，漁船が入港してきた．水のしたたる大きな人間が港に下ろされ，たきびの所へ運ばれた．ここでやっと事態を理解した私は診療所を飛び出した．人々に支えられた服を着たままのぐったりした大きな体からは湯気が出，服の焼け焦げる臭いがした．このままでは体が暖まるのには時間がかかりすぎると判断した私は，人混みの後ろから診療所にすぐに運ぶように叫んだが誰も耳を貸さない．人をかき分け，たきびの前に出て大声で叫んで，やっと人々は私の存在に気付いた．男達にはこの人を診療所に運ぶように，女性達には毛布とストーブを持って来るように頼んだ．すると一転，凄いスピードで男達は運びはじめた．あまりの勢いのために，診療所の玄関のドアは外れ，廊下は土足のために泥だらけになった．女たちは蜘蛛の子を散らすようにそれぞれの家々に戻った．しばらくすると，診療所には毛布の山と，ストーブの林ができた．

隣の島から迎えの船が着くころには，恐怖に歪んでいた妻の顔には赤味がさし，歯の根も合わなかった口からはわずかながら言葉も出るようになった．風がおさまりかけた夕方には夫婦一緒に隣の島に戻って行った．

島は何もなかったように普通の日の夕方に戻った．私は診療所で後片付けをしながら，冬の海で溺れた人を助けるのに昔からの方法で本能的に動いた島の人たちに驚くとともに，時々暴走するけれど一生懸命互いに助け合って生きる人たちと一緒に暮らしているのがうれしくて

一人ニコニコしていた．傍観者は一人もいなかった．誰もが何か自分のできることをしようとしていた．

ふと廊下をみると，おろおろして何もできなかったおばあちゃんが，曲がった腰をさらに曲げて膝をついて，泥だらけになった床を黙々と拭いていた．

『こんな人達に頼られてできる仕事ってステキだ．』

1週間の重みを知らされた医者屋

枕元の電話がなった．隣の島からの往診依頼の電話で，おばあちゃんが急に具合いが悪くなったので来てほしいとのことであった．その島では医者は昼間しかいなくて夜は無医村になってしまう．その島から本土までは船で10分だが私のいる島までは30分以上かかる．どうして本土に行かないのだというと，家でみてほしいからだという．それなら，本土の医者に頼んだほうが早いと言ったが，往診にきてくれる医者がいないという．

闇夜の海は目を凝らしても岩も波も区別がつかないし，船が不意に揺れたり傾いたりするしであまり気持のよいものではない．迎えにきた漁師にとっても，慣れない道中らしく，互いに緊張して終始無言のまま隣の島へ到着した．

往診カバンを持って急いで走って行くと，患者さんの家の方向がやけに騒がしい．角を曲がるとすぐ患者さんの家だが，道一杯に人がいて玄関はみえず，皆大きな声で喋っている．

家の中にも人が一杯，窓からのぞく人もいっぱい．そんな中，看護師さんという強い味方もなく，たったひとりで患者さんの枕元に座った．

おばあちゃんは寝たきりで長く患った末の，まさに危篤状態であった．「先生どうでしょう」と年取った息子が聞いた．それまで騒がしかった人々の声がやみ，急に静かになった．私の口から出る言葉をみんなが待っていた．「・・・」

わずかな沈黙の後，「とにかくやってみましょう」と私は答えた．一同「ほー」とも「ふー」ともいえるようなため息をついた．さっそく，心肺蘇生を行うと，意識を取り戻すまではいたらなかったが，心肺機能は回復した．集まっていた人達は三々五々家に帰って行った．

それから1週間後，おばあちゃんは一度も意識を回復することなく亡くなった．その時に集まった人の数は，あの夜よりはるかに少なかった．私はなにか割り切れないものを感じた．この1週間は，おばあちゃんにとっていったい何だったのだろう．家族の人たちにとって何だったのだろう．そして，1週間の命を長らえさせた私は，おばあちゃんにとって何をしたのだろうか．

『その答えはいまだに見いだせずにいる．』

ただただありがとうの医者屋

早朝の日が差す畳の部屋で，おばあさんと私は昏睡状態に陥っているおじいさんを挟んで向かい合って座っていた．

おじいさんは5年間に3回の入院を繰り返していた．

一回目は脳梗塞であったが，島に帰りたい一念でリハビリに専念した結果少しの麻痺を残しただけで見事によみがえり，ゆっくりと散歩もできるようになって，二人でのんびりと海のみえる丘まで歩く姿がしばしば見受けられた．

二・三回目は肺炎で生死の間をさまよったが，何とか持ち直して島に帰ってきた．しかしさすがに体力は衰え外に出ることは叶わず，家の窓から海を眺めることしかできなくなってしまった．しかし，そんなおじいさんをおばあさんは明るく支え続けていたので，家の中に暗さは微塵もなかった．二人のもとへの往診はとても楽しみで，三人で交わす会話はとてもゆっくりと穏やかで，癒されるのはいつも私のほうだった．

でも穏やかな日々は長くは続かず，ついに力尽き意識がなくなった．夜明け前，おばあさんから「なんか変なので来てほしい」との電話がかかった．慌てて駆けつけたが私には為す術はなく，残された方法は病院への搬送だけであったが，その話をするとおばあさんは，入院するたびに島に帰ることを懇願されていたことを引き合いに出し，「もういいから，先生診て」と言った．事前に確かめていたわけではないが，島で最期を迎えたいというおじいさんの気持ちと最期を迎えさせてあげたいというおばあさんの気持ちがなぜか真っ直ぐに私の中に伝わり，私は「うん」と返事をした．それからおばあさんは，隣の島に住む娘さんに電話し，静かにおじいさんの横に座った．私もおじいさんを挟んで向かいに座り，「二人でゆっくりとみていようか」と問いかけた．おばあさんは小さくうなずき，おじいさんの手を握った．

少しの沈黙の後，おばあさんはおじいさんのことをぽつぽつと話し始めた．仕事ぶりは真面目で島のみんなから頼りにされていたこと，根っから無口で無愛想だけれど子供が大好きだったこと，入院のたびに島に帰りたいと駄々をこねていたことなどの話に私はうなずきながら，あのいつもの往診のときのように三人で会話をしているような感じになっているのに気付いた．おじいさんの死を目の前にしているのになぜか穏やかでゆっくりと時は過ぎ，一通り話が終わるころ，おばあさんがぽつりと「昨日なあ，おじいさんが初めて『ありがとう』と言ったんよ」と呟いた．初めてというのは結婚して以来初めてということで，そんなことは決して口にすることのなかった人が昨日唐突に口にしたということだった．おばあさんは目に涙をためながらも，とても嬉しそうに何度も話してくれた．

そしてしばらくの静寂の後，娘夫婦が家に飛び込んできた．大きな声で「おとおさん！」と呼ばれる中，おじいさんはゆっくりと息を止めた．

臨終を告げ，往診道具を片付けて帰ろうとするころ，近所や親戚の人たちが次々と家に詰めかけてきた．おばあさんはその対応に追われてしまい，私は声をかけることもできなくなってしまったが，遠くから目を合わせると腰を曲げ大きく頭を下げてくれた．私も頭を下げたとき，心に浮かんだのは「ありがとう」という言葉だった．素敵な死に際をみせてくれたおじいさん，穏やかに見送ったおばあさん，そしてそんな場面に私を呼んでくれた二人に「ありがとう」だった．

『ありがとう』

そして

医師になって40年，そのうち神島診療所には3回通算17年勤務した．島で私は医者屋の先生と呼ばれていた．なぜそう呼ばれるようになったのかわからないし，いつからそう呼ばれるようになったのか島の人もわからない．当初は医者屋と呼ばれるのには戸惑いがあった．しかし，これが親しみを込め，医者を島のひとりとして受け入れてくれたのでそう呼んでくれるのだと自分に都合のよい解釈をしてそう思うようになった．

ということで，私がどのような医者であるかと問われれば，島の人たちが親しみを込めて呼んでくれた「医者屋」としかいいようがない．そしてもう一つ付け加えるなら，私は今のところ日本で一番神島のことを知っている医者であるので「専門は神島」と言い切る．

したがって，私は『神島が専門の医者屋』ということになる．

われわれはどんな医者なのか？

自治医大卒業生から──私はどんな医者か[診療所から]
地域に「寄りそ医」25年,地域こそがわがアイデンティティ

中村伸一

おおい町国民健康保険名田庄診療所 所長

◆ 卒後3年目で赴任したのは医師1人勤務のへき地診療所だったので,必然的に総合診療をやらざるをえない状況にあった.
◆ 赴任当初は,専門医への紹介のタイミングに悩み,慢性疾患管理と幅広い診療範囲に戸惑い,コミュニケーションで苦労した.専攻医も同様のことで壁にぶつかるのではないだろうか.
◆ 私にとっての地域医療・総合診療は義務から始まったが,やりがいを感じ,責任を背負い,教え,伝え,創る段階を経た.今後,まだマイナーなこの領域を,国益につなげるべくメジャーに引き上げることで完結しようと考えている.

　卒後3年目の1991年,福井県最南端に位置する山間のへき地,旧名田庄村(現おおい町名田庄地区)に赴任した.後期研修で離れた2年間以外はずっとこの地に留まり,2018年3月末で通算25年になった.外科医を目指していた私が,まさか四半世紀も同じ地域での総合診療に携わるとは,卒業直後にはまったく予想できなかったことである.

　へき地診療所では,高度医療を担う急性期病院とは大きく異なる環境にある.医師が1人の環境では,必然的に総合診療をやらざるをえない状況といえる.私自身としては総合診療医というよりは,「診療」の枠にこだわらない「地域医療の総合医」という自覚がある.

義務としての地域医療

　福井県立病院でスーパーローテート方式の臨床研修を受けた後に,自治医大卒業生の義務として県庁から派遣されたのが旧名田庄村だった.当時,人口3,150人で,医療機関は名田庄診療所のみである.

　赴任直前の私はへき地での診療にわりと自信をもっていた.福井県立病院での臨床研修は非常に充実しており,特にERでは1年目は全科当直を,2年目は外科系当直を担当し,広範な疾患や外傷を診る多くの機会を得ていたからである.ところがその自信は,赴任直後に見事に砕かれた.

■専門医への紹介のタイミングに悩む

　急性期病院のERでは,初期診療はバックに各科の専門医が控えているのが前提である.へき地診療所では医師は自分一人であり,遠く離れた後方病院に紹介するには一定のハードルが存在する.そのハードルの設定が難しい.

　ハードルを低く設定すると,単なる紹介屋になってしまい,患者は「最初から病院に行けばよかった」と考えるだろう.ハードルを高く設定すると,自分の力量以上の患者を抱え込んでしまい,粘りに粘った挙句に紹介したなら,患者はやはり「最初から病院に行けばよかった」と考えるだろう.紹介するタイミングが早すぎても遅すぎても,診療所医師の存在意義が危うくなってしまう.

1 ある高齢男性患者の場合

もっている疾患	大規模病院	小規模病院	
高血圧症	循環器内科	内科	名田庄診療所
狭心症	循環器内科	内科	
糖尿病	内分泌内科	内科	
慢性胃炎/GERD	消化器内科	内科	
変形性膝関節症	整形外科	整形外科	
前立腺肥大症	泌尿器科	泌尿器科	
慢性湿疹	皮膚科	皮膚科	
白内障	眼科	眼科	

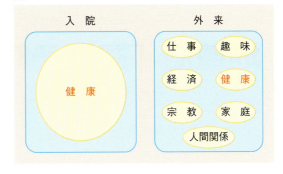

2 入院「患者」と外来「生活者」

■慢性疾患管理と幅広い診療範囲に戸惑う

臨床研修では初期診療を学んだが，外来での慢性疾患の日常管理は学んでいなかったことに，赴任するまでまったく気づかなかった．

高血圧症，慢性心不全，糖尿病などの内科的慢性疾患や，変形性膝関節症など整形外科領域のよくある疾患の管理だけではない．小児の難治性ネフローゼ症候群の患者も遠方の専門医と連携しつつフォローしなければならず，試行錯誤の日々だったが，苦しんだ分だけ修得したものは大きかったように思う．

また，へき地診療所では，一人で複数の疾患を抱える高齢患者を多く診る．たとえば高齢男性で，①高血圧症，②狭心症，③糖尿病，④慢性胃炎，⑤変形性膝関節症，⑥前立腺肥大症，⑦慢性湿疹，⑧白内障，を抱えることはよくある．専門分化された大病院では，①と②は循環器科で診るとしても，7つの科にかかるだろう．中小病院であれば，①～④は内科でまとめて診ても，5つの科にかかることになる（1）．

このような患者たちを診察するうちに，徐々に総合診療が面白くなり，専門医に紹介するタイミングもわかるようになった．

■コミュニケーションで苦労する

急性期病院の研修では，健康問題のみで患者とコミュニケーションをとっていて何の問題もなかった．しかし，診療所では通り一遍の医学的指導が通じない．通じたとしても，ごく少数の模範的な患者に通じるにすぎない．

急性期病院に入院中は，患者にとってきわめて「非日常」的な環境であり，健康問題が最優先となっている．そのような状況だからこそ，患者は医師の言うことを素直に聞き入れてくれることが多い．それに対し，地域医療の現場では，患者は「日常」を暮らす生活者であり，診察室にいる時間帯のみ患者役を演じているともいえる．必ずしも健康問題が最優先ではない生活者に対して，医学的論理を振りかざしても相手の心に届かず，ほとんど役に立たなかった（2）．

模索するうちに，まずは患者の話を聴くこと，理解しようとすることが大切だと悟った．時が経つにつれ，仕事，家族，経済状況，趣味，家屋状況，受診時の交通手段，個人の健康観，地域特有の価値観などを鑑みながら，医学的妥当性との落としどころを探る作業ができるようになった．これも，地元出身の看護師たちのサポートのおかげである．

やりがい感じる地域医療

もともと外科志望であったためか，赴任当初の興味の中心は癌の早期発見，外来および在宅化学療法，緩和ケアなどであり，また，そのニーズは十分にあった．それだけではなく，近隣の病院のご好意で，自分で見つけた胃癌，大腸癌，胆石症，虫垂炎などの患者の手術を執刀する機会にも恵まれた．また，義務年限のあい

3 「あっとほ～むいきいき館」

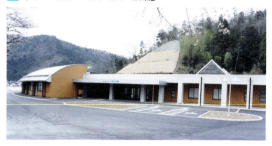

4 2001年度に私が担当した保険者会計と事業者会計

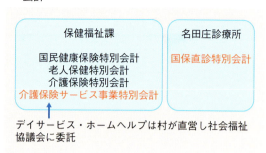

だは，週1回の福井県立病院での研修日があり，手術の助手，内視鏡検査などの研修を行っていた．その間の診療所は，近隣の病院の同僚が代診に来るシステムだった．

赴任後数か月で，当地域では「家で最期を迎えたい」と望む高齢者が多く，家族もそれを支えたいという思いがあることに気づいた．

1991年10月，その思いに応えようと，診療所，役場住民福祉課，社会福祉協議会の全職員からなる「健康と福祉を考える会」を結成し，保健・医療・福祉の連携を進め，住民ボランティアも巻き込んでいった．デイサービスや訪問看護の開始，事例検討会，健康祭や在宅ケア講座の開催，デイサービスボランティアとの協力など次々と事業を展開した．

1996年から，村長の指示で，職員だけでなく住民も参加して保健医療福祉総合施設の建設を計画した．その大切な計画途中で，後期研修の時期がやってきた．

■ 外科の後期研修

自治医大卒業生の義務年限内の異動は，都道府県によって異なる．福井県の場合，私たちの時代の標準的なケースは，福井県立病院での臨床研修2年以外にも同院での後期研修2年があり，残り5年のうち診療所2年，地域の中小病院3年の勤務であった．

私の場合は少々特殊で，自ら希望して診療所に5年留まり，義務最後の2年を後期研修とした．上司にも環境にも恵まれ，多くの外科疾患の診療を経験できた．

責任背負う地域医療

1998年，義務年限明けに，今度は自らの意志で名田庄に戻り，保健医療福祉総合施設の計画に再び参加した．

1999年，診療所と保健福祉センターが一体化した総合施設「あっとほ～むいきいき館」が完成し，地域医療を支える基盤ができた(**3**)．同時に常勤医師2名体制を構築し，私は村役場の保健福祉課長にも任命され，保健・医療・福祉の総括責任者を任された．そのことで，健康づくり，健診，検診，国民健康保険，老人保健，介護保険，障害者福祉，生活保護なども担当課長として，自分の守備範囲となった．2000年度からの介護保険制度の開始前後では，保健福祉課長として住民対象の説明会を何度も開き，議会対応も前面に立って，この制度をスムーズに導入することができた(**4**)．

保健福祉課長としての大きな仕事はもう一つあった．2003年度からの3年間，現在の特定保健指導の元となった厚生労働省の国保ヘルスアップモデル事業に取り組んだ．さまざまな健康づくり事業を行ったが，中でも携帯電話を用いた「IT介入」は国からも注目され，平成19年版の『厚生労働白書』[1]に掲載された(**5**)．また，当地域の高齢者には，田畑でよく働き，近所同士が助け合って，自給自足をよしとする地域特有の伝統的な「生活習慣力」があり，これが健康につながっている可能性が示唆された．

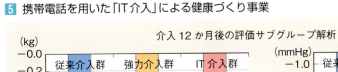
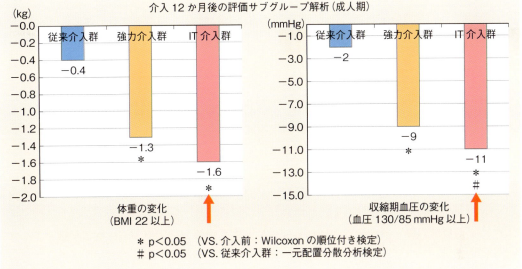

5 携帯電話を用いた「IT介入」による健康づくり事業

働き盛りの世代においては携帯電話を用いたIT介入が有効.

(厚生労働省. 平成19年版厚生労働白書[1]より)

月日が経つうちに, 私たちの活動が数値で現れるようになった. 私が赴任してから町村合併までの15年間（1991〜2005年度）における名田庄村の在宅死亡率は約42％にのぼった. また, 名田庄村の国保医療費地域差指数や老人医療費, 第1号介護保険料を福井県内で最も低いランクに抑えることができた.

教える地域医療

2000年から, 自治医大の臨床講師として, 医学生の教育は行っていた.

2003年, 私は初めての入院, 手術を体験することになった. 特発性頭蓋内圧低下症による慢性硬膜下血腫に罹患し, 脳神経外科で治療を受けた. 頸胸椎移行部での硬膜が破綻して髄液漏を起こしたのが原因だった. 以降, 頸椎に負担をかけないために, 全身麻酔下での外科手術を行わなくなった. 治療後も体調不良は2年程続いた.

2005年, 地方の医師不足から医師1人診療所に逆戻りしたため, 保健福祉課長の職も解かれた. 外科手術から離れ, 保健福祉課長でもなくなった私は, 新たな目標を求めていた時期でもあった.

この年, 前年度に開始された新医師臨床研修制度による地域保健・医療研修（現在は地域医療）の研修医を4週間コースで受け入れるようになった. 研修医と私は毎日メールのやり取りをし, このやり取りは当診療所のスタッフや臨床研修指定病院の研修担当医にも送信している. 評判がよかったのか, 初年度こそ3人だったが徐々に増え, 現在では福井県内の4病院と横浜の病院から研修医が毎年10〜21人集まり, 年間を通じて研修医が来ている. 彼らの多くは急性期病院の臓器別専門医になるが, 彼らに地域医療を教えることで, 地域医療の裾野は広がる. 実際に, 私の主な紹介先である杉田玄白記念公立小浜病院には, 当診療所で研修した医師が毎年6〜7人勤務している. 彼らは当地の実情を理解しているので, 紹介に際し, 心強い存在である.

2010年度からは, 福井県家庭医養成キャリアアップコースの後期研修医が年間6か月当診療所で研修している. 彼らは将来的にも総合診療を実践するので, 臨床研修医とは少し違った

教え甲斐がある．

伝える地域医療

　当診療所に来た目の前の医学生や研修医に「教える」ことはできるようになったものの，それ以外の人たち，言い換えれば広く世間に地域医療を「伝える」術をもてないまま時が経過していた．しかし不思議なことに，ある時点から一気に伝えることができるようになった．

　2009年1月，前年秋以降に収録した『プロフェッショナル仕事の流儀』がNHK総合で放映された．この放映以降，講演会に呼ばれる機会が極端に増えた．

　同年3月，自治医大地域医療学教室の梶井英治教授からのお誘いで編集，執筆にかかわった『地域医療テキスト』(医学書院)を刊行した．

　2010年，初の単著『自宅で大往生』(中央公論新社)を刊行した．

　2011年，単著第二弾『寄りそ医』(KADOKAWA)を刊行した．

　2012年，『寄りそ医』を原案にした2時間のドラマ『ドロクター』がNHK-BSプレミアムで放映され，私の役を小池徹平さんが演じた．本人とのギャップが大きすぎるとのご批判もあったが，もちろん私の責任ではない．

　2013年，ベストセラー『大往生したけりゃ医療とかかわるな』(幻冬舎)の著者である中村仁一先生との共著『サヨナラの準備』(KADOKAWA)を刊行した．

　2019年3月，『入門！自宅で大往生』(中央公論新社)を刊行した．

創る地域医療

　2011年，厚労省「専門医の在り方に関する検討会」(高久史麿座長)で，19番目の基本領域として「総合診療」が位置づけられ，総合診療専門医には「地域を診る」医師としての視点が必要とされた．

　2014年の日本専門医機構の設立後，「総合診療専門医に関する委員会」(有賀徹委員長)では下部組織としてワーキンググループが設置され，私は全国国民健康保険診療施設協議会(国診協)代表として委員となった．まさか制度設計する側になるとは思いもしなかったが，研修目標の設定，カリキュラムやプログラム整備基準の作成，応募された各プログラムの査読，指導医講習会の開催と，次々に準備を進めていった．この過程で委員の方々と議論し，思いを共有できたことは貴重な経験だった．

おわりに

　私にとっての地域医療は義務から始まり，やりがいを感じ，責任を背負い，教え，伝え，創ることで完結するはずだった．ところが...

　2018年度から開始される総合診療専門研修の専攻医1期生は200人に満たず，当初の予想よりも少なかった．総合診療専門研修の専攻医1期生にとっては不安も少なからずあるだろう．しかし，彼らは間違いなく少数精鋭のパイオニアである．私たちは彼らを全力でバックアップしなければならない．先がわからないからこそ人生は面白いと，私は考えている．「安心とつまらなさ」「不安と面白さ」はワンセットといえよう．不安を吹き飛ばし，未知の領域を楽しむつもりで挑んでもらいたい．

　総合診療や地域医療は，まだまだマイナーでしかない．それをメジャーにすることが国益につながると信じている．そのために，今後は「闘う」地域医療を実行する所存である．

文献

1) 厚生労働省．平成19年版厚生労働白書．

われわれはどんな医者なのか？

自治医大卒業生から―私はどんな医者か[病院から]
診察室の外で「私の8年の法則」

後藤忠雄
県北西部地域医療センター長／同センター国保白鳥病院長

- 住民がその地域で暮らしていくことにどういった思いがあり、地域で何が起きていて、それに対して住民がどう考え、どんなことを行っているあるいは行っていきたいのかを住民、医療者、そして行政がともに考え取り組んでいくことが求められ、このスタンスでで取り組んだのが「まめなかな和良21プラン」である．
- このような活動は病院だから、診療所だからといった軸で考えられるものではなく、その地域の状況に応じて考えられるものである．
- 人口が右肩下がりとなるなかで、医療機関のあり方や地域医療を支える仕組みを考えることが求められ、この取り組みが基礎自治体の枠組みを越えたゆるやかな医療機関ネットワーク「県北西部地域医療センター」である．

「私はどんな医者か？」改めて問うてみるとあまりそんなことは考えたこともなく，平平凡凡に臨床医をしてきたといえばそれまでである．ただ，自治医科大学という大学を卒業したために，働くフィールドがへき地といったことぐらいが特徴だったといえる．実際当初赴任したのは病院といってもベット数が20床以上というだけで常勤医も3人程度，特別な専門性をもった医療を行っているわけでもなく，広く浅く目の前の患者のさまざまな健康問題に医師として対応していただけで，そうした臨床の場での個別性，多様性への対応は本書執筆の先生方が書かれているとおりであり，自分自身が特筆すべきことはない．さらに，今回は病院の立場で執筆をとのことであったが，そもそもへき地医療において病院だ，診療所だでどの程度の違いがあるか？ 確かに病院は，ベッドがあり，専門職を含めスタッフがやや多く，多少の医療機器があり，無床診療所よりはサブアキュートあるいはポストアキュート疾患への対応がしやすかったり，病院も含めた地域での看取りに取り組みやすかったりということはあるものの，外来・在宅を含め日常の医療が病院，診療所で大きく変わるものではない．むしろ赴任した地域のサイズ（人口も面積も）やその地域にある資源（保健・医療・福祉いずれも，そして人も物も金も）がどういう状況にあるかのほうが，へき地医療のより大きな規定因子である．病院だからといって，大病院のようにいくつかの専門科があり，そうした中での総合診療科とは立場が異なる．したがって本稿は病院という立場からは的外れな内容になっているかもしれないがご容赦願いたい．

バックグランドの形成

私は，平成元年に自治医大を卒業し，岐阜県立下呂温泉病院で多科ローテーションの初期研修ののち，岐阜県のほぼ中央に位置する小さな山間へき地の村である和良村（現郡上市和良町）

の国保和良病院に平成3年に赴任した．和良村は国保病院を中心に「予防を主とし，治療を従とする」のスローガンのもと，保健医療福祉活動が行われてきた地域であり，非常に刺激を受け勉強させていただく日々であった．赴任2年目に上司から「大学で何か研究事業やるみたいやで，手挙げといたから行ってきてね」といわれ，参加したのが自治医大コホート研究[1]である．この研究は全国12か所の自治医大卒業生赴任自治体参加による循環器疾患に関する疫学研究で，この研究への参加を通じて，さまざまな学びを経験した．和良で5年間勤務後，自治医大地域医療学教室に2年間勤務しこの研究の中央事務局を担当した．

この和良5年，大学2年のあいだにその後の自分の活動に大きく影響を与える3つのことを学んだ．一つはevidence based medicine（EBM）．これは，課題解決のツールであり，自己学習や地域医療への応用に役立つものであった．二つめは，行動科学．EBMの実践をはじめ，その後のさまざまな活動に大きく寄与した．残る一つは，PRECEDE-PROCEED Model[2]などのヘルスプロモーションに関連したことで，これらを地域でどう実践するのかがこれからの課題であると考えていた．

活動の場は診察室だけではなく診察室の外にある

平成10年に再び和良に赴任し，翌年には前任院長の勇退に伴い，35歳で国保和良病院長兼併設介護老人保健施設長へ，さらにその後和良村の保健医療福祉を統括する和良村健康福祉局長も兼務した．この間，保健福祉総合施設の竣工をし，健診システムを集団から施設に変換し，通年実施，がん検診との同日実施，保健師による受診者全員面接，地域事業と連携させた健康づくりなどに取り組んだ．

「予防を主とし，治療を従とする」のスローガンのもと予防医学に取り組んできていた和良村だが，どちらかというと健診・検診を中心とした早期発見早期治療がその中心的な役割をなしていた．それを住民主体の健康づくり，地域づくりにシフトさせていこうと，PRECEDE-PROCEED Modelに基づいて住民と計画し，推進し，評価する保健計画「まめなかな和良21プラン」[3]に取り組んだ（「まめなかな」とはお元気ですかという意味）．地域診断を十分行い平成16年からの10年間にわたる計画を策定し，町村合併もあったがPDCAサイクルを回しながら住民とともに取り組み，さらに現在は後輩医師が中心となって第2期計画に取り組んでいる．地域の方向性を明確にし，保健医療福祉が別々に取り組むのではなく，これらの連携統合で取り組むという地域医療の一つの形につながっていると思われる．医療は診察室で行われる．しかし診察室はわれわれ医療者の土俵であり，われわれの日常である一方，患者や地域住民にとっては相手の土俵に上がって非日常的な空間での議論となる．入院はもっと非日常的な状況である（糖尿病の教育入院を行ってコントロールがよくなっても，帰ればなかなか入院中のようにはいかないのは多くの医療者が経験していることであろう）．であれば，できるだけ，目の前の患者，家族にとって日常的な空間に医療者側が歩み寄ったほうがよいのではないか，診察室から外に出たところの活動も考えたほうがよいのではないかということになる．とはいっても，地域を対象ということになると自分の施設に来ていない人も含めての取り組みになるし，医療者自身が興味あることだけを地域住民に押し付けるわけにもいかない．住民がその地域で暮らしていくことにどういった思いがあり，地域で何が起きていて，それに対して住民がどう考え，どんなことを行っているあるいは行っていきたいのかを住民，医療者そして行政がともに考え取り組んでいくことが求められる．こういったスタンスで取り組んだのが

「まめなかな和良21プラン」である．繰り返しになるがこういった活動は病院だから，診療所だからといった軸で考えられるものではなく，その地域の状況に応じて考えられるものである．

社会変化の中で──郡上市地域医療センターそして県北西部地域医療センターへ

平成16年，いままでの自治医大卒業生のほとんどが経験したことのない町村合併ということが起きた．時期を同じくして，初期臨床研修制度の改変を誘因に医師不足も表面化してきた．これら合併や医師不足により，へき地医療が量的にも質的にも縮小の方向に考えられがちになることが全国各地で多かれ少なかれ生じた．一方，こうしたへき地医療を取り巻く環境変化は，今までの経験や他地域での事例参照ができず新たな取り組みをするチャンスとしてとらえることもできる．こうした中，市内全体のへき地医療を支える仕組みとして，国保和良病院の診療所化（これは公的病院ガイドラインに準じたのではなく，その前から今後のあり方として検討し，病院診療所化と老健病床数増加の再編を行ったもの）に伴って，複数のへき地医療機関を複数の地域医療を専門とする総合診療医で管理運営する郡上市地域医療センターを立ち上げ，市内すべてのへき地診療所を当センターが運営することとなった．その役割としては，外来診療，一次医療，在宅医療をより重視し，特にへき地地域の支援を行うとともに，和良村時代のノウハウを拡大し市の保健福祉事業への関与，医療人材教育への関与，住民と地域医療を考える機会の設置運営支援などであった．

しかし地域医療を取り巻く環境はさらに刻々としかも想像以上に速いスピードで変化・顕著化してきていた．何より大きいのは人口減少と少子高齢化で，全国的には高齢者人口が増え医療需要も高まるといわれているが，郡上市のような地方都市はすでに高齢者人口ですら増減均衡状態であり，市内周辺地域では減少に転じている．つまり全国よりかなり先の状態にあることとなる．こうした右肩下がりの時代に突入しているにもかかわらず医療体制は右肩上がりの時代のままの仕組みを引きずっており，これに加えて医師やメディカルスタッフ不足が加わって，特に小規模病院がどういった役割を果たしどう存在継続していくかが大きな課題となってきている．その中で市内の64床の小病院である国保白鳥病院の院長就任を打診された．さまざまな方に相談しどうするかと考え，「小規模病院の役割＝急性期入院医療（非高度医療）＋回復期・慢性期入院医療（在宅復帰支援）＋外来医療＋在宅（在宅医療・支援）＋健診（健康づくり）＋α」という式のもと，医療の進歩とともに急性期入院医療はより大きい病院が，外来診療や在宅医療は開業医の先生方も含めて診療所が主に担うことを考えると，小規模病院はサブアキュートあるいはポストアキュートへの対応，在宅医療の一部と在宅医療を継続するための支援（たとえば急な入院対応や24時間対応の支援など），健診も含めた健康づくり，そして＋α分としての何かに重きを置くことかと考えた．幸い白鳥病院は保健福祉介護にかかわる分野も担っていたので，とくに在宅医療関連分野の充実にいっそう取り組むことが今後の方向性の一つであると考えた．

さて，残るは＋α分．それが地域医療とくにへき地医療支援体制の構築であった．郡上市地域医療センターの機能を引き継ぎさらにその運営ノウハウをうまく使うこと，診療所群のみの構成ではその診療圏人口減少が急速に進むへき地において医師のバッファー機能ももちながらの中長期的継続は財政的課題や費用対効果の観点から困難であるという弱みに対応すること，さらには近隣自治体で自治医大卒業生たちが一人診療所で孤軍奮闘し続けており，その負担軽減とその後の継続体制を構築することなどを考

1 市内公的医療施設の変遷

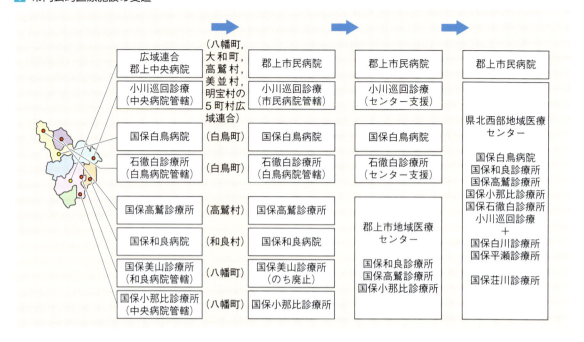

え，人口減少時代をにらみ基礎自治体の枠組みを越えた連携がさまざまな分野で模索されているように，地域医療とくにへき地医療においても，複数自治体と連携して仕組みを構築すれば新たなへき地医療を支えるモデルとなりうるのではないか，そして医師のバッファー機能や，今後より求められる在宅医療を支えるバックベッドなどのハードと，多様な状況に対応するための多職種といったソフトを提供する母体として国保白鳥病院をその基幹医療施設と位置づけることで+α分になりうるのではないかと考えた．県に提案し，県から郡上市，高山市，白川村の2市1村に提案していただいて検討を重ね，立ち上げたのが県北西部地域医療センター（**1**）である．具体的には，2市1村で基礎自治体の枠組みを越えた緩やかなネットワーク（つまり明確な一つの組織とはなっていない）を形成し，国保白鳥病院を基幹医療機関と位置づけて特にへき地医療と在宅ケアをその組織の主目的の一つとする仕組みということになる．2市1村で連携協定を締結し運営を開始，通常診療の相互支援をはじめ，在宅のバックベッド機能や，診療所常勤医不在時の看取りや急変の対応，あるいは急な出来事による医師不在への対応などが行われてきている．

で，私はどんな医者か？

自分の歴史を振り返りながら地域の中で取り組んできたことを列挙した．自称「8年の法則」である．初期研修の2年終了後，地域医療にかかわる医師として，というよりまず医師として一人前になるよう勉強させていただいた最初の8年（和良病院5年+自治医大2年+和良病院再赴任1年），社会情勢の変化の中で病院長としてどう地域医療に取り組むべきか，地域医療そのものを勉強させていただいた次の8年（和良病院長8年），ネットワーク化を図りどう地域医療をシステムとして支えるか模索したその次の8年（和良病院診療所化と郡上市地域医療センターの立ち上げ・運営の8年）を経て，あらためて自治医大卒業医師としての責任と使命を

2 県北西部地域医療センターが掲げる地域医療のABC

A) All residents and all community：
　われわれの施設に来る人も来ない人も含めてすべての地域住民，そして地域すべてを対象に，
B) Borderless：
　そこにあるあらゆる問題に境界なく（解決できないにしても）必ず対応し，
C) Comprehensive：
　医療面だけではなく保健・福祉・生活面など包括的にかかわりながら，
D) Do the right things right：
　正しいことを正しく実践し，
E) Evidence based medicine and public health：
　そのために根拠に基づく医療・保健・福祉の手法を身につけ，
F) Focus on the person, family and community：
　まさに目の前のその人，その家族，その地域に焦点を当てて，
G) Global thinking：
　グローバルな考え方ももちながら，
H) Health promotion：
　ヘルスプロモーションを展開し，
I) Integrate：
　結果これらを通して起きていることを，目の前に存在する人として，目の前に存在する家族として，目の前に存在する地域として統合することができ，
J) Join together：
　そしてこれらの活動を，医療人・住民・行政がさまざまな形で相互参加するつまりコミュニティーを基盤として行う．

鑑み，より広域的なネットワークのもとで地域医療に取り組む活動の〇年（県北西部地域医療センターの立ち上げ・運営と白鳥病院長，ただしこれが8年になるかどうかは…）と，おおむね8年ごとに転機を迎えている．総合診療医として医療への取り組みは当然として，われわれのセンターの掲げている地域医療のABC（2）を示して，私がどんな医者でどんなことをしているかを感じとっていただければ幸いである．

文献

1) Ishikawa S, et al. The Jichi Medical School (JMS) Cohort Study Group. The Jichi Medical School (JMS) Cohort Study：design, baseline data and standardized mortality ratios. J Epidemiol 2002；12：408-17.
2) Green LW, Kreuter MW. Health Promotion Planning：An Educational and Ecological Approach. 4th ed. McGraw-Hill Humanities/Social Sciences/Languages；2004.
3) 「まめなかな和良21プラン」ホームページ
　http://www.gujo-tv.ne.jp/~clinic-wara/mamenaka21.html

われわれはどんな医者なのか？

自治医大卒業生から―私はどんな医者か[病院から]
地域で医療を行う医者として

丹羽治男
東栄町国民健康保険東栄病院

- ◆ 日本人は認知症化の道をたどっている．
- ◆ 地域包括ケアシステムの真の目的は地域存続である．
- ◆ 地域包括ケアシステムの構築はつながりを取り戻す作業であり，「生かす，学ぶ，伝える」実践である．
- ◆ 目の前のお年寄りの生きる価値は，自分との関係の中にある．

出発点

　大学受験の冬，2度の試験を通過し医学部に入る．6年にわたる過程を経て医師になる．医師として患者とかかわり，彼らの人生に影響を及ぼす．自分の記憶力，理解力，了見，足りないものばかりの中，医者となった自分が目の前の患者に害をなすのではないかという不安から逃れがたく，今に至るまで持ち続けている．的確に診断する，正確な処置や手術を行う，検査データが改善する，苦痛を取り除く，さまざまな指標を用いてかかわり方を評価し，一喜一憂するわけだが，それらだけで本当によかったかどうか自信がない．地域の中で医者の役割は何であろうか？

根拠に基づいた医療

　自治医大を卒業し，2年間の初期臨床研修を終えるとへき地に赴任する．そこでは系統的な指導を受けられる環境はまれで，生涯の師としてロールモデルとなりうる指導者に巡り合えれば非常な幸運である．限られた経験，医学的知識も絶対的に足りない．内科学書を1冊まるごと頭に入れることは難しい．目の前の患者によりよい診療を行うためにはどんな方法論がよいか，自分にとってその方便の一つがEBM（根拠に基づいた医療）である．目の前の患者から課題を抽出し，疑問を定式化する．その問題に対して言語化されている情報を網羅的に収集する．得られた情報に対し，臨床疫学の手法を用いて批判的に吟味を行う．結果を目の前の患者に適応する．この4つのステップを順を追って行えばよいのであるが，最初のステップからつまずくことが日常である．目の前の患者から課題が抽出できない．LDLコレステロール高値の患者に対する治療において，LDLコレステロール値の低下は代用エンドポイント，死亡や心筋梗塞の発症は真のエンドポイントといわれている．確かにLDLコレステロール値を下げることに強い関心をもっている患者もいるが，そうでないことも多い．「早くお迎えが来てほしい」といっているお年寄りにとって，死亡率の低下は真のエンドポイントとは言い難い．心筋梗塞にはなりたくないが，それが人生において最優先事項といえるのかどうか．科学は価値

を取り扱わないことが前提となっている．いつまでたっても真のエンドポイントにたどり着けないでいるのである．

　エンドポイントを考えるうえでICF（国際生活機能分類）の考え方は参考になる．『病院の世紀』[1]のあいだは心身のレベルで考えれば事足りた．死亡や心筋梗塞は真のエンドポイントでよいだろう．21世紀は地域包括ケアシステムの時代である．生活の質を数値化すると代用になるかもしれないが，高齢者の尊厳と自立をどう考えればよいか難しい問題である．「生きている価値は何か？」を問うことになるからである．先にも述べたようにこれは科学で取り扱える問題ではない．

　ステップ2の網羅的情報収集，ステップ3の批判的吟味は1990年代に自分達でMEDLINEを検索してレビューを作成したころに比べればはるかに容易になった．ある程度トレーニングを積めば必要な情報が「3分で選べる，読める」ようになる．次の壁はステップ4にある．論文の内的妥当性は評価できるようになる．しかし外的妥当性はどうか，果たして目の前の患者に適応できるのであろうか．一つにはステップ1で真のエンドポイントが設定できていない以上，得られた結果も目の前の患者にとって真実にはなりえない．もう一つの問題，それは「理想気体は存在しない」ことにある．質量のない気体も摩擦のない床も日常的には存在しない．さまざまな要因がかかわり影響し合ってさまざまな結果が生み出される．定まらない的に向かってやみくもに石を投げてみても，予測や制御ができるとは思えない．

認知症と向き合う

　ぼけたことをしてしまったと思うことは数知れない．小学校のころはテストでよくおっちょこちょい間違いをした．夢中になって古いブラウン管テレビを分解して，部屋中油まみれにし

1　認知症度質問票

1）昔のことはよく覚えている
2）身近な人から性格の変化を指摘された
3）自分が間違っていると言えない
4）体の調子に波がある
5）嫌なことをいつまでも思いだす
6）最近こだわりが強い
7）強い態度に出られるとつい反発してしまう
8）最近急に年をとったような気がする

た．舞い上がって肩の力が抜けなかった試合も多かった．読書やゲームにはまって生活リズムを乱すこともあった．カーッとなって言ってしまった悪口の数々，自分が正しく相手は間違っていることを説明しようとする愚行をいまだに繰り返している．自分はぼけたままこの一生が終わるのだ，そう思う．

　認知症の定義はおおむね次のようなものである．意識が最も目覚めた状況において，一度発達した知的機能が脳の器質的疾患により不可逆的に障害されること，そしてそれにより社会生活に支障をきたしている状態だ．意識は常に変容し，変動する．発揮される知的機能は環境に依存している．中枢神経疾患はどんどん発見され，解明されているが，未知のものも数限りなくありそうだ．社会生活に支障をきたしているかどうかは評価するものの視点や視野によって大きく変わってしまう．ぼけているのは誰か？

　2000年ごろに杉山孝博先生による『ぼけの法則』[2]という本に出合った．八大法則を知ることでぼけが理解しやすくなるといわれている．実際認知症の家族の話をぼけの法則に沿って解釈すると家族は頭では理解できるようになる，そんな非常に強力なツールである．八大法則は，題名だけあげてみると記憶障害，症状の出現強度，自己有利，まだらぼけ，感情残存，こだわり，作用反作用，了解可能性，衰弱の進行からなっている．この法則を参考にして質問票を作成した（**1**）．この質問票をさまざまな場面で使用してみると，認知症の患者，特にアルツハイマー型認知症では高い得点を示す．老人

向けの地域での講話では，認知症ではなさそうな方もかなり手があがる．研修医や学生ではほとんど該当しないが，指導医の年齢になると地域のお年寄りと変わらない状況になる．認知症もその他の疾患と同様に恣意的な判断による．その境界は不明瞭だ．

認知症の本質を問うならば，認知症といわれる患者の診察を思い浮かべるとよいかもしれない．話しかけても返事はない．正面から診察しようと手を出すと激しく抵抗する．そんなときに馴染みの看護師が会話にならないコミュニケーションを図り，場の雰囲気が和んでいるあいだに，後ろからそっと聴診器を当てても抵抗どころか気づいてさえいない．みえる範囲はぐっと狭くなり，奥行きの認識もできなくなる．記憶は過去にさかのぼって限定されていき，認識されている今も意識そのものが狭窄状態に陥っている．置かれている状況がわからなくなり，周囲とのつながり，コミュニケーションを失っていく．視野狭窄とコミュニケーション障害と定義できそうである．

生活にほころびがみられるようになった高齢者の家族は「認知症ではないか？」と外来を訪れる．一方で，できないことがあっても「そんなもの」と思ってうまく協力している高齢者世帯も多い．両者を分けるものは，「支援できる関係があるかどうか」である．認知症の日本人はどんどん増えている．高齢化が進んでいるからだけではなく，年齢別有病率も増えている．携帯電話も介護保険制度もドネペジルもなかった時代よりも生活に支障をきたすお年寄りが増えたのである．認知症といわれる日本人が増えた原因は何か．地域で医療に携わる者の実感としては，「個人と共同体の関係がずっと悪化し続けている」としかいいようがない．見渡してみれば小さい子供は発達障害，若者から中年は新型うつ，老人は認知症，いずれも探せば器質的な異常がみつかるかもしれない．しかし，難しい議論をしなくても視野狭窄とコミュニケーション障害をきたした個人とあらゆるレベルで破壊が進む日本の共同体の「つながり」を失っていった状況と関連づければよい．ただ表面に現れている事象にすぎないように思える．日本人は認知症化の道をたどっている．

「お前も認知症なのか？」と問われれば，「間違いなくそうだ」と答えるしかない．凡夫には限られた視野しかなく，認識できるつながりもわずかである．色即是空を悟るものは出現しがたい．東栄町では早くから認知症事例検討会を行ってきたが，ここ数年認知症を外して「事例検討会」にしている．人様を認知症呼ばわりするのはおこがましいし，われわれは容易に顕在的認知症化するのである．最近の事例対象者は「赴任してきた若い医療従事者」であった．

地域医療は何のために

地域包括ケアシステムの目的は高齢者の尊厳と自立した生活といわれている．その高齢者の生活を支え切れずに介護の犠牲になる，または介護殺人に至る事例がマスコミを賑わす．そうならないためにシステムを構築するのだが，人も金も目減りしつつある今の日本がそれらの力に頼らず実現することは困難だという結果になりがちである．

そもそもシステムとは何か．システムの特徴は，全体として目的や使命をもつ，部分だけで全体を説明することはできない，全体が部分に影響を及ぼし，また部分的な変化が全体に影響を及ぼす．多層性を示し，機能的，空間的，時間的関係をもつ，関係は競合と協力があるなどがあげられるであろう．よりよいシステムを構築するためには，ひとまず自分（部分）の立場は脇に置いておいて，全体を見渡し，共有できる目的や変えてはいけないものを設定し，ビジョンを策定する．そのうえでその中に自分の居場所をみつける作業が必要である．部分である個人の状態を目的と掲げることはシステムの

性質から根本的に矛盾するように思える.

　すべてのものは変わりゆく,無常である.それでも守ろうとすることは煩悩の類といえるかもしれない.自分の命や金,生活に執着すれば,結果的に他人から何かを奪うことになり,得られたものを奪われる心配が生じる.個人のあいだで対立が昂じ,結果として誰も幸せになれない.価値相対であり分別をもつことはよいことではないかもしれない.それでもわれわれのシステムが共有できる目標は共同体の永続においてみたい.集落の消滅に直面しているへき地だけではなく,家も,学校も,職場も,地域もますますつながりを失って,日本全体が霧のように消滅していく心配にかられる.杞憂ではない気がする.85歳以上人口のピークをすでに越してしまった地域では,地域包括ケアシステムの後の時代を今歩んでいる.目的は,高齢者の尊厳と自立から地域存続へ,そのビジョンの中での高齢者の居場所と役割づくりにシフトしていく.ICFでは社会への参加と役割の部分にあたるが,『生物の世界』[3]を生んだ日本なら居場所と役割といってもよいかもしれない.このシステムの中で働くわれわれは,心身の健康面の脆弱性,生活能力の低下にさらされている高齢者を支えることが主な仕事になる.老い,病,看取りを通して,将来へと続く地域の中での目の前のお年寄りの居場所と役割を一緒に探し続けることが求められる.そのとき自分は目の前のお年寄りを支えることができるつながりを保てているかどうか.目の前のお年寄りの生きる価値を論じることはできないが,どこにあるのかはいうことができるかもしれない.それは彼らと自分のつながりにあると.そうして地域包括ケアシステムの目的は,地域存続となるのである.戦略を評価する重要な軸は,つながりを取り戻せているかどうかとなる.頭で考えたしくみはおおよそ失敗に帰結する.うまくいっていたときのつながりをまねることが最も有効であり,それは失われつつある高齢者から学ぶことである.大切なことを学んだわれわれは次世代に伝える.高齢者を生かし,学び,伝え,子どもたちを地域の将来に生かす.自分の医者としての居場所,役割がその過程の中でみえてくる.

まとめ

　同僚から「お前はするめのようだ」と言われたことがある.諸説あるようだが,日本人はするめを古くからお供えものとして扱った.米作りに携わったことのない自分に日本人を論じる資格はないかもしれない.しかし自分は,地域の存続,日本がこの先も続いていくように祈り,できることをして生きていきたいのである.

文献
1) 猪飼周平.病院の世紀の理論.有斐閣;2010.
2) 杉山孝博.ぼけなんかこわくない ぼけの法則―正しい知識こそが何より心強い味方.リヨン社;1999.
3) 今西錦司.生物の世界.講談社文庫;1972.

われわれはどんな医者なのか？

自治医大卒業生から──私はどんな医者か［病院から］
へき地勤務で得た教訓について

仲田和正
医療法人西伊豆健育会病院

- ◆ 医師人生で全科ローテートは財産である．
- ◆ いきなりへき地に放り出されてもがくと身につく．
- ◆ 人に望まれて働くのが幸せである．
- ◆ 医学の最新知識はトップジャーナル総説で学ぶ．
- ◆ へき地の医師集めは勉強会と全国への情報発信．

医師人生で全科ローテートは財産である

　私は1978年に自治医大1期生として同級生の山本和利君（現札幌医科大学総合診療科教授）とともに卒業した．自治医大卒業生はへき地勤務が前提である．2人とも田舎で役に立つ医師になりたいというのが願いであったから初期研修の2年間は全科をローテートすることにした．

　初期研修は静岡県立中央病院（現静岡県立総合病院）で行った．病院側も初めての多科ローテート研修で面倒だったとみえて，研修プログラムはすべて私達に丸投げしてきた．研修のあいだにこっそり10日間の休暇を入れギリシャ旅行に行ってきたが誰にも気づかれなかった（ふっふっふ）．

　学生時代に和利君は『セシル内科学』を，私は『ハリソン内科学』を英語で通読していたので，多少の自信をもって研修生活に臨んだのだが，現実の臨床で自信は無残に打ち砕かれた．研修では知らぬふりをして聞いて聞いて聞きまくるのが上策である．「なんだ，こんなことも知らないのか」と言いながらも喜んで教えてくれる．聞けばとりあえず手っ取り早く要点をつかめる．それからさらに自分で調べればよい．

　産婦人科研修では「君らへき地に行くから」と帝王切開や卵巣嚢腫摘出などを何と執刀者として手術させてくれた．分娩は18例させてもらった．新米助産婦さんの分娩を横取りして申し訳ないので毎晩分娩室を掃除してから帰ったら，ひどく感動されて人は妙なところで評価されるものだと思った．そのころ産科で勤務していた看護婦さんに数年前，静岡の看護協会で偶然会ったが，わずか2か月しかいなかった40年近く前の一研修医の私の名前を憶えていたのには驚いた．分娩室の掃除までしてくれた研修医はほかには一人もいなかったというのである．しかしその後の私の人生で実際に分娩介助技術が必要となったことはなかった．

　初期研修の2年間は毎日毎日が新鮮であった．新しい知識，技術が滝のように入ってくる．日々確実に自分が進歩しているという実感があった．内科，外科，整形外科，泌尿器科，眼科，耳鼻科，皮膚科，精神科，歯科，リハビリ科，何一つ無駄なものはない．人間から臓器を一つ一つ取り出して考えるほうが無理な話で，お互い相関している．

中山書店おススメ好評書のご案内

診療の現場のスキルアップを目指すなら！

加藤士郎先生著のイチ押し書籍

漢方・東洋医学のスペシャリスト

最新刊

臨床力をアップする漢方
西洋医学と東洋医学のW専門医が指南！

- 著 加藤士郎
- A5判 並製 272頁 2色刷
- 定価（本体 4,300円+税）
- 978-4-521-74748-4

西洋医学と東洋医学に精通する臨床のスペシャリストが執筆。高齢者の慢性疾患や諸症状から婦人科、小児科疾患、歯科疾患、生殖医療にまでわたる広範な疾患・症状をカバー。

高齢者プライマリケア 漢方薬ガイド

白石吉彦先生著 大人気！【離島発】シリーズ

日常診療に即対応できる内容です！！

離島発 とって隠岐の 外来超音波診療
動画でわかる運動器エコー入門
肩こり・腰痛・五十肩・膝痛のみかた

- 著 白石吉彦
- B5判 並製 184頁
- 2色／4色刷
- 定価（本体 6,000円+税）
- 978-4-521-74520-6

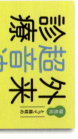

← コチラ
モバイル端末で視聴体験！
「CHL 伸張制限」

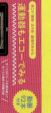

離島発 とって隠岐の

ガイドラインの最新情報に対応！

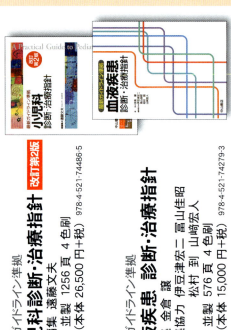

最新ガイドライン準拠
消化器疾患 診断・治療指針
- 総編集　佐々木 裕
- 編集委員　木下芳一　下瀬川 徹　渡辺 守

B5判 並製 480頁 4色刷　978-4-521-74601-2
定価 (本体 15,000 円+税)

ENT 臨床フロンティア Next
耳鼻咽喉科 標準治療のためのガイドライン活用術
- 編集　小林俊光　髙橋晴雄　浦野正美

B5判 並製 320頁 4色刷　978-4-521-74518-3
定価 (本体 12,000 円+税)

最新ガイドライン準拠
小児科診断・治療指針 改訂第2版
- 総編集　遠藤文夫

B5判 並製 1256頁 4色刷　978-4-521-74486-5
定価 (本体 26,500 円+税)

最新ガイドライン準拠
血液疾患 診断・治療指針
- 編集　金倉 譲
- 編集協力　伊豆津宏二　冨山佳昭　松村 到　山崎宏人

B5判 並製 576頁 4色刷　978-4-521-74279-3
定価 (本体 15,000 円+税)

学会発表・論文作成の困難に打ち勝つ

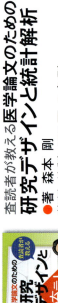

査読者が教える医学論文のための
研究デザインと統計解析
- 著　森本 剛

菊判 並製 176頁 2色刷　978-4-521-74508-4
定価 (本体 3,000 円+税)

研究デザインから統計解析まで を独自の視点で懇切丁寧に解説した本邦初の書籍。「なぜこうなっているのか？」「なぜそんなことをするか？」という統計計理論を裏付けた解説は、読者の理解を格段にアップさせる。

査読者が教える
採用される医学論文の書き方
- 著　森本 剛

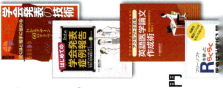

驚くほど相手に伝わる
学会発表の技術 わかるデザイン 60のテクニック
- 著　飯田英明

B5判 並製 160頁 4色刷　978-4-521-74094-2
定価 (本体 3,000 円+税)

はじめての学会発表 症例報告
レジデントがはじめて学会で症例報告するための 8scene
- 著　國松淳和

A5判 並製 192頁 2色刷　978-4-521-74386-4
定価 (本体 3,200 円+税)

アクセプトされる英語医学論文作成術
最新の臨床研究から学ぼう！
- 著　田村房子

菊判 並製 144頁 2色刷　978-4-521-73979-3
定価 (本体 2,500 円+税)

フリーソフト R を使った らくらく医療統計解析入門
すぐに使える事例データと実用 R スクリプト付き
- 著　大㟢陽一

B5判 並製 192頁 2色刷　978-4-521-74364-6
定価 (本体 4,000 円+税)

ご注文書

Fax 0120-381-306 (フリーダイヤル)

生存時間解析がこれでわかる！
臨床統計まるごと図解
●著 佐藤弘樹 市川 度　A5判 並製 192頁 2色刷
定価（本体 2,800 円＋税）　978-4-521-73715-7

こう書けばあなたの論文もアクセプト！
大好評の医学論文の書き方指南書
定価（本体 2,800 円＋税）　978-4-521-73701-0

定価（本体 3,200 円＋税）　978-4-521-73479-8

書名	定価	冊数

お申し込み方法　注文書に必要事項をご記入のうえ、お取り付け書店にお渡しくださるか、直接小社までファックスでお申し込みください。※直接小社へご注文の場合、送料を別途申し受けます。

●お名前（フリガナ）

●ご連絡先　〒

●電話（　　）　　　　●FAX（　　）

●取扱書店

書店

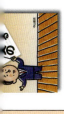

中山書店　〒112-0006 東京都文京区小日向4-2-6　TEL 03-3813-1100
　　　　　　https://www.nakayamashoten.jp/　　　FAX 03-3816-1015

2019.3

高齢者によくみられる疾患・症状に対し、最初に使いたいファーストチョイス、3 処方を中心に適応症状や使い方のポイントを解説。

定価 (本体 3,000 円+税)
978-4-521-74363-9

領域別プロフェッショナルのステップアップブック

内科で診る不定愁訴
●監修 加藤 温 ●著 國松淳和
A5 判 並製 172 頁 2 色刷
定価 (本体 3,200 円+税)

Dr. Kの診断マトリックスでよくわかる不定愁訴のミカタ

"不定愁訴"から内科疾患を見抜く技術。

978-4-521-73996-0

レジデントのための 糖尿病・代謝・内分泌内科ポケットブック 新書判 並製 448 頁 2 色刷
●監修 野田光彦
定価 (本体 3,200 円+税)
978-4-521-74599-4

これだけは知りたかった 糖尿病診療・療養指導 Q&A 第2版
●監修 岩本安彦 ●編集 吉田洋子 B5 判 並製 312 頁 4 色刷
定価 (本体 4,000 円+税)
978-4-521-73953-3

当直医のための 小児救急ポケットマニュアル
●監修 五十嵐 隆 ポケット判 並製 522 頁 2 色刷
定価 (本体 2,800 円+税)
978-4-521-73953-3

小児科外来の鑑別診断術 迷ったときの道しるべ
●編集 宮田章子 富本和彦 B5 判 並製 304 頁 4 色刷
定価 (本体 8,200 円+税)
978-4-521-74372-1

外来で診る不明熱
●監修 加藤 温 ●著 國松淳和
A5 判 並製 256 頁 2 色刷
定価 (本体 3,500 円+税)

Dr. Kの発熱カレンダーでよくわかる不明熱のミカタ

「不明熱外来」を開設し、多くの不明熱患者を診察して見えてきたことは?

978-4-521-74539-8

エキスパートから学ぶ 皮膚病診療バイブル
●編集 秀 道広 青山裕美 加藤則人 B5 判 並製 376 頁 4 色刷
定価 (本体 9,000 円+税)
978-4-521-74723-1

循環器内科ポケットバイブル
●監修 小室一成 ●編集 候 聡志 渡辺昌文 眞鍋一郎 波多野将
新書判 並製 536 頁 2 色刷
定価 (本体 5,000 円+税)
978-4-521-74266-3

子ども・大人の発達障害診療ハンドブック 年代別にみる症例も発達障害データ集
●編集 内山登紀夫 編集協力 宇野洋太 蜂矢百合子
B5 判 並製 328 頁 2 色刷
定価 (本体 7,500 円+税)
978-4-521-74568-8

外来診療 小ワザ 離れワザ
●著 白石吉彦 白石裕子
A5 判 並製 208 頁 4 色刷
定価 (本体 3,500 円+税)
978-4-521-73958-8

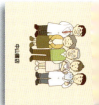

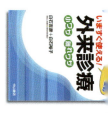

勉強方法であるが，英語論文を1回だけ読んでも1か月もすればほぼすべて忘れてしまう．学んだことをまとめて，プリントアウトし人に教え，自分自身はそのプリントで何度も「怒涛の反復」を行うことにより知識は確実に定着する．これはこの研修医のときに体得し，現在も行っていることである．内科の勉強会で腹部単純X線の読み方をまとめたときには，洋書を何冊も通読してからまとめた．

初期研修中，天竜川上流の佐久間町の診療所医師がいなくなり，静岡県立中央病院（現静岡県立総合病院）から医長クラスの内科医師を毎週交代で数か月派遣したことがあった．副院長に，勉強になるだろうから一緒についていったらといわれ，それもそうだと同行した．これは夜の旅館での飲み会も含めて，オーベンと一対一で各診療科の疑問点，具体的処方などを徹底的に質問できる願ってもないチャンスであった．消化器，循環器，内分泌，神経内科の医長に個人レッスンをしてもらえたのである．また結婚観，人生観などおおいに人生勉強になった．

2年間の初期研修が終わったとき，全科で学んだことを「全科研修虎の巻」と称して冊子にして内科勉強会で発表したところ，同僚や勉強会に来られている開業の先生方からもたいへん喜ばれた．当時，単科のストレート研修しかできなかった京都大学からの先生方には，全科をローテートする私達をたいへんうらやましがる方もいた．

また診療所には多彩な疾患の患者が訪れた．私達はそれまで全科をローテートしていたので，小児科疾患などを実際どう治療したらよいか医長達に逆に聞かれることも多かった．このへき地診療所を初めて見学して，特に驚いたのは整形疾患の多さであった．内科，小児科と整形外科の3つを学べば，へき地で遭遇する疾患の8割以上に対応できるなというのが実感であった．私はそれまで外科に進むつもりであったが，このときに整形外科を選択することを決めた．外科系は師について鍛錬を積まなければ一人前にならない．しかし内科系は初期研修で一通り実技を学べば，あとは独学でできるのではと思った．後年，ある大都市の外科医会から整形外科の講演を頼まれた．なぜ外科医会で整形外科の講義なのかと尋ねたところ，実際に「外科」で開業してもみる疾患のほとんどは整形外科疾患なのだということであった．消化器外科，呼吸器外科の専門医として病院でやってきても，ひとたび「外科」で開業するとみる疾患のほとんどは整形外科疾患になるのである．

いきなりへき地に放り出されてもがくと身に付く

初期研修中，麻酔で怖い思いをしたことから医師3年目，浜松医大で半年間麻酔科の研修をさせていただいた．その後，天竜川上流の佐久間町にある佐久間病院へ4年間赴任した．医師は，内科の名誉院長，整形外科の院長，そしてひらの私の3人だけである．しかし，それまで全科ローテートしたとはいえ，2年間の研修ではあまりに短すぎ，実力不足をひしひしと感じた．やはり4〜5年の鍛錬の後にへき地に出るべきだったと思った．

当時はまだインターネットもなく日々の疑問点を解消するには医学書を大量に買ってくるか，初期研修病院の先輩の先生方に黒電話で尋ねるしかなかった．ただ田舎の4年間で自分に足りないものが明確にわかった．多くの問題意識をもつようになり，その後の後期研修ではたいへん貪欲になれた．また決して忙しい病院ではなかったので多くの英語の医学書を通読できた．また英語の勉強を集中的に行いへき地にいるあいだに英検1級，ECFMG/VQEに合格することもできた．

現在，オーストラリアの医学部では，医学部3年の時点で何と1年間のへき地実習を選択することができる．都会の病院で研修した学生

と，田舎で研修した学生を比較したところ，田舎組のほうが，はるかに実力がついたため，田舎の病院実習が積極的に取り入れられるようになったのである．よき上司さえいれば田舎での実習はオールラウンドの実力がつく．

『「分かりやすい教え方」の技術』（藤沢晃治，講談社ブルーバックス）という本がある．旋盤の技術を，座学を行ってから実習に入るグループと，いきなり実習をやらせてしまうグループと比較すると，後者のほうがはるかにできるようになるというのである．これは，いきなり実習を行うと，自分が困ったポイントがよくわかり，そこに細心の注意を払うからという．また，病院で准看護師として勤務し，決意して正看護師の看護学校へ入学するナース達がいるが，トップクラスの成績を取るナースが多い．彼女らに聞いてみると，病院で勤務したときのさまざまな病気を，改めて看護学校で理論的背景を学ぶことにより，そういうことだったのかと腑に落ちることがたいへん多いのだそうだ．

いきなり現場に放り込むと却って伸びる．「艱難汝を玉にす」というのは本当らしい．

人に望まれて働くのが幸せ

4年間のへき地勤務が終了し，自治医大整形外科で4年間の整形外科研修と大学院博士課程を開始した．容易に知識，技術を習得でき，宝の山に入ったような気がした．その後，静岡に戻り島田市民病院で3年間，整形外科医として勤務した．ここは年間の整形外科手術は1,000例を超えており，短期間で膨大な症例を経験することができた．

その3年間が終わるころ，平成元年，医療法人健育会により西伊豆健育会病院が創立された．へき地の西伊豆での医師確保は容易なことではなかった．自治医大の義務年限明け後，どうするか悩んだ．事務長が虎屋の羊羹を持って2回も私のところに来てくれた．民間の病院へ就職することには不安もあった．しかし，島田市立病院にいた3年間，8人いた整形外科医の中で，私の外来患者数は医長に次いで多かった．民間病院であっても集客はできるのではと思った．背水の陣で自分を試してみたかった．伊豆半島西海岸に整形外科医は1人もいなかった．両親は「自治医大の義務年限は終わっているのだから」と反対したが，人に望まれるところで働いたほうが幸せではないかと思い，当初は2，3年のつもりで平成2年，西伊豆に家族で赴任した．家内も「自治医大1期生なんだから都会にいるのは，あなた居心地が悪いでしょ．まあ，山より海のほうがいいかなあ」と後押ししてくれた．

医学の最新知識はトップジャーナル総説で学ぶ

最初は整形外科医として西伊豆病院に勤務したのであるが，小病院の一人当直では，脳血管疾患から心筋梗塞，何でもみなければならない．医師不足は相変わらずで，78床の病院なのについには常勤医師3人にまで減少してしまった．毎月10日以上の当直となり年末年始に4日間地獄の当直をしたこともあった．

へき地であり大病院までは1時間15分から1時間40分かかるので，とりあえずすべての疾患がまず西伊豆健育会病院に集まる．常勤医師は，外科，整形外科，泌尿器科の3人しかいないのに内科疾患は普通にみなければならないし入院もさせなければならない．地元の患者はわかってくれているからよいが，やっかいなのは都会からの見舞客であった．不安な顔で，「あのー，先生は整形外科ですよねえ．うちの父は心不全ですよねえ？」と聞かれるのである．聞かれる側もつらい日々であった．

また病院で検診もしていたから胸部X線の読影も私が行わなければならない．とにかく，見逃しが怖かったので，胸部X線の読影能力

を高めなければならなかった．そこで胸部X線，CTの洋書，和書の単行本を30冊ほど通読し，ようやく多少の自信を得ることができた．

内科医がいない中で，常勤医3人で何とか内科疾患の知識を得て共有する必要があった．全科的かつ正しい知識を常にアップデートするには一体どうしたらよいのか色々考えた末，世界のトップジャーナルである"New England Journal of Medicine"，"The Lancet"，"JAMA"の3誌の総説（review article：疾患のその時点での世界の知識を総括的にまとめたもの）を定期的に読むことを思いついた．原著論文と違い，総説は世界最新の実戦的知識をきわめて効率的に教えてくれる．

これらトップジャーナルの総説は内科疾患だけでなく外科，整形外科，その他マイナー疾患もカバーしており，なにより世界一流の医師達が，世界最先端の知識を惜しげもなく披露してくれる．夜，ビール，ワインをチビチビやりながらこれらの総説をワクワクしながら読むのは至福の一時である．トップジャーナルは一度読み出すと中毒になる．現在，私は国内の医学雑誌はまったく読む気がしない．医局の3人の医師にもその知識を共有してもらいたいから，プリントにまとめ医局勉強会で細々と続けた．

へき地の医師集めは勉強会と全国への情報発信

あるとき，もしかしてこの知識は全国の医師も知りたいことではなかろうかと思い，その当時入会したばかりのML（メーリングリスト）に総説のまとめを恐る恐るアップしてみた．知識をひけらかすようで反感を買うのではと思ったが，予想外に好評であった．現在，3つほどのMLにこのトップジャーナルの総説のまとめをアップしている．また下記の西伊豆健育会病院ホームページの早朝カンファランスにもアップしているので，ぜひ定期的にご覧いただきたい．これをフォローすれば世界最新の全科的知識を常にアップデートできる．

「西伊豆健育会病院　早朝カンファランス」
http://www.nishiizu.gr.jp/intro/conference.html

医師集めの転機となったのは，『手・足・腰診療スキルアップ』（シービーアール，2004年）の本の出版であった．幸いこの本は医学書のベストセラーとなり，現在第13版を重ねるまでになった．この出版後から，当院に医師が集まるようになったのである．「勉強になればへき地でも医師は集まるのか！」と目からうろこであった．

へき地への医師集めで重要なのは，「院内でひたすら勉強会を行うことと，全国への情報発信である」と確信している．研修医が研修に来て「西伊豆は勉強になる」とよい評判が立てば，噂が噂を呼びよい循環が回りだし，質の高い医師が集まりだす．ただ勉強会を行うだけではだめで，全国に情報発信を行うことが重要である．現在，当院では週10回程の勉強会を行っている．おかげで研修依頼が殺到し，今は断るのに困るという贅沢な状態である．

まとめ

西伊豆で30年近く勤務して得た教訓は，次の5点である．
- 医師人生で全科ローテートは財産である．
- いきなりへき地に放り出されてもがくと身に付く．
- 人に望まれて働くのが幸せである．
- 医学の最新知識はトップジャーナル総説で学ぶ．
- へき地の医師集めは勉強会と全国への情報発信．

参考文献
- 藤沢晃治．「分かりやすい教え方」の技術―「教え上手」になるための13のポイント．講談社ブルーバックス；2008．

われわれはどんな医者なのか？

自治医大卒業生から──私はどんな医者か［大学から］
私が目指す総合診療

山本和利
札幌医科大学医学部地域医療総合医学講座

◆ 臓器専門医が解決できない問題に対応するのが総合診療医である．
◆ 総合診療医は患者の視点に重きをおく．
◆ 「疾患」と「病い」とを明確に分けて認識し，共通基盤を確立することが重要となる．

　医学的知識が増大し医療技術が高度化するにつれ医療は専門分化の傾向をたどってきている．このため多くの医師達が特定の狭い専門領域の修練を積みその担い手となろうと努力している．患者の抱える問題は多岐にわたっており，医師は日々患者それらの対処に迫られているにもかかわらず，自分の専門分野に合致しない患者の問題は取り上げようとせず専門分化した領域に患者を強引に引き込もうとする傾向がある．このため患者は癒されるどころかむしろ傷つき彷徨っている．専門分化のこのような不具合を異なったパラダイムで解決しようとするのが総合診療である．総合診療は，患者を病気の種類によって区別することなく，患者そのものを専門として診療にあたる．患者を大きなコンテクストの中でとらえ，患者のニーズに沿ってケアを提供する．

　近年，医育大学に総合診療部が設置され，その存在もようやく認知され，機能を発揮することが期待されている．しかしながら，「総合診療部の中核となるもの」が曖昧のままであり総合診療部に共通する知識・技能は何かが明確化されていない．システムとしての総合診療は発展途上の段階にありさまざまな問題を抱えており，今後専門分化した領域と有機的に調和される必要がある．

専門診療と総合診療の特徴

　そもそも近代医学は機械的世界観をもとに成立している．すなわち「世界はいかに複雑にみえようとも，結局はひとつの巨大な機械である」「何かを認識するためには，その対象を要素に分割・還元し，一つ一つの要素を詳しく調べたのち，これらを再び統合すればよい」という前提に立脚して専門診療の実践が行われる．このような科学・医学が得意な分析アプローチは，問題が定義でき理解でき合意できる場合には（たとえば「全体は部分の総和である」）有効である．事実これによって多くの患者が救われてきた．しかしながら，その前提を優先しすぎると経験のない者たちをうぬぼれさせ実力がないにもかかわらず分析的知識さえあれば重要な地位につけると勘違いさせてしまいかねない．一歩間違うとそのような者は，社会に尽くすことよりも個人的な成功を求め，深い経験や潜在的な知識・直観を無視し徹底的に分析をするという学問的興味を追い求めているだけになる．

　一方，プライマリ・ケアを場とする総合診療医の姿勢は，「医療の利用者である患者の視点

1 臓器専門医と総合診療医の特徴

スペシャリストの アプローチ	ジェネラリストの アプローチ
・生物医学的 ・還元主義 ・疾患立脚型 ・一個人を対象 ・眼前の症状・問題に対応 ・医師中心	・生物心理社会的 ・全人的 ・病い立脚型 ・集団も対象 ・予見的対応 ・患者中心

2 総合診療医に必要な能力

1. 医療面接技法
2. 文化的背景の理解
3. 予防ケアの能力
4. 継続的に自己学習する能力
5. 系統的に考える能力
6. 社会的ニーズを評価する能力
7. 日常的な急性・慢性疾患や行動科学的問題に対応する能力
8. まれな問題を認識する能力
9. 医療チームを組織し協調する能力

3 総合診療に大切な臨床技能

- 教育
  - 基礎科学
  - コミュニケーション技法
  - 倫理
    - 医学史
    - 哲学, 社会学, 文学
  - 診療に向けた準備教育
    - 日常疾患
  - 情報学
  - evidence-based medicine
- 診療
  - 生物医学モデル
    - 医師主体のアプローチ
      - 医療面接
      - 身体診察法
      - 検査・画像医学
      - 臨床推論
  - 生物心理社会モデル
    - 患者主体のアプローチ
      - 医療人類学(narrative-based medicine)
        - 家族へのアプローチ
        - 説明モデル
      - 予防・健康増進
      - 医師・患者関係
      - 統合医療
    - 地域立脚型アプローチ
- 研究
  - 定量的研究
  - 質的研究

に重きをおく」ことにある．そのとき，行政を巻き込んで活動する者は自分たちの医療を「地域医療」と呼び，入院患者全般を診る者は「総合医療」と呼び，家族・家庭を中心に診療を行う者はそれを「家庭医療」と呼ぶこともあるが，そこで共通していることは，自分たち総合診療医を「日常的な健康問題に対する意志決定の専門家」「切れ目のない継続的な医療の提供者」「身近で協調性が保たれた，統合的，包括的な医療の提供者」「限られた資源を適切に活用する医療者」と規定していることである．

臓器専門医と総合診療医の特徴をまとめて**1**に示す．総合診療医として現場で必要とされる能力は**2**のようになる．教育・診療・研究という別の視点でまとめ直すと**3**のようになる．

総合診療医が目指す「患者中心の医療」

ここまでは総合診療についての総論を述べてきたため，具体的イメージがつかみ切れていない読者もおられよう．臓器専門医と総合診療医が車の両輪のようにバランスをとって医療を行うことを前提として，総合診療医の理想の医療について述べよう．はじめに一言でいうならば，これまでの生物医学に偏りすぎたバランスを取り戻すということである．そうすることで患者の期待に応える医療，すなわち患者を人間として診る医療を展開できることになる．これは「患者中心モデル」と呼ばれている．

では実際どのようにすれば患者中心になるのだろうか．モイラ・スチュアートら[1]は，この患者中心の医療を展開するために重要な要素として以下の6つをあげている．

「疾患」と「病い」の評価

第一の要素は，不健康についての2つの概念の評価である．すなわち，「疾患」と「病い」とを明確に分けて認識することである．病歴と身体診察で疾患の評価をすることに加えて，医師は患者の固有の「病い」体験を理解するために

患者の世界に入って積極的に探索する．特に，医師は「病い」についての患者の考え，すなわち，病んでいることをどう感じているか，医師に期待することは何か，「病い」が患者の機能にどう影響を及ぼすのか，を探索する．生物医学モデルでは症状や機能低下があるのに検査では異常がみつからないと，なかなか医療者にその苦悩がわかってもらえない．その苦悩を理解するためにはまずは患者の「病い」をうまく引き出すことが始まりになる．「疾患」がなくても病いがあることを医療者も患者も理解することが重要である．近代医学の枠組みで定義される「疾患」のみに焦点を当てて患者に臨んだのでは，患者の問題を解決することはできない．「病い」を考えるときにもうひとつ重要なのは，「なぜ今日受診したのか」を理解することである．「今日受診した」のは疾患の状態が変化したからではなく，それよりも患者を取り巻く背景や社会的状況が変化したためであるかもしれないからである．これはいわゆる患者の説明モデル（explanatory model）を聞くということである．発病の原因，病態，経過，必要と思う治療についての患者自身の考え方や期待感について聞き出す．これに沿って治療を進めると，医療者と患者とのあいだでの認識の食い違いから問題が起きるということは少なくなる．それだけではなくて，患者は自分の苦悩をわかってもらえることで満足感が増し，ひいてはお互いの関係が良好になってゆく．

人間全体の理解との統合

二番目の要素は，その「疾患」と「病い」の概念と，人間全体を理解することを，統合することである．これは，ライフサイクルにおける患者の位置と患者が生きている文脈についての気づきを含む．ひとりの人間としての患者は，過去・現在・未来をもった親，配偶者，子なのである．そして，各自が成長していくなかで，いろいろな発達過程での課題や問題を切り抜けていくうちに，人格を形成していくための愛情や理想，期待，動機などが培われてくる．患者が現在どの発達段階にあり，どういった人格が形成されているのかを探ることは非常に大切なことであり，患者だけでなくその家族にも大きな影響が及ぶ．実際に患者を前にしたときに，その病気が家族にどんな影響を与えるかを考えることが重要である．また，患者の背景と属するシステムを知ることも重要である．背景とは，疾患，病いをもった患者その人物そのもの，その周りの環境のことであり，システムとは，家族，民族，同胞，社会関係，職場，学校，宗教集団などである．人間は皆それぞれにさまざまなシステムの一部分である．疾病により，それぞれのシステムとの関係やシステム内での役割が変化し，また逆に，システムの性質により患者の疾病に対する反応が変化する．患者その人がどんな文化の中で生きているかで，病気の捉え方や対処法が異なる．このような点を把握して対応する必要がでてくる．

医師と患者の共通理解：3つの鍵

三番目の要素は医者と患者のあいだの共通理解を見つける相互作業であり，そのために3つの鍵になる事柄に焦点を当てる．まずは，患者の問題は何か，ということをはっきりさせておくことである．患者は病気と思っているのに医師は病気でないと診断することもある．いわゆる疾患と病いの認識にもつながる問題である．問題点を一致させたら，次に患者の希望に沿って治療を開始することである．専門職としての医師の考えと患者の考えにギャップがあるときには交渉してお互いに歩み寄ることになる．なかなか患者に歩み寄れない医師がいるが，患者を自分の信念に従わせようとすると患者は医師の指示を守らない，いわゆるノン・アドヒアランスになる．治療のゴールについて一致が得られたら，医師は援助者に徹して，患者に気づきを促し，自立して自分で病気に対処してコント

ロールしてもらうことである．医師を権威者として位置づけて治療しそれによって患者が治っていく場合もあるが，疾病構造が慢性疾患が主体となってしまった現在，患者が自分自身で疾病をコントロールしていくのを援助する必要があり，今まで受けてきた医学教育のやり方では対応が難しい．そのためには，行動科学などをしっかり勉強していく必要がある．

健康増進と疾病予防

四番目の要素は，互いの出会いを予防と健康増進のための機会として用いることである．21世紀は，病気に合った薬を飲めば病気が簡単に治り患者が幸せになるといった時代ではない．生活習慣病の時代を迎え，病気が簡単に治癒することはなく，長い期間にわたってその病気と付き合いながら自分で健康管理をしていかなければならなくなっている．また，そういった病気にならないよう予防していくこともなおいっそう必要とされる時代なのである．これは，健康増進と疾病予防が医師の仕事として病気を治療するのと同じ，あるいはそれ以上に重要な問題であることを認識すべきことを示している．

患者と医師の関係強化

五番目の要素は，患者それぞれとの接触は共感，信頼，ケア，治癒を含む患者・医師関係のもとでなされるべきであるということである．患者医師関係の基礎をなすものとして重要なのは，互いの力関係とコントロール関係を分配し合うことである．患者自身に備わった内なる力のことを「エンパワーメント」といい，この内なる力を発揮して自分の力で解決していくような環境を作り出すことが重要となる．ケアの領域では，「すべての患者はそれぞれ異なるということを認識し，ひとりひとりの患者を理解し相対するために積極的に正しく患者に巻き込まれていきなさい」ということが提唱されている．「転移」「逆転移」という概念も患者との関係強化のために大事な要素である．転移とは患者が無意識のうちに自分の現在の考えや行動，感情を他人に投影するプロセスで，愛情，憎しみ，両価性，依存などがある．それらはうまく使うと医師自身が患者を治療し，ケアし，癒すための手段ともなりうる．薬や治療技術だけに頼るのではなく，むしろ医師自身がその役割を果たすべきだともいえる．

現実的な判断能力

六番目の要素は，以上の5つのプロセスを通じて，臨床医が時間や資源の利用の仕方，必要な情緒的身体的エネルギーについて現実的になることである．これは，これまで学んできた技法を使って実際に患者に適用していくために欠かせない要素である．いくら立派な計画も実行できなければ意味がない．医師にも時間とエネルギーに限界がある．それを上手に使わないと患者のために活かされない．そのために，何が重要かの判断能力，医療資源の上手な利用能力，チームワーク形成能力が大切になる．

おわりに

先人の努力が実って，総合診療専門医が19番目の専門医として認められることになった．国民のニーズに応え，健全な医療政策を展開していくためには，一定数の総合診療専門医が必要である．若い医師が総合診療の魅力に接して，その道を目指し，日本の医療を支えてくれることを熱望する．

文献

1) Stewart M, et al. Patient-Centered Medicine. Transforming the Clinical Method. London：Radcliffe Pub；2003.

われわれはどんな医者なのか？

自治医大卒業生から—私はどんな医者か[大学から]
自治医科大学そして地域医療とともに歩んだ医師人生を振り返って

梶井英治

茨城県西部メディカルセンター病院長
自治医科大学名誉教授

- 地域医療に求められる医師とは，専門領域にとらわれない幅広い診療が行える医師であり，さまざま症状に対して診療ができること，初期救急には必ず対応できること，地域のニーズに応じて自らを柔軟に変化させることができる医師である．
- 総合医はこれに加えて，患者の人生・生活を意識したニーズおよび地域社会のニーズに応じて自らを柔軟に変化させ，それに応えることができる医師である．

　自治医科大学は，医療に恵まれないへき地などにおける医療の確保および向上と地域住民の福祉の増進を図るため，1972（昭和47）年，全国の都道府県により設立された．

　1期生として自治医科大学を卒業した．入学時から初代学長 中尾喜久先生の薫陶を受けた．「へき地とか離島の医療をやるための医師の素養は，都会でやってもどこでも通用しうる素養でなければいけない．そうでなければ島に住む人と都会に住む人，人間の差別をすることにつながるのではないか．総合医といいましょうか，どこへいっても全人的医療を施せる広い意味での医学というものを社会にフィードバックできるような立場の医師を教育すべき」という中尾先生のお言葉の中に，私の総合医としてのマインドと目標は集約されている．

　医師になって40年という月日が流れた．「わたしはどんな医者か」に対する回答は「医師としてどんなことをやってきたか」の中にあると考える．ここでは医師人生としての40年間を振り返ってみたい．

医師としての原点は地域医療 そして総合医

　今から40年前の1978（昭和53）年，自治医科大学を卒業し出身県の鳥取県に戻った．鳥取県立中央病院で2年間の初期研修を受けた後，日南町国保日南病院に赴任した．人口約1万人の町の医師は，日南病院に2人，開業医が2人の計4人であった．40床あまりの病床は満床であったが，長期入院の患者が多かった．外来は受診者が少なく閑散とし，救急車はほとんど素通りしていた．

　赴任1か月後に，病院の経営が思わしくないとの理由から，翌年度には診療所になるとの話が伝わってきた．すぐに病院職員が立ち上がった．「自分たちの町の医療の灯火を消してはいけない．まずは家族に信頼される病院にしていこう．信頼の輪を家族から親戚へ，さらに住民へと広げていこう」を合い言葉に，頻回に話し合いがもたれた．医療・看護の質を上げるべく勉強会も繰り返し開かれた．これらの成果は，すぐに日々の活動に還元されていった．

　見る見るうちに活気に満ちた病院となり，

シリーズ スーパー総合医 全10冊

Super General Doctors

聴診器を持つすべての開業医必読必携！
かかりつけ医による総合診療

外来から在宅医療まで、十分な経験を持ち、科にとらわれず大局的な見地で行動できるすぐれた医師に敬意を表してシリーズ名を「スーパー総合医」といたしました。

- B5判、上製、オールカラー、各巻270〜390頁
- 各巻本体価格 9,500円

監　修　垂井清一郎（大阪大学名誉教授）
総　編　集　長尾和宏（長尾クリニック）
編集委員　太田秀樹（医療法人アスムス）
　　　　　　名郷直樹（武蔵国分寺公園クリニック）
　　　　　　和田忠志（いらはら診療所）

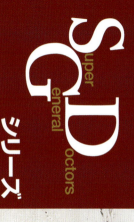

1. 在宅医療のすべて
2. 認知症在宅医療のすべて
3. 高齢者医療外来診療のすべて
4. 大規模災害医療のすべて
5. コモンディジーズの総合診療
6. 地域包括ケアシステム
7. 生活習慣病の総合診療
8. 総合診療医・家庭医・ケアマネージャー
9. 予防医療の総合診療
10. 緩和ケアのすべて

「スーパー総合医」が地域医療の充実に繋がることに期待します！

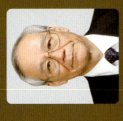

横倉義武（第19代日本医師会会長）

日本医師会では、地域医療の提供に最大の責任を持つ団体として、「かかりつけ医」を充実させる施策を実行してきており、今後も「かかりつけ医」を中心とした切れ目のない医療・介護を安定的に提供することが、社会保障の基盤を充実させ、国民の幸福を守ることに繋がると考え、会務を運営しているところです。本シリーズ『スーパー総合医』は、従来の診療科目ごとの編集ではなく、医療活動を行う上で直面する場面から解説が加えられるということで、これから地域医療を実践されていく医師、また、すでに地域医療の現場で日々の診療に従事されている医師にとっても有用な書になると考えております。

地域医療の再興と質の向上は、現在の日本医師会が取り組んでいる大きな課題でもありますので、本シリーズが、「かかりつけ医」が現場で必要とする実践的知識や技術を新たな視点から解説する診療ガイドとして、地域医療の最前線で活躍される先生方の一助となり、地域医療の充実に繋がることを期待いたします。

● 全10冊の構成と専門編集　●B5判、上製、オールカラー、各巻270〜390頁

在宅医療のすべて
地域医療の再興と質の向上をめざす総合医として必要な実践的知識や技術をわかりやすく解説
専門編集 平原佐斗司（東京ふれあい医療生協）
定価（本体 9,500 円＋税）

認知症医療
認知症を「ともに生きる」視点で構成。日々の診療に活かすために認知症医療の到達点を知る書
専門編集 木之下徹（のぞみメモリークリニック）
定価（本体 9,500 円＋税）

高齢者外来診療
実地医家が高齢者の健康をトータルバランスで考え疾病管理を行うために、横断的に解説
専門編集 和田忠志（いらはら診療所）
定価（本体 9,500 円＋税）

地域医療連携・多職種連携
地域医療の中心を担う「かかりつけ医」として、多職種との連携をどう模索するか、具体的な事例満載
専門編集 岡田晋吾（北美原クリニック）、**田城孝雄**（放送大学）
定価（本体 9,500 円＋税）

大規模災害時医療
大災害発生時に行う医療支援活動について、時間経過に合わせたボランティアを含む多職種による対応を解説
専門編集 長純一（石巻市立病院開成仮診療所）、**永井康徳**（たんぽぽクリニック）
定価（本体 9,500 円＋税）

コモンディジーズ診療指針
総合医がよく診療症状および疾患群から、頻度の高いものを厳選して解説
専門編集 草場鉄周（北海道家庭医療学センター）
定価（本体 9,500 円＋税）

お得なセット価格のご案内

「スーパー総合医」セット

全10冊合計 95,000円+税 → セット価格 90,000円+税

5,000円おトク!!

予防医療のすべて
疾病の重症化や入院を減らしいいスリムでヘルシーを高めるために総合医として知っておくべき情報を詳説
専門編集 岡田唯男（亀田ファミリークリニック館山）
定価（本体 9,500円+税）

総合診療医の果たす役割
総合診療医の実状の紹介とともに近い将来の総合診療医像を考える
専門編集 名郷直樹（武蔵国分寺公園クリニック）
定価（本体 9,500円+税）

1冊9 医療からみえる医療」の実践に必要な知識と技術を、地域で実際に携わる医師らがわかりやすく解説
定価（本体 9,500円+税）

「スーパー総合医」セット・分冊注文書

フリーダイヤル Fax 0120-381-306

お申し込み方法
注文書に必要事項をご記入のうえ、お取り付け書店にお渡しください。
直接小社までファックスでお申し込みください。
※希望する商品の口にチェックしてください。※分冊で直接小社へご注文の場合、送料を別途申し受けます。

総合診療医の果たす役割（最新巻）
- □ 在宅医療のすべて
- □ 認知症医療
- □ 高齢者外来診療
- □ 地域医療連携・多職種連携
- □ 大規模災害時医療
- □ コモンディジーズ診療指針
- □ 地域包括ケアシステム
- □ 緩和医療・終末期ケア
- □ 予防医療のすべて

分冊注文

□ 全10冊セット価格 ▶ 90,000円+税 （送料サービス）

※送料サービスです。
※お申し込みはお買い入りの書店または直接中山書店までお願いします。

● お名前（フリガナ）

● ご連絡先 〒

● 電話 （　　）　　　　　● FAX （　　）

● 取扱書店

中山書店 〒112-0006 東京都文京区小日向4-2-6　https://www.nakayamashoten.jp/
Tel. 03-3813-1100　Fax. 03-3816-1015

2019.03

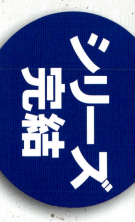
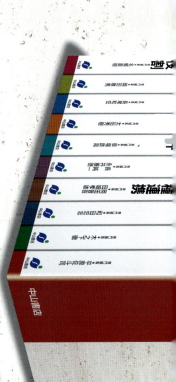
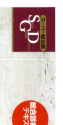

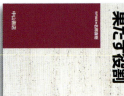
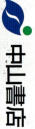

シリーズ完結

最新巻

総合診療医の果たす役割

専門編集　名郷直樹

B5判／上製／オールカラー／270頁／定価（本体 9,500 円＋税）

シリーズ完結巻．"総合診療医"という呼称ができる前から地道に経験を積み，日々の診療を見直しよりよく改善し続けてきた51名の"スーパー総合医"に，さまざまな視点から総合診療医としての診療・教育・研究において果たすべき役割や今後の展望について詳述いただいた．

ISBN 978-4-521-73909-0

中山書店

あっという間に外来は患者でいっぱいになった．近くに特別養護老人ホームができ，入所する入院患者もでてきた．自宅に退院する患者も続いた．往診（当時）も増えた．内視鏡検査件数が飛躍的に増した．手術件数も右肩上がりに増えていった．鳥取大学から外科チームが来て，手術をしてくれた．救急車受入もほぼ100％となった．入院患者層は，がらりと変化した．急性期患者が増え，呼吸管理などの全身管理を要する患者も積極的に受入れていった．

保健センターや役場職員との保健・医療連携が進んだ．住民と健康・予防や医療について意見交換の場がもたれるようになった．

町長から病院や地域医療の課題，改善策について意見を求められ，さまざまな提案を行った．病院の継続が決定され，止まっていた病院整備が動き始めた．気がつけば町は病院，地域医療の充実に向けて一つになっていた．

日南町，そして日南病院で地域医療とは何かを，さらに総合医の役割と醍醐味を教わった．地域医療は，「住民の健康問題のみならず，生活の質にも注目しながら，住民一人ひとりに寄り添って支援していく医療活動」と考えるにいたった．さらに，当時言語化はされていなかったが，多職種連携，チーム医療，協働，地域包括ケアなども自然発生的に構築された．

地域に暮らす人々の知恵や工夫，アイデアが綯われ，動き始めた結果である．そこには，地域の必然があった．その必然が，日南町の住民，行政職員，医療関係者など，オールプレーヤーの輪を生み出し，従来の枠や限界を超え，新たな社会の息吹を導き出した．結果，病院の経営も改善していった．

あっという間に派遣の2年間が終わり，日南町を後にした．かの地は，まさに私の医師としての故郷となった．

その後，鳥取県立中央病院に戻り後期研修を受けた後，智頭町にある国保智頭病院に赴任した．この地でさらに地域医療を学び，総合医としての活動を深めることができた．

幅広い医学分野での研鑽そして挑戦

智頭病院勤務の後，診療現場で遭遇した血液疾患の成因を明らかにするため，母校に戻り血液学や人類遺伝学を学び，研究および診療に従事した．さらに，人類遺伝学と法医学とが合併し複合講座となったため，法医解剖にも携わることになった．帰学後10年余りは，幅広い分野での研鑽，そして挑戦の連続であった．同時に，地域医療ならびに総合医を外から客観的に見つめ，その役割とあり方とを考える貴重な時となった．

地域医療に資する

地域医療学講座へ

1998（平成10）年，自治医科大学地域医療学講座のコーディネーター役を務めることになり，同講座に移動した．自らの医師としての原点である地域医療に戻った．地域医療学講座は，地域医療にかかわる教育・研修ならびに研究を目的として，1981（昭和56）年に開設された．同講座着任後，前任の五十嵐正紘教授が築かれた教育・研修・研究体制を引き継ぐとともに，さらなる充実に取り組んだ．

総合診療部の開設

2000（平成12）年，地域医療の充実強化策の一つとして，附属病院に総合診療部（現総合診療内科）が開設された．

総合診療部では，診療科案内に立ち，紹介状がない患者の受診診療科の相談・案内を行った．外来では，複数の健康問題を有する患者や原因不明の発熱など診断困難な患者の診療にあたった．入院診療は感染症が4～5割を占めていたが，幅広い分野に及び，まさに総合性が求

1 自治医科大学地域医療学センターが目指すもの

理念：日本の地域医療に資する
目的：地域医療を担うことができる医師の育成
　　　地域医療の課題抽出と改善策の提言
　　　実効性ある保健事業や医療活動の創出
　　　地域医療学の体系化
　　　地域医療学を通して日本の医療に資すること

められた．訪問診療にも取り組んだ．

地域医療学センターの創設

2004（平成16）年，地域医療の発展にいっそう寄与することを目指して，地域医療学講座を含む学内組織の改組が行われ，地域医療学センターが創設された．その理念として，「日本の地域医療に資する」を掲げた（**1**）．

当センターに求められる多様なニーズに応えるには，多様な人材が必要であり，お互いを尊重し，お互いが切磋琢磨していく中で，皆で多様性を育んでいくことが不可欠と考えられた．そして，「個人レベルの視点と全体的視点の双方の思考により，直面している課題を解決し，よりよい医療を提言し，かつ実践する」ことを目指した．

地域医療教育および総合医の育成

自治医科大学の建学の趣旨に基づき，地域医療教育に積極的に取り組んだ．6年間を通して地域医療および総合診療を継続的かつ段階的に学ぶことができるカリキュラムを策定し実施した．総合診療部における学生や研修医の実習・研修では，基本的診察手技，medical communication skill，臨床疫学，臨床推論，行動科学を中核に据えた．また，出身都道府県において実施される地域医療臨床実習の標準化および質の向上を図るために，臨床講師（地域担当）制度が設けられ，各都道府県に臨床講師（その後，臨床教授，臨床准教授まで拡大）が委嘱された．そして，各都道府県内はもとより，全国を結ぶ地域医療教育ネットワークが築かれていった．

地域医療研究の推進

研究面においては，1992（平成4）年に開始された循環器系疾患をターゲットとするJMS（Jichi Medical School）コホート研究[1,2]を受け継いだ．同研究の目的は，脳卒中および心筋梗塞の発症を追跡調査し，日本人の循環器疾患の発症に関連する危険因子を解明し，予防活動に役立てることにあった．同研究は，8県12地区の12,490人の住民を対象とし，10年間の追跡調査を行った．調査は，各地域の医師，行政職員，保健師が参加し行われた．JMSコホート研究では，沢山の有用な結果が得られ，これまでに84編の欧文論文が発表されている．

2002（平成14）年，自治医科大学は地域医療白書第1号を創刊した．テーマは，「へき地医療の現状と課題」であった．以後，地域医療白書は5年に一度，地域医療の現状と課題に関する調査・分析の結果をもとに発刊されている．

2003（平成15）年に自治医科大学が21世紀COE（Center of Excellence）プログラムに採択された[3]．課題名は，「先端医科学の地域医療への展開」であった．地域医療学センターは，同プログラムに参加し，生活習慣病の疾患関連遺伝子の同定，ならびに生活習慣病の要因や地域特性の解明を目的として，大規模地域ゲノムバンク推進事業を立ち上げた[3]．全国92の地域研究拠点（36都道府県）から登録された20,927人の大規模地域ゲノムバンクが形成された．その後，同事業は，「大規模地域ゲノムバンク/介入・コホート研究推進事業」へと引き継がれた．

研究は，このほかにも地域の特性に主眼をおいた疫学研究やへき地医療に焦点を当てた医療サービス研究，医師の偏在是正の解決につながる医学教育研究などの幅広い分野に広がった．他研究室との共同研究も推進した．地域医療に携わっている医師自らが企画した研究に対する支援も積極的に行った．

そして，地域医療にかかわる多くの研究成果

につながった．学位取得者は，39人（内5人は修士）に達した．

地域社会との協働

10数年にわたり，全国に出かけて地域医療の現状を見聞し，フォローしてきた．医師不足そして地域医療崩壊が叫ばれる中，住民自らが地域医療を守り，育てようと立ち上がった地域が全国でみられるようになった．

住民活動は，当初，住民による単独型が多かったが，現在は住民と行政職員・医療関係者，さらに議員が連携し，協働型へと変化してきている．地域のすべてのプレーヤーがつながり，同一の問題意識をもち，ともに課題解決に向けて歩もうという姿がみえてきている．こういった地域では，ソーシャルキャピタルが醸成され，地域力向上へとつながっている[4]ように感じられる．培われた地域力は，地域医療の充実はもちろんのこと，地域（まち）づくりにも自然と向かっていっているように思われる．「地域医療づくりは地域（まち）づくりでもある」とのフレーズが頭をよぎる．

地域医療に求められる医師像の言語化

地域医療を多角的にとらえながら，そこに求められる医師像について考えてきた．折しも，2010（平成22）年に「自治医大からの地域医療への提言ワーキンググループ」が立ち上がり，「地域医療に求められる医師像」を提言することになった．地域医療に従事している医師の調査結果をもとに，わが国の地域医療に求められる医師像を，専門領域にとらわれない幅広い診療が行える医師とした[5]．それに 2 にある3つの要件を合わせ提言として発した．全国から多くの反響が寄せられた．

この後に，総合医像を先の提言に述べた患者個人の医療ニーズに加え，患者の人生・生活を意識したニーズおよび地域社会のニーズに応じて自らを柔軟に変化させ，それに応えることができる医師と取りまとめた（ 3 ）．

再び地域の最前線へ

2017（平成29）年に約30年間勤務した母校を退職後，茨城県筑西市に勤務し，新しい中核病院づくりに参画している．まさに医師人生40年間の集大成として臨んでいる．この病院は，2市にある2つの公立病院が1つになってできる茨城県西部メディカルセンターである．

日々，地域に出かけて，「病院づくり＝地域

---

2 わが国の地域医療に求められる医師像

専門領域にとらわれない幅広い診療が行える医師像
- 幅広い症状に対して診療ができる
- 初期救急には必ず対応できる
- 地域のニーズに応じて自らを柔軟に変化させることができる

（神田健史ほか．日本医事新報2011；4573：29-33より[5]）

---

3 求められる総合医像

患者および地域社会のニーズに応じて自らを柔軟に変化させそれに応えることができる医師
1. 患者個人の医療ニーズ
    1) 幅広い症状に対して診療ができる　　　　　　　（日常対応）
    2) 初期救急には必ず対応できる　　　　　　　　　（緊急対応）
2. 患者の人生・生活を意識したニーズ
    1) 患者のライフステージに応じた医療を提供できる　（時間的な広がり）
    2) 家族背景を意識した医療を提供できる　　　　　（関係性の広がり）
3. 地域社会のニーズ
    1) 地域の医療資源を考慮した医療を提供できる　　（医療資源）
    2) 保健・福祉を包括して医療を提供できる　　　　（医療以外の資源）

づくり＝まちづくり」を唱え，住民，議員，医療関係者，行政職員との協働の輪をひろげている．

おわりに

医師人生の40年間を振り返った．自らの医師としての原点は，地域医療そして総合医にある．枠にとらわれない幅広い活動を通して，多様な見方や考え方が醸成されたように思われる．大学という場に身をおき，わが国の地域医療という視点でその確保・充実策を思考しつつ，教育・研究・診療を通して後進の育成に携わることができた．さらに全国各地の地域医療づくりにかかわることもできた．

文献

1) 石川鎮清ほか．JMSコホート研究．高血圧（第4版）下巻―日本における最新の研究動向．日本臨床2009；増刊7：596-600．
2) 石川鎮清．地域の医師が関わる観察研究―JMSコホート研究．月刊地域医学 2017；31：786-91．
3) 小澤敬也．自治医科大学21世紀COEプログラム「先端医科学の地域医療への展開」．研究成果報告書．2008．
4) 北海道知事政策部．ソーシャルキャピタルの醸成と地域力の向上―信頼の絆で支える北海道．平成17年度アカデミー政策研究．2006．
5) 神田健史ほか．自治医大からの地域医療に対する提言―自治医大の実績から見えてくる地域医療に求められる医師像．日本医事新報2011；4573：29-33．

われわれはどんな医者なのか？
3学会合併の経緯
日本プライマリ・ケア学会とともに歩んで

前沢政次
地域医療教育研究所代表理事

◆ 日本プライマリ・ケア学会は1978年に「実地医家のための会」有志によって設立された．
◆ わが国のプライマリ・ケア分野の発展には，米国family medicineの影響が大きい．
◆ 3学会の合併は医学会では稀有なことではあるが，歴史の必然でもある．
◆ プライマリ・ケア医学の発展のためには，実地医家のための会が探求した「人間の医学」の原点を忘れてはならない．

日本PC学会の前身

日本プライマリ・ケア学会（以下PC学会）は1978年に「実地医家のための会」有志によって設立された．PC学会の母体となった実地医家のための会は1963年に第1回の会合を開き，永井友二郎が「一般医の学会が必要な理由」を提案し，開業医の討論・発表の場をつくるべきことを討論した．永井友二郎が「一般医」と唱えたのは，英米の"general practitioner"を訳したものであろう．その対極には臓器別専門医があった．永井は「実地医家は人間を部分としてでなく全体として，生物としてでなく社会生活を営む人間としてみてゆかねばならない立場であり，また疾病の極く初期において診断と治療指針の説明を求められる立場にある．今までの大学教育や現在の学会が果してどれだけこの実地医家の要請に応じ得るかというと，これは遺憾ながら余り大きい期待が持てない」[1]と述べている．

実地医家のための会は「心筋梗塞共同調査」「脳血管障害共同調査」などの疫学調査に取り組んだ．また，哲学的思考も垣間見られ，「医学哲学の会」を開催したり，取り上げるテーマは「安楽死」「植物状態」「死を看取る医療」など哲学的，かつ倫理的課題を探求している（[1]）．

日本プライマリ・ケア学会の発足

PC学会は真理の探究（医学の生物学的研究）のみならず，common diseasesを診る日常臨床の中での創意工夫を標準化，普遍化する医療実践研究を旗印として1978年6月11日に第1回学会を開催した．PC学会はWHOのプライマリ・ヘルスケアの理念「すべての人に健康を」をスローガンに，臨床実践としては，米国国立科学アカデミーのAccessibility, Comprehensiveness, Coordination, Continuity, Accountabilityの5要素を重視した．

初代学会長は渡辺淳であった．渡辺は内科学修練のかたわら当時大阪市立大学教授坂田徳男に哲学を学んだ．PC学会と命名した理由はヨーロッパの思想が全員参加，総合化を社会の基本とし，スウェーデンの保健福祉サービスがプライマリ・ケア重視で，住民参加，総合化，強制なき自己決定，ノーマライゼーション，近接性，継続性，計画性，弾力化を原理とし，施設ケアは例外，在宅ケアが原則であることを学

1 実地医家のための会の歴史（PC学会設立まで）

1963年2月10日：第1回会合．永井友二郎，原仁，浦田卓，村松博雄が帝国ホテルに集まり，永井の「一般医の学会が必要な理由」を中心に，開業医の討論・発表の場をつくることを議論．事務局は永井友二郎
　　　4月13日：永井友二郎，浦田卓，日本医事新報社の梅沢彦太郎社長を訪れ，本会への協力を依頼し，快諾と励ましをいただき，会名として「実地医家のための会」を提案される
　　　5月12日：初めて例会形式をとる．全国から50余名の参会があった．（第4回例会）
　　　10月1日：『人間の医学』（機関誌）創刊号発行．1冊200円．維持会費，月300円
1965年9月：第1回地方例会（名古屋）
1966年5月：第2回地方例会（仙台）
　　　5月：「心筋梗塞共同調査」（第1回）実施
1967年3月：医学書院から「人間の医学シリーズ」全10巻出版．編集総責任者，春日豊和
1968年3月：「医学哲学の会」発足
1969年8月：事務局，株式会社協和企画通信（梅田春雄氏，現・株式会社協和企画）へ
1971年2月：「脳血管障害共同調査」（第1回）実施
　　　8月：世話人代表，上田篤次郎
1974年7月：「お茶の水CRC」発足
　　　8月：世話人代表，日向野晃一
1975年8月：世話人代表，小山五郎
1976年1月：シンポジウム「安楽死」開催
1977年1月：シンポジウム「植物状態」開催
　　　8月：世話人代表，渡辺淳
　　　10月：「心筋梗塞共同調査」（第2回）実施
　　　10月：シンポジウム「死をみとる医療」開催
1978年6月：「実地医学のための会」を母体として渡辺淳が中心となり「日本プライマリ・ケア学会」を設立

び，プライマリ・ケアこそが20，21世紀の医療の基本であることを確信したという（2）[2]．

米国family medicineとの出会い

私は1981年自治医科大学に新設された地域医療学講座の講師を拝命し，へき地医療の教育に従事した．1982〜1984年には総合研究開発機構の助成で「わが国の医療におけるプライマリ・ケアの研究」に吉新通康らと取り組んだ．PC学会には1981年第4回学術大会（大阪市；山口正民会頭）より毎回参加した．

プライマリ・ケアの理念と実践の学びを進めていた1982年10月に，日野原重明先生の助言で米国西海岸のシアトルにあるワシントン大学WAMIプログラムやUCSFとその関連施設サンタローザ郡立病院家庭医療学センターを視察し，family medicine（FM）と出会った．米国のFMは都会の貧民街やへき地・離島を対象地域とし，家族ぐるみで診ること，行動科学者が協働して全人的医療を行っていることに感銘を受

2 日本プライマリ・ケア学会設立趣意書（1978年）

　我が国において医学の進歩は著しく，多数の医学会が存在して日夜進歩を競っています．しかし，医学会の殆どは，"病気"のための学会であって，根本において真理の追求をその主たる目的としています．

　我々医療にたずさわる者にとっては，"より真である"ことを明らかにすることよりも"なにかしらより良い"ことを実践するのが目的となっています．即ち高い倫理性と有用性の追求，そしてその実践が究極の指標です．人類はより良い生活を求めて医療を生み出し，医師にこの高い倫理性と人間生活への有用性をもって社会に奉仕するよう期待しています．この期待に応えるためには，我々医療にたずさわる者にとって，従来の学会と違った"医療のための学会""病人と人間の安全のための学会"が是非必要です．

　ここで，我々プライマリ・ケアを行う者にとっても，医学および関連する諸科学の急速な進歩をとり入れ，又極まるところなく発達してゆく諸々の技術を生かして，医療の有用性を進めると共に，一方において変革する社会環境，構造，制度，経済等に対応し，さらに又年々益々目覚めてゆく人類の意識に従って，自己の分野における倫理性，有用性を高め実践してゆくためには，これらのことについての研究を進めると共に，その研究を発表し，討論し合う場として，独自の学会が是非必要です．

　この学会はあくまでも上述の目的のための学問研究会であって，あらゆる政治的なイデオロギーや，活動とは全く無縁です．今後広く各方面に賛同の人々を求めると共に，地道にゆっくりと確実な歩みを続けてゆきたいと念願している次第です．

3 家庭医療の定義と家庭医の基本的能力（案）（1985年4月）

家庭医療とは，家庭の一員としての個人の健康問題を解決するためのケアを基本とし，地域をも考慮に入れた医療をいう．

それは対象者の年齢，性にかかわらず，地域の医療資源を有効に活用し，包括的・全人的なケアを継続的に行う医療である．その実践には地域の医療状況によりいくつかの形態がありうる．

家庭医とは，家庭医療に従事する医療チームの一員であり，その基本的能力としては次のものが必要である．①家庭と家族内における個人についての心身両面からの人間理解，②日常病，および診断できないよくみる症状のマネジメント，③健康相談，健康教育，健診等の予防活動，④リハビリテーション，⑤各種健康資源（福祉，行政を含む）との連携．

4 旧3学会における初期の会員層と力点

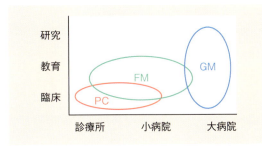

PC：日本プライマリ・ケア学会，FM：家庭医療学会，GM：総合診療医学会．

けた．ワシントン大学にはコミュニケーション教育技法の修得に数年通った．自治医大との exchange program をつくり，教員が交流した．なかでも Smilkstein 教授は半年間自治医大に滞在し，family APGAR や family dynamics などについて教授いただいた．

「プライマリ・ケアの医学は臨床医学の本質を追求するものであって，臓器医学の入門の結合であってはならない」という武見太郎（元日本医師会長）の言葉[3]を受け，PC学会は臨床各科専門医の寄せ集めでなく，その中心は家庭医であることを学会に働きかけたが，一部の人からは分派活動と警戒されることになった．日野原先生に相談に行くとPC学会の体質は変わらない．家庭医療（**3**）の勉強会を始めてはどうかと進言された．1984年有志で家庭医療セミナーを始め，1985年季刊雑誌『家庭医』を発行，1986年に家庭医療学研究会を設立，やがて家庭医療学会に発展する．

当時厚生省は「家庭医制度創設」を意図していた．やがて訪れる高齢社会に家庭医は貢献する，医療費の抑制にもつながる，とも考えた．日本医師会の幹部は官僚統制，自由開業制の終止などと家庭医の制度化に反対した．以来，日本医師会は「家庭医機能」という言葉は使っても「家庭医」という言葉を使うことを封じ，「か

かりつけ医」を頻用するようになった．

3学会の合併はなぜ必要だったのか

3学会の目指していた部分を強調した模式図を**4**に示した．PC学会は1994年から認定医制度をスタート，2001年から専門医制度を始めていた．専門医認定はプログラムよりも出口の試験を重視した．家庭医療学会は入り口であるプログラム認定を重視し，2007年からプログラム認定を開始していた．国民に対して，同一分野でかなり共通点が多いのに2種類の専門医ができることをどう説明していくのか疑問の声があがった．日本医学会幹部も，プライマリ・ケア分野の学会が日本医学会に加盟するには，3学会を一つにまとめることができないか，提案してきた．

米国は，family medicine と general internal medicine，それぞれの中心的学会が協力的でない状況があり，日本はその轍を踏むべきではないとの意見もあった．PC学会の内部事情としては会員数の伸び悩み，特に専門医試験の受験者数が減少していた．家庭医療学会は1986年に研究会が発足し，会員数は1996年200名に達するまでは低迷期が続いていたが，その後，若手会員が急増していった．総合診療医学会は1993年全国の大学病院・研修病院の総合診療部あるいは総合診療科の医師たちが集まり，こ

れらの部門を組織化して総合診療とその研究分野および研究の方法論を確立させることを設立の目的とした.

約3年にわたる合併に関する協議が3学会の代表者によって続けられた．専門医制度をどうしていくかと新学会の名称をどうするかに多くの時間を費やした[4]．専門医制度は診療所・小病院の医師を家庭医療専門医として育成，プログラム認定と判定試験については両学会のよいところを組み合わせることとした．一方，病院総合医の専門医制度は家庭医療専門医と並行して病院総合診療専門医を養成するプログラムを準備することとなった．新学会の名称は「日本プライマリ・ケア連合学会」とすることに落ち着いたが，日本語表記で「総合診療」か「総合医療」の名前を含むべきとの意見も根強くあった．

2010年4月新学会がスタートした．

合併の成果と今後の課題

新学会は理事が約60名で，意見調整は骨の折れる仕事であったが，専門医制度の確立，日本医学会加盟，東日本大震災復興支援などに力を注いだ．家庭医療専門医養成は一定の成果をあげた．その後日本専門医機構の新専門医制度となり，2017年度よりスタートしたが，志望者は減少した．専門医機構も役員の入れ替えがあり，若い医師たちにとって魅力あるプログラムにしていけるか大きな課題の一つである．

2011年3月，新学会は日本医学会加盟が認められた．旧PC学会が申請を開始してから20年の歳月が流れていた．

東日本大震災に際しては，被災地復興支援のための学会内組織PCAT（primary care for all team）を立ち上げ活動できた．当時，後期研修医を養成する機関がきわめて協力的であった．その理由は学会員のうち，開業医の多くがソロプラクティスであり，日常業務が多忙で現場を離れて被災地に向かうことは難しかった．薬剤や金銭面の援助に限られた．一方，家庭医養成機関はグループ・プラクティスで医師派遣に柔軟に対応できた．3学会が合併したことによりPC連合学会として災害支援ができたといえる．

今後の課題としては，長期視点ではプライマリ・ケアを担当する医師が増加すること，短期的には専門医機構の総合診療専門医修得者が増加すること，大学教員と地域医師とが協働して学生・研修医を育てることである．また臨床疫学や地域介入研究がさかんになり，プライマリ・ケア医学の体系化がなされることを期待したい．そのためにも実地医家のための会が探求した「人間の医学」の原点を忘れてはならない[5]．

文献
1) 永井友二郎．「人間の医学」への道．人と歴史社；2004．
2) 日本プライマリ・ケア学会10年史．協和企画通信；1988．
3) 武見太郎．序．プライマリ・ケアの医科学Ⅰ．武見太郎ほか編．朝倉書店；1982．
4) 津田司．三学会は何故合併したか，今後のめざすべき方向は？日本プライマリ・ケア連合学会誌2010；33：96-100．
5) 津田司ほか．座談会—2000年代 3学会合併と日本プライマリ・ケア連合学会の発足—家庭医＋病院総合医＝日本独自の新たなジェネラリスト像．総合診療2017；27：48-59．

われわれはどんな医者なのか？

3学会合併の経緯
地域総合医というあり方―3学会合同の議論からみえてきたこと

小泉俊三
東光会七条診療所所長

◆ 3学会合同の議論を通じてみえてきた「病院総合医」のあり方について，以下のことを提言する．
- さまざまの「診療の場」における「病院総合医」の役割に応じて，求められる臨床能力を再定義する．
- 地域密着型中小病院の「病院総合医」を，地域包括ケアの担い手として，外来診療・在宅医療を担う「家庭医」と一体的に「地域総合医」として再定義する．
- 大学病院や大規模病院のなかでの急性期診療に軸足をおく「病院総合医」を，複雑患者をケアする「総合内科」あるいは実際の役割に応じた横断的中央部門の医師と位置づける．

　2018年4月から「総合診療専門医」の後期研修制度が，紆余曲折を経て日本専門医機構の枠組みの中で動き出した．わが国の総合医ないし総合診療について語るとき，2010年4月の3学会合同は，当分のあいだ，大きなエポックとして記憶されるに違いない．

　日本プライマリ・ケア学会，日本家庭医療学会，日本総合診療医学会の3学会が，それぞれ解散して，新たに法人格をもった学会を設立したが，「合併」という言葉からは，意外とこのようなドラスティックな手続きをとって合同に至った経緯がみえてこない．大きな学会の中に関心をともにする小さなグループができて独立していくといった「分化」のモメンタムが働くことは珍しくないが，複数の学会が，いったん，すべてをご破算にして大同団結することは滅多になく，その意味でも医療界の中で注目された．

　3学会合同の経緯自体については，すでに交渉の経緯まで含めてさまざまの証言が，多くの読者の目に触れる形で紹介されている[1]ので，本稿では，合同のプロセスで顕在化したいくつかの論点に焦点を当て，3学会が合同して9年が経過しようとしている今日も積み残されたままになっている未完の課題ともいうべきテーマについていくつかの視点を提供する．

総合診療という用語の多様な解釈

家庭医構想の蹉跌から始まった「総合医」の議論

　わが国の場合，「総合医」ないしは「総合診療」という名称自体に特異な歴史があり，時に解釈の揺れを生み出す素地となっている．1980年代後半，当時の厚生省主導で推進されているとみなされた「家庭医構想」が日本型開業医制度に対する官僚統制をもたらすのではないかとの日本医師会の疑心暗鬼により頓挫したことを受けて，大学病院を中心に「総合診療部門」を設置する動きが急速に進んだという事情がある．当時，縦割り専門診療の弊害は誰の目にも明らかであったので，具体的な役割を特定せず，「総合的な視点をもった医師を育成すること」に大きな異論は出なかった．

　「家庭医構想」の経緯をたどると，皮肉なこ

とに，そのルーツともいえる「臨床研修指導医海外派遣制度」の創設(1980年)にあたってプライマリ・ケアを重視すべきことを説いたのが武見太郎日本医師会長であったにもかかわらず，1985年に「家庭医に関する懇談会」が設置されて構想が具体化しはじめると，日本医師会は厚生省主導の制度設計に強く反対したのである．武見太郎氏は1982年に医師会長を退き，翌年亡くなられたのであるが，25年間続いた武見医師会と当時の厚生省とのあいだの緊張関係が強く影を落としていると感じざるをえない．

今回，日本専門医機構による「総合診療専門医」の制度設計にあたっては，医療の心理社会的側面を重視した「地域を診る医師」との定義が与えられ，これが現時点での公認の解釈となっている．

「総合医」の「診療姿勢」と「総合医」にとっての「診療の場」

1990年代に入り，多くの大学に総合診療部が設置され，関係者のあいだで熱心な議論が積み重ねられた結果，総合医の「総合」性ないしは核心的な価値観(core value)，すなわち，基本的な「診療姿勢」についての共通認識は「ジェネラリズム(generalism)」との表現で共有されるに至っている[2]．

一方，個別の「診療の場」で求められる臨床能力(competency)ないしは具体的な役割，診療科としての守備範囲などについては，今なお見解に幅があり，「総合医」という新しい医師像が広く国民のあいだに浸透するのを妨げている．特に，病院に勤務する総合診療医の名称，役割については多様な見解がある．

論点整理のためには，「診療姿勢」を，臓器別の診療スキルに重点をおく「臓器別専門医」と，幅広い健康問題に対応して心理社会的側面も含めて患者・家族の相談相手となることに専門性を見出す「総合診療医」との2類型に分け，必要とされる個々の臨床能力を，大(学)病院，中小病院，診療所などの「診療の場」に分けて列挙するとわかりやすい[3]が，現実には，「診療の場」の多様性，特に，地域の特性やわが国独自の中小病院の存在が「総合医」概念についてのコンセンサス形成を妨げている．

「総合医」のルーツと3学会の設立

■黎明期(1960〜70年代)：プライマリ・ケア推進の啓発活動と日本プライマリ・ケア学会の設立

1960年代，戦後の高度成長期に入り国民皆保険制度とともに医療へのアクセスが大幅に向上したわが国では，急速に病院志向が高まり，「3時間待って3分間診療」との比喩に象徴され

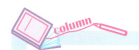

米国のmanaged careとhospitalistの台頭

1990年代に入ると，米国では医療費高騰への危機感からマネージドケアが導入され，平均在院日数が極端に短くなり，入院患者が重症化した．このことを背景にホスピタリスト(hospitalist)という新しい医師の働き方が出現し，SGIMを母体にホスピタリストの団体が結成された(National Association of Inpatient Physicians：NAIP；1998)．Society of Hospital Medicine：SHM；2003)．医師が病院に雇用されることは，米国では研修医を除いて珍しく，その意味でも注目されたが，このことがあたり前であったわが国では，当初，ホスピタリストが登場した意義は十分に理解されなかった．最新データによると，ホスピタリストとして働いている医師は約4万人以上，SHMの会員数は約1万5千人以上と急速な広がりをみせている．

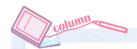

> **米国の家庭医療(family medicine)と総合内科(general internal medicine)**
>
> 　米国内科学の礎はWilliam Osler卿が創始したレジデント制度や1915年に設立された米国内科学会(American College of Physician:ACP)によって築かれたが,1960年代に入ると医学知識の急速な増大と卒業生の専門医志向,病院中心の医療と地域医療の衰退などが医学教育上の課題として指摘されるようになった(Millis委員会報告;1966).1969年には,一般医の団体による積極的な働きかけもあって「家庭医」が20番目の専門医として公認され,1971年,American Academy of General PracticeもAmerican Academy of Family Physiciansに衣替えした.この時,ACPは「内科医は専門医」との立場からこの動きに参加しなかったが,1978年になって若手グループがSociety for Research and Education in Primary Care Internal Medicine (SREPCIM)を結成,1987年,Society of General Internal Medicine (SGIM)として独立した.現在,米国では,ほとんどすべての医科大学内科学講座に総合内科部門(division of general internal medicine)が設置されている.

る多忙な病院外来や検査・投薬中心の臓器別診療の行き過ぎを憂える声が聞かれ始めた.

　米国のMillis報告やWHOのアルマ・アタ宣言に触発され,日野原重明氏(聖路加国際病院)や武見太郎日本医師会長をはじめとする医療界のリーダーたちも含め,医療に人間らしさを取り戻そうと,「プライマリ・ケア」「全人医療」を標語に啓発活動が展開され,永井友二郎氏らの尽力によって「実地医家のための会(1963)」や「日本プライマリ・ケア学会(1978)」が設立された.

　また,戦後まもなくから長野県佐久地区で住民健診をはじめとする独自の農村医学を実践していた若月俊一氏の活動も,わが国独自のプライマリ・ヘルス・ケアの先駆的実践例として注目されていた.

■ 過渡期(1980〜90年代):家庭医構想の頓挫から大学病院における総合診療部の開設へ

　1980年以降,「臨床研修指導医海外派遣制度」の下で次世代の指導者が北米各地で家庭医療や総合内科の臨床を体験して帰国し,日本各地で活躍し始めた.家庭医構想が頓挫した後は,大学病院(自治医科大学,川崎医科大学,佐賀医科大学〈当時〉)と有力研修病院(天理よろづ相談所病院,国立東京第二病院〈当時〉)の総合診療部門が中心となって「総合診療研究会」(後の日本総合診療医学会)設立の準備が始まった.

　「総合診療研究会」の関係者は,米国で生じた「家庭医療(family medicine)」と「総合内科(general internal medicine)」の不協和を「ボタンのかけ違い」ととらえ,「前車の轍は踏まない」こと,すなわち,総合診療には「家庭医療」も「総合内科」も含むとの認識で一致していた.

　一方,「家庭医」の理念に共鳴した若手医師を中心に「家庭医療研究会」が設立され,理想に燃えた医学生や若手医師による熱気を帯びた討論の中で急速に規模が拡大していった.

■ 3学会の合同(2010年4月):新たな「日本プライマリ・ケア連合学会」の発足

　こうした中で,日本プライマリ・ケア学会は,現状を憂える良心的な医師集団としての性格から,十分な広がりをもてず,日本医学会分科会への入会申請も却下され続けていた.危機感を抱いた当時の小松真会長の呼びかけで3学会合同についての話し合いが始まり,数年がかりの話し合いの末,2010年4月に日本プライマリ・ケア連合学会が発足した.

　この時期,どのような議論があったのかについては,『総合診療』誌2017年1月号に詳しいので,当事者の回顧談を含め,同誌を参照され

たい[1]．3学会合同が実現したことにより，1年後の2011年3月に早くも日本医学会分科会への入会が認められた．

さらに同年12月には，日本専門医制評価・認定機構（当時）に入社し，新しい専門医制度の立ち上げにかかわる主要ステークホルダーとしての立場を得た．その一方で多くの課題が積み残されたが，ここでは以下の2点のみ指摘しておく．

第1点：大（学）病院に基盤をおく会員が多かった（旧）総合診療医学会では，一部の会員が合流をよしとせず，独自に「日本病院総合診療医学会」を結成したこと．その最大の理由として，病院勤務の会員にとって新学会が診療所での医療に力点をおきすぎていると感じられたことがあげられる．

第2点：上記とも関連するが，新学会の名称について各学会でそれぞれアンケート調査を行ったところ，従来の学会名以外の選択肢の中では，3学会とも「日本総合医療学会」が最有力候補であったにもかかわらず，プライマリ・ケア学会の強力な反対によって暫定的に現在の名称に落ち着いたこと．一般国民にわかりやすい名称でないことから学会名については継続的な検討課題とされたが，現時点では，学会名についての討論は事実上凍結されている．

3学会合同―その後

病院総合医の曖昧な立ち位置と日本型ホスピタリストの登場

3学会合同後も病院勤務医の立ち位置が不明確な状況が続いていたが，近年，臨床推論を重視して熱心に研修医を指導してきた若手・中堅の医師が日本型ホスピタリストを名乗り始めている．また，地域の基幹病院の内科系医師の中には，患者の社会的背景にも関心をもち，地域包括ケアの中での総合診療医の役割に自覚的な勤務医も増えてきている．高齢社会が進む中で，今後このような病院勤務医の役割はますます大きくなると思われるが，日本内科学会の積極的な関与がみられないのは奇異に感じられる．

「総合医」の役割を医療提供システムの観点からみることについて

あるべき医師像や医師の役割は，医学の学術としての進歩だけでなく，それぞれの時代と各国の医療提供システムによっても規定される．英国のGP（general practitioner）制度についてもNHS（National Health Service）や19世紀末以降の英国の公衆衛生政策の推移を抜きに語ることはできない．

アルマ・アタ宣言は，1978年，H. Mahler WHO事務総長のリーダーシップにより，旧ソビエト連邦アルマ・アタ（現在はカザフスタン共和国アルマトイ）で開催された第1回プライマリ・ヘルス・ケアに関する国際会議で，「すべての人々に健康を（Health For All）」の標語とともに採択された．10か条からなる宣言文は，すべての国の政府，保健・開発従事者，世界の市民社会に対して，「世界中のすべての人々の健康を守り促進するため，健康増進，予防，治療，社会復帰のすべてにおいて至急のアクションが必要である」ことを強調している．その理念もさることながら，包括的な健康政策（システム構築）の実施を主として各国政府（行政機関等）に呼びかけている点に注意すべきである．なお，この精神は，40年後の2018年に採択されたアスタナ宣言に引き継がれている．

わが国のプライマリ・ケアに関する議論では，「私たちはこのような医師でありたい」との意思表示はなされるが，どのような医療提供システムが望ましいかについての言及が不十分である．議論を深化させるには社会システムとしての医療を積極的に視野に入れた議論をする必要がある．

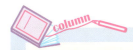

内科学とは何か？　──William Osler 卿と米国の内科学

「総合診療」が診療科名として一般国民のあいだに定着しているとはいえない一方で，「内科」は古くから定着し，多くの人々は，「外科」との対比で，「まず，診察してくれる医師」「検査や処方をしてくれる医師」等々のイメージを抱いている．この「内科」という用語は，19世紀中頃，ドイツのVirchowが唱えたInnere Medizin（英語ではinternal medicine）の考え方に由来するようである．ここでInnereとは，身体内部の臓器を指し，臓器の病態追究に診療の基盤をおくという意味である．米国では，20世紀初頭，基礎自然科学を重視するFlexner報告（1910）に基づいて医科大学の再編が断行されたが，Johns Hopkins大学でレジデント制度を創設し，自然科学精神とヒューマニズムに立脚する今日の内科学の礎を築いたWilliam Osler卿も，ベッドサイドでの観察とともに，若い頃（1870年代），欧州に留学してVirchowの下で学んだことから，このInnere Medizinの考え方に強く触発されたと伝えられている．

まとめにかえて──わが国の特異な病院史と地域の「総合医」としての「病院総合医」

2000年に施行された介護保険制度の定着とともに，少子高齢社会を支える地域医療システムとして，「地域包括ケア」の具体像が示されるようになってきた．地域コミュニティの変容とともに独居高齢者が増える一方，サービス付き高齢者住宅など，「居宅」の態様も多様化し，従来の「家族」イメージとは乖離している．

認知症，フレイル高齢者，老々介護など新たな課題が山積する中で，わが国に特徴的な地域密着型の中小病院[4]は積極的にこれらの課題に取り組みはじめている．このような中小病院に勤務する「内科」系の医師は，日本型「病院総合医」の一つの典型といえよう．

「地域を診る医師」の観点からは，「病院か，診療所か」の議論を越えて，「地域包括ケア」を担える「地域の総合医」として，「病院総合医」と「家庭医」を一体的に再定義することが求められている．この点に関して，安房地域医療センターの指導医であった西野洋医師（現 国立病院機構徳島病院院長）が「地域総合医」との名称を提唱していたことを付記しておきたい．

文献

1) 松村真司（編）．総合診療の"夜明け"──キーマンが語り尽くした「来し方，行く末」．総合診療2017；27：20-78.
2) 小泉俊三．総合診療の必要性：歴史的・社会的背景．日本内科学会雑誌2003；92：2319-25.
3) 小泉俊三．病院総合医（日本型ホスピタリスト）の現状と近未来像──実践を基盤とした総合内科医として．日本内科学会雑誌2011；100：3687-93.
4) 猪飼周平．病院の世紀の理論．有斐閣：2010. p.89-96.

Further reading：

- ミリス委員会報告（原文）
  https://www.aafpfoundation.org/content/dam/foundation/documents/who-we-are/cfhm/classicsfamilymedicine/GraduateEducationofPhysicians.pdf
- アルマ・アタ宣言（原文と対訳）
  http://gwweb.jica.go.jp/km/FSubject0201.nsf/8f7bda8fea534ade49256b92001e9387/11a8eae10f9f8af849256ddc000a1213?OpenDocument
- アスタナ宣言（原文）
  https://www.who.int/docs/default-source/primary-health/declaration/gcphc-declaration.pdf

われわれはどんな医者なのか？

3学会合併の経緯
日本家庭医療学会と総合診療医の将来

山田隆司
公益社団法人地域医療振興協会／台東区立台東病院

◆ 3学会が合併することによって日本プライマリ・ケア連合学会の日本医学会への加入が認められ，その後の総合診療医制度の創設につながった．
◆ 総合診療医には家庭医，病院総合医の2つの要素が含まれており，それぞれの機能，役割等について整理して協議する必要がある．
◆ 国民のための総合診療医制度を確立するためには，関連する組織，学会等との綿密な協議が必要である．

　3学会（日本プライマリ・ケア学会，日本総合診療医学会，日本家庭医療学会）が合併したのはもう8年前のことになる．当時日本家庭医療学会代表理事であった私は自分たちの学会を解散してでも残すべきもの，「日本の将来を担う家庭医を育てる」という目的のために，委員会，理事会，会員とのワークショップ等で議論を重ね合併交渉に挑んでいたのを覚えている．さまざまな批判的な意見もあったが今にして思えばやはり間違っていなかったと確信している．しかしまだまだ当初の目的を進めるにはさまざまな困難，ハードルが待ち構えている．ここで重要なのは国民に開かれた議論だ．今回改めて3学会合併の経緯を振り返って，今後の方向性を議論するきっかけとなることを期待したい．

合併の目指したもの

合併までの日本家庭医療学会

　2004年1月より2010年4月に3学会が合併するまで，およそ6年間にわたって日本家庭医療学会の代表理事を務めさせていただいた．それ

1 特定非営利活動法人日本家庭医療学会定款

（目的）第2条　本学会は，家庭医の専門性を確立し，会員に家庭医療に必要とされる教育研修を提供し，さらに家庭医療の発展に資する研究の促進のための活動を行って，もって地域で生活する人々，その家族，さらには地域のニーズにこたえる家庭医を普及させることを目的とする．

（日本家庭医療学会ホームページより[1]）

まで津田司先生や前沢政次先生を中心に運営されていた旧日本家庭医療研究会を引き継いだ形で担当させていただいたが，当時から年次学術集会ばかりでなく，家庭医の生涯教育のためのワークショップ，若手家庭医のための家庭医療学冬季セミナー，医学生・研修医のための家庭医療夏季セミナーなど，家庭医育成の学術活動を活発に行っていた．まだまだ「家庭医」という名称が一般的でない時代に，多くの若い医師が家庭医に憧れ，日本での家庭医療の確立のために力を合わせた活動をしていた．そんな若手医師の情熱にも後押しされ，それまで任意の団体だった研究会を2006年NPO法人として登記し，「家庭医の専門性の確立」という目的をもった法人へと変更させた（**1**）[1]．

研修制度に関する取り組み

 2005年9月には学会内に家庭医療後期研修プログラム検討会を立ち上げ,2005年11月から2006年1月にかけ家庭医療後期研修プログラム構築のためのワークショップを3回開催.第2回ではアメリカOHSU家庭医療学John Saults教授,第3回では英国RCGPのRoger Neighbour会長をお迎えし,海外での家庭医育成の状況につきご教授いただきながら,家庭医療研修プログラムの雛形を策定した.また2006年5月から2010年にかけ家庭医療後期研修プログラム認定と指導医養成のためのワークショップを12回開催.研修プログラムの評価,認定の仕組みを構築し,2007年4月には完成した家庭医療専門研修プログラムver.1に基づく各研修プログラムの認定作業が開始され,初年度には仮認定として40近いプログラムが認定された.

3学会の歩み寄り

 私が家庭医療学会の代表の仕事を受け持たせていただいた2005年ころ,すでに関連する3学会では互いに学術集会の際に共催企画を行うなど交流が進められていた.会員の中には2学会,3学会の会員資格を併せ持つものも少なくなく,いずれ合併してはという意見も以前から多かったようだ.そんな背景から前述の津田先生からの提案のもと,2006年7月に3学会の代表の合同座談会「日本国民の家庭医の育成を目指して」[2](日本プライマリ・ケア学会会長小松真先生,日本総合診療医学会運営委員会代表小泉俊三先生,日本家庭医療学会代表理事山田隆司)が開催された.そこでは日本の家庭医を育成するため,特に家庭医の専門医制度を確立していくために3学会が一致団結して協力していくことの必要性が共有された.

 また2007年には日本医師会の新しい生涯教育制度策定のための協議に関して3学会に協力を求められ,およそ2年間をかけて医師会会員に幅広い研修を求める研修カリキュラムの策定に参加した.これまでの会員の生涯学習がともするとせまい分野に偏りがちだったものを,3学会で検討しているような幅広い総合医/家庭医の育成の形に近づけようとするものでもあった.2009年に実際の施行にあたって若干運用方法が変更になってしまったものの,当時の生涯教育委員長であった福井次矢先生のもと,3学会の代表が複数回実際に顔を合わせ協議ができたことの意義は大きいものであった.特に何回目かの会合の際に,小泉俊三先生から「この際やはり3学会は合併すべきでは」というような趣旨のお話をいただき,即座に前沢政治先生(当時日本プライマリ・ケア学会会長)とともに賛意を伝えたことを今でも鮮明に記憶している.

 2008年1月にはそういった流れを受けて3学会役員合同会議が開催され,ワークショップ形式で合併に向けての話し合いの場をもった.そこでは合併の必要性,またその目的,新学会の理念,名称,組織,合併のプロセス等について協議がなされた.各学会役員同士が真剣な議論を繰り広げ,議論が進む中で互いに認め合いとともに協働することで一体感が増したことはまさに大きな収穫であった.その後の専門医認定試験を合同で開催すること,専門医の名称は「家庭医療専門医」とすることなどが合意された.

日本医学会への加盟,日本専門医機構への参加

3学会合併と日本医学会加盟

 2010年4月1日社団法人日本プライマリ・ケア連合学会がスタートした.その後の連合学会で私自身は副理事長として1期努めたが,合併後の詳細は他者にお任せするが,合併の流れを受けて2011年3月,正式に日本医学会への加盟が認められたのは,合併の最大の功績といってよいだろう.

2 総合診療専門医

○総合診療医の専門医としての名称は,「総合診療専門医」とする.
　※総合診療専門医には,日常的に頻度が高く,幅広い領域の疾病と傷害等について,わが国の医療提供体制の中で,適切な初期対応と必要に応じた継続医療を全人的に提供することが求められる.
　※総合診療専門医には,他の領域別専門医や他職種と連携して,多様な医療サービスを包括的かつ柔軟に提供することを期待する.
○「総合診療専門医」を基本領域の専門医の一つとして加える.
○「総合診療専門医」の認定・更新基準や養成プログラムの基準は,関連学会や医師会等が協力して第三者機関において作成.

(厚生労働省ホームページより[3])

3 総合診療専門医制度の理念

今後の日本社会の急速な高齢化等を踏まえると,健康にかかわる諸問題について適切に対応する医師の必要性がより高くなることから,総合的な診療能力を有する医師の専門性を学術的に評価し,新たな基本診療領域の専門医と位置づける.総合診療専門医の質の向上を図り,以て,国民の健康・福祉に貢献することを第一の目的とする.

(日本専門医機構ホームページより[4])

　日本医学会は学術団体を統括する組織ではあるが戦後日本医師会の下部組織として位置づけられた経緯がある.よってこれまで日本医学会への加盟審査に関しても事実上日本医師会の影響を受けていたことは否めない.実際1980年代に国が進めようとしていた家庭医制度に対して日本医師会は強固に抵抗した経緯があることから,類似する団体の医学会加盟はやや政治的に敏感な問題でもあったといえよう.日本医学会はその後学術的にも日本医師会とは独立した活動を推進するべく法人化を目指し,2014年4月になってようやく日本医学会連合としての活動が開始された.現在は日本医学会連合という形で専門医機構にも日本医師会とは別個の法人として参加している.総合診療医の創設に関してそういった歴史的背景を理解しておく必要がある.

日本専門医機構への加盟と総合診療専門医

　日本医学会への参加が認められたことで,その後日本専門医機構への加盟も正式に認められた.2011年厚労省に「専門医の在り方に関する検討会」が高久史麿座長のもとに開催され,その中で中立的な第三者機関で専門医の認定と養成,プログラムを統一的に評価・認定する組織として日本専門医機構を設立すること,また「総合診療専門医」を19番目の基本領域の専門医として加えることが提案された(2)[3].

　日本専門医機構において他の18の基本領域ではそれぞれの名称の基本領域学会を社員とし,専門医制度を事実上各学会に任せた形としているが,「総合診療専門医」については日本プライマリ・ケア連合学会を社員としては認めておらず,「総合診療専門医検討委員会」を組織し,そこでの合議を経て運用される仕組みとなった.

総合診療医とは

プライマリ・ケア連合学会の背景から

　3学会が合同した経緯から,学会内にはわれわれ日本家庭医療学会,日本プライマリ・ケア学会を源流とするいわば国際標準の家庭医,general practitionerや地域の診療所医師を思い描くグループと,総合診療医学会を源流とする大学の総合診療,総合内科医師や地域の病院総合医を思い描くグループがある.

　目標とする医師像の違いによって,研修内容,研修期間,他の専門医資格との関連性等さまざまな議論がかみ合わないおそれがある.両者の違いをことさら強調するためではなく,今後の論点整理をしていく上で区別して検討することが望ましい.

総合診療専門医検討委員会から

　総合診療医の研修プログラム整備基準には専門医制度の理念として 3 のように記されてい

る[4]．また研修目標としては**4**の記述となっている[4]．やはり学会内での2つのグループを包括したような表記になっており，病院の総合診療部門の記述では総合診療科・総合内科と2つの用語が併記されている．

家庭医と病院総合医

家庭医が抱える問題

日本専門医機構の総合診療医の議論でもあったように，高齢化が進む日本において将来の日本のプライマリ・ケアを担う人材を育成するためには，専門性を追求する従来の専門医育成とは別に総合的に診療できるいわゆる総合医/家庭医の育成が欠かせないことは論を待たない．ただ現在の地域の現場でプライマリ・ケアを担っている医師にどのような役割を担わせ，彼らをいかに同様の方向性に導くかが重要となる．日本医師会の生涯教育制度との整合性を充分に協議することが重要であろう．総合診療志向の医師会会員に経過措置的な指導医資格を与え，研修プログラムに対して全面的に協力を仰ぐ必要があろう．

病院総合医が抱える問題

日本内科学会，日本病院総合診療医学会，日本プライマリ・ケア連合学会，3者の綿密な協議が欠かせない．特に内科学会とは今後の内科研修の基礎的な部分を共有できる仕組み，また相互にキャリア変更できる仕組みを早急に構築することが肝要であろう．

家庭医，病院総合医間の相互の問題

現状の日本の地域医療ニーズに合わせ，両者

4 研修目標

地域を支える診療所や病院においては，他の領域別専門医，一般の医師，歯科医師，医療や健康に関わるその他職種等と連携して，地域の保健・医療・介護・福祉等の様々な分野におけるリーダーシップを発揮しつつ，多様な医療サービス（在宅医療，緩和ケア，高齢者ケア等を含む）を包括的かつ柔軟に提供できる．また，総合診療部門（総合診療科・総合内科等）を有する病院においては，臓器別でない病棟診療（高齢入院患者や心理・社会・倫理的問題を含む複数の健康問題を抱える患者の包括ケア，癌・非癌患者の緩和ケア等）と臓器別でない外来診療（救急や複数の健康問題をもつ患者への包括的ケア）を提供することができる．具体的には以下の7つの資質・能力を獲得することを目指す．
1. 包括的統合アプローチ
2. 一般的な健康問題に対する診療能力
3. 患者中心の医療・ケア
4. 連携重視のマネジメント
5. 地域包括ケアを含む地域志向アプローチ
6. 公益に資する職業規範
7. 多様な診療の場に対応する能力

（日本専門医機構ホームページより[4]）

の研修基盤は医師不足に悩む地域の中小規模の病院を活用することを強く勧めたい．将来診療所の管理者となる要件にそういった地域での経験が考慮されることは検討に価する．

両者のキャリア形成について日本医師会，日本内科学会，日本プライマリ・ケア連合学会，日本病院総合診療医学会，その他地域医療に関係する医療関係諸団体と充分な協議が望まれる．

おわりに

高齢化が進む日本において今後どのような医師が，どのような配分で必要なのか？　医師が全体として国民の医療ニーズに適切に応えられるよう，まさにプロフェッショナルとしての対応が今求められている．関係者の利害調整ではなく，力の結集によって国民の期待に応えたい．

文献

1) 日本家庭医療学会．定款．
  http://plaza.umin.ac.jp/jafm/html/teikan.html

2) 合同座談会「日本国民の望む家庭医の育成を目指して」.
   http://plaza.umin.ac.jp/jafm/journal/pdf/vol13no1/13_1_04.pdf
3) 厚生労働省. 専門医のあり方に関する検討会報告書.
   http://www.mhlw.go.jp/stf/shingi/2r985200000300ju-att/2r985200000300lb.pdf
4) 日本専門医機構. 総合診療研修プログラム整備基準.
   http://www.japan-senmon-i.jp/program/doc/comprehensive170707rev2.pdf

われわれはどんな医者なのか？

家庭医制度が頓挫するまで

岩﨑　榮
NPO法人卒後臨床研修評価機構専務理事

◆ 家庭医に関する懇談会で検討した内容は現在提唱されている総合診療専門医で議論されているものと共通するものが多く，当時提唱された家庭医という概念（考え方）は，今日の総合診療医に似かよっている．
◆ 少なくとも頓挫したとは思っていない．その理由を述べるためにも「家庭医に関する懇談会報告書」[1]（以下，家庭医懇報告書）の記載内容を修飾することなく，その多くを引用する．
◆ 『医療 '93』Vol.9 No.7（1993.7）に掲載された「〈座談会〉開業医のかかりつけ医機能をどう保証するか」[2]の中で当時の厚生省健康政策局長が「頓挫」という言葉を使っているので，『おわりに』で紹介する

家庭医懇談会の設置背景と経緯

　家庭医に関する懇談会（以下，家庭医懇）が設置され第1回会合が開かれたのが，昭和60年（1985年）6月4日のことであった．当時の増岡博之厚生大臣は次のようにあいさつしている（要旨）．「近年，わが国の保健医療をとりまく環境は大きく変化している．諸外国にも例をみない急速な人口構造の高齢化，感染症に代わる慢性疾患の増大，国民の健康に関する意識の変化など，広範囲にわたり社会情勢が変化してきている．わが国の保健医療体制は，着実に整備が図られ，量的な面では世界的にみてもトップレベルの水準に達している．しかし，来るべき21世紀においてすべての国民が明るく，安心して生きていける社会的基盤を構築していくためには，プライマリ・ケアを重視し，健康増進，疾病予防から早期発見・治療，リハビリテーションに至る包括的かつ継続的な保健医療体制の確立を目指した取り組みがきわめて重要である．また，現状，医学・医療の分野において専門分化が進む中で，『人間』をみる医療よりむしろ，『疾病』さらには『臓器』をみる傾向にあるといわれている．医師の病院勤務希望の増大，プライマリ・ケアの中心的担い手である開業医は高齢化してきている．一方，患者もまた大病院志向が強くなっている状況にある．今後特に取り組むべき重要な課題して，住民の日常の健康管理や疾病特に一般的な疾病や外傷等に対する診断・治療を十分に行うとともに，必要に応じ専門医療機関等へ患者を紹介するなど，プライマリ・ケアを担い医療の継続性の中心となる家庭医ともいうべき医師の育成・普及が求められる」と．このあいさつ文からは，今日的にも通用する現在の日本を取り巻く医療状況と似かよっているばかりか，当時の考え方が間違いではなかったともいえる．

　筆者は別著[3]アブストラクトに，「1980年代の保健医療界の時代背景と当時の家庭医への期待は，今日の総合診療医希求の現状と非常に似かよっている．設置された『家庭医懇』は当時の保健医療界にとっては画期的であり，期待も

大きかった．思うに，この報告書を今読んでも決して時代的古さを感じさせることもなく，今日的に総合診療医として議論されているそのものである」と述べている．

家庭医懇のメンバーと小委員会の構成

本懇談会の座長は小泉 明（昭和大学医学部教授）ほかメンバー12名，①養成面に関する小委員会（委員長：牛場大蔵日本医学教育学会会長他5名），専門委員7名，②支援態勢に関する小委員会（委員長：紀伊国献三 筑波大学教授），専門委員5名から成る当時の医学・医療界を代表する大掛かりな懇談会であった．筆者は養成に関する委員会の専門委員として参画した．

家庭医懇で医師に求められた「家庭医機能」とは[1]

家庭医懇では，プライマリ・ケアを担う医師に求められる機能を「家庭医機能」と定義した場合，具体的には以下の10項目が考えられるとした．
① 初診患者に十分に対応できること
  ・疾病の初期段階に的確な対応ができること
  ・日常的にみられる疾患や外傷の治療を行う能力を身につけていること
  ・必要に応じ適切な医療機関へ紹介すること
② 健康相談および指導を十分に行うこと
③ 医療の継続性を重視すること
④ 総合的，包括的医療を重視するとともに，医療福祉関係者チームの総合調整にあたること
⑤ これらの機能を果たすうえでの適切な技術の水準を維持していること
⑥ 患者を含めた地域住民との信頼関係を重視すること
⑦ 家庭など生活背景を把握し，患者に全人的に対応すること

1 一般研修目標

　I．保健・医療の場での適切な人間関係の確立．
　II．日常的な健康問題に総合的に対処できる．
　III．総合的，包括的医療が実践できる．
　IV．医療を継続的に行う．
　V．地域医療を実践することができる．
　VI．自己の医療評価ができる．
　VII．生涯にわたって自発的研修を行う態度を身につける．

⑧ 診療についての説明を十分にすること
⑨ 必要なときいつでも連絡がとれること
⑩ 医療の地域性を重視すること

家庭医懇で作成された家庭医機能修得のための具体的養成カリキュラムとは[1]

具体的養成カリキュラムは，「家庭医機能」を担う医師の養成カリキュラム・一般研修目標と具体的目標となっていて，つまり今日的には，教育研修カリキュラムは，educational curriculum（教育・研修活動計画書）といわれており，一般目標（GIO）・行動目標（SBOs）からなる．**1** の7つの一般研修目標があり，それぞれに複数の具体的目標を定めている．その上で，「本カリキュラムにおいては，とくに患者と医師の信頼関係の確立や，日常的健康問題への総合的かつ包括的医療が実践でき，同時に継続性のある医療や地域医療の適切な実践ができる医師の養成を目標としている．また，具体的目標において，従来必ずしも十分には取り上げられなかったもの，例えば面接技法，カウンセリング，生命倫理，日常的にみられる疾患や外傷への対処，行動科学，心身医学，リハビリテーション，ターミナル・ケア，臨床疫学等の研修も重視されている」と説明されている．

「地域と家庭医」と題する筆者のスピーチ

懇談会でゲストスピーカーとして，「地域と

家庭医」と題しての筆者のスピーチ（要旨）を紹介したい．それは筆者が臨床医として，長崎県における離島医療システム化の一環として，臨床研修医の効果的かつ効率的な医師養成計画を実践する中で経験したことを述べている．

「いかにして専門医志向に育てられた研修医たちをプライマリ・ケア志向，地域医療志向に転換させるかでは，まず，研修医の採用要件から工夫を凝らし，また研修カリキュラム自体をプライマリ・ケア本位に変え，研修期間中に離島医療の研修を指導医とともに経験することや救急患者搬送のためヘリコプター添乗によって，次第に指導医も研修医ともども地域志向になっていったという話など，また，現状の医学教育に対しても問題があるとして，英米の医学教育システムにも触れ，当時の医師教育の卒前，卒後，生涯を通じて患者志向，家族志向，地域志向の教育への改革の必要性，研修の内容としてコモン・ディジーズや外来重視，在宅医療やセルフケア，最も重要なコミュニケーション・スキルを身につける」ことの必要性を述べてのスピーチであった（報告書原文から修正要約したもの）．

「家庭医としての臨床能力」と題する筆者のショートエッセイ

さらには，「家庭医としての臨床能力」と題して『厚生福祉』（昭和61年8月23日　第3509号）[4]に次のようなショートエッセイを執筆している．

「《臨床医とは，病気を診断したり治療することを本来の任務とする人ではない》――かく言うは，ジョンズ・ホプキンズ大学のタマルティ教授である（『新しい診断学の方法論と患者へのアプローチ』日野原重明ほか訳，医学書院：1978）．最近，ますますその論議が高まってきた家庭医とは，一体どのような医師をめざしてのものなのであろうか．米国では，よく臨床能力（clinical competence）を高くすることが求められるが，この場合，臨床能力とは単なる診断能力を意味していない．患者に対する感性（sensitivity）の高さや問題解決能力，マネジメント・教育技法などが臨床能力といわれるものである．医療面接での面接技法（患者の訴えをよく聞く），診察術，必要にして十分な検査の選択，とりあえずの治療（痛みや苦しみ，悩みの緩和），予防的アプローチへの態度なども臨床能力の範疇に入る．タマルティ教授は，『本来の任務はその人間が病気から受ける衝撃全体を最も効果的に取り除くという目的の下に，病む人間をマネージする人』とし，『病む人間をマネージするということは，病む人間，その家族，さらに，そのコミュニティを一緒に考えてなされるものである』と言及している．患者とのファーストコンタクトにおけるコミュニケーションが最も重要であり，患者の訴えを十分によく聞く（active listening）こと，そのことから医療が始められるのであれば，これがまずできないようでは家庭医の任務は果たせそうにもない」（一部修正加筆）．

懇談会報告書の文言の修正の中から読める「家庭医の制度化に歯止めをかけた日本医師会――その理由」[5]

これは，当時懇談会のメンバーであった日本医師会常任理事の松石久義氏が日本医事新報において談話で話したものが記事になって報じられたものである．

『家庭医懇の報告書要旨と日医・松石氏の談話』[5]と題し，家庭医に関する懇談会に参加してという記事が載せられている．以下松石氏の言葉をそのままに転載しておく．

「この（家庭医に関する懇談会）で二年に亘る議論に参加し，プライマリ・ケアにおいて，（家庭医機能）こそが根幹であり，これを地域

医療に根付かせ，普及・定着させることが極めて重要であるという結論の報告書をまとめることができたことは大きな意義のあるところである．この報告書は，①卒前教育において専門医志向の医師を育成してきた文部省や大学医学部に対して，②卒直後の二年間の研修態勢で専門医育成に傾いていた厚生省に対して，③生涯教育において，専門医としての研修に主眼のあった我々医師会に対して，④安易に大病院の高度先進医療に眼を向け，ごく身近のプライマリ・ケアから眼をそむけていた国民に対して，それぞれに対して現代医療のあり方を考え直す上に大きなインパクトとなったと思う．これまで（家庭医機能）を担う医療が，いかに大切であり必要であるかということは，それぞれが概念的には解っていても，具体的に取り組む姿勢に欠けたところがあったのは否めない．（家庭医機能）を根付かせ，普及・定着させるために，これからそれぞれの立場で，この報告書の精神を尊重し，具体的対応に取り組まねばならない．日医も，この目的達成のために，日医の生涯教育制度の中に，このカリキュラムを取り入れ実行に移したい」としたうえで，松石氏は続けて，「ところで，もともとこの懇談会の予算項目は，『家庭医制度創設検討費』が『家庭医制度調査検討費』と名称が変わったものであるが，厚生省の真の目標は家庭医制度創設＝アメリカ型の家庭医（FP）導入にあったのは否めない．これは養成面に関する委員会の席上で，直ちに，かねてから意図していたこのアメリカ型家庭医養成のモデルを示したその姿勢からも明らかである．（中略）報告書作成の段階で，（中略）案文には厚生省の意図する方向が濃厚に投影された内容が盛り込まれた．第一に，開業医の現状評価について，歴史的に果たしてきた役割の大きさは認めたが，現状では既に崩壊しているかの表現になっていたこと．（中略）次に，現在の開業医すなわち何らかの専門性をもって医療を担っている医師と，専門性をもたないがオールラウンドに診療できる医師との比較，優劣を問題にした．多様な国民のニーズには，多様な対応が必要であることは理解できるが，だからといって，わが国の伝統ある特色を捨て，ましてアメリカの家庭医自身がすでに専門性がないために挫折感をもっているといわれる制度をわが国に導入する必要はさらさらないと主張した．（中略）最終報告書作成の段階で意見の一致をみなかった争点は，（家庭医機能）を担う医師のための研修において，家庭医制度導入に結びつく恐れのあった次のような文言があったためである．即ち，『卒直後の研修に引き続いて家庭医機能の修得に専念する研修コースを設定すべきである』という案文の取り扱いであった．最終的には報告書のように『主として上記(3)のカリキュラムに準拠して家庭医機能を修得する研修等のプログラムを用意することを考えるべきである』となり，（中略）日医の考え方を組み込んだものである．さらに，結論の『（家庭医機能）の普及・定着のために』の項で，（家庭医機能）は地域医療を担う医師に程度の差はあれ，具備すべきものとして期待されるものであって，特定グループの医師のみの機能を示すものではない，との文言を挿入することにより，家庭医の制度化に歯止めをかけたわけである．（中略）．最後に松石氏は，「純粋に（家庭医機能）を地域医療にいかに根付かせ，いかに普及・定着させるかを論ずることができれば，もっと早く結論がまとまったであろう」と結んでいる．

おわりに

雑誌『医療'93』Vol9.No7（1993.7）[2]は，家庭医の問題をとりあげており，「〈座談会〉開業医のかかりつけ医機能をどう保証するか」において，医事評論家の水野肇氏の司会により行われている．そこでの出席者の一人，糸氏英吉日医常任理事の発言として「かつて厚生省が家庭医とい

う考え方をもち出し，日本医師会が大反対して取り下げさせるという一件があった．あのとき厚生省が考えていたのは，制度としての家庭医だった．しかも，人頭払いで報酬を受け取るというドラスティックな構想だった．これに対して，日本医師会は厳しく反対したのだ．しかし，基本的には家庭医とかかりつけ医は機能としてはそう変わらないと思う」と．その発言に対して寺松尚厚生省健康政策局長が「医師会が反対したのは，いい選択だったという人が多い．私もあのような制度は，日本には馴染まないし，やっても必ず『頓挫』する」と．また，第三者的立場で出席していた西浦天宣日本成人保健医療問題研究所医師は「私の知るかぎり，当時の厚生省はNHSを目指したという認識はなかった」と述べている．

　以上のような座談会からは，「頓挫」と，ここで使用されていたことがわかる．しかし，これまで述べてきたように，決して頓挫することなく，今日の総合診療医論に引き継がれているのである．その間30年，まさに失われた30年といえるが，今後は，それらを生かして，じっくり時間をかけ，新しい制度を構築するためには30年はかかると思う．30年かけて国民にわかりやすい，信頼される，質の高い総合診療医制度が作られることを切に願わずにはおれない．

文献

1) 厚生省健康政策局総務課編．家庭医に関する懇談会報告書．東京：第一法規出版；1987．
2) 糸氏英吉ほか．〈座談会〉開業医のかかりつけ医機能をどう保証するか．医療'93 1993；9(7)：24-31.
3) 岩﨑 榮．1980年代「家庭医懇談会」の経緯と結果．カレントテラピー2014；32：143-6.
4) 岩﨑 榮．家庭医としての臨床能力．厚生福祉(昭和61年8月23日第3509号)；1986．
5) 家庭医懇の報告書要旨と日医・松石氏の談話．日本医事新報3288号(1987年5月02日発行)．

われわれはどんな医者なのか？

専門医としての総合診療医にいたる道のり

草場鉄周
北海道家庭医療学センター理事長

◆ 総合診療専門医制度は日本プライマリ・ケア連合学会の家庭医療専門医制度をひな形にして発展させたものとなっている．
◆ 総合診療専門医制度の成立は，「総合診療」という位置づけによって，日本の医療の中に実態としてのプライマリ・ケアが存在することを医師集団の中で合意するという意味では画期的である．

2013年に発表された厚生労働省「専門医の在り方に関する検討会」の最終報告書に基づく新たな専門医制度が5年の準備期間を経て2018年4月よりいよいよ始動する．今回の改革では専門医たる能力の標準化と社会への説明責任を果たすために「中立的第三者機関の設置」「プログラム制度による研修システム」「専門医資格の2階建て構造」という抜本的な改革が展開されることとなったわけだが，それと並んで「総合診療専門医制度」の設立が明記されたことはたいへん画期的なことであった．

この稿では専門医としての総合診療医に至るまでの道のりを4つの切り口から論じていく．最初にこの制度が提起された背景，そして，日本プライマリ・ケア連合学会を中心として20年にわたって行われてきた専門医養成の取り組み，さらに，総合診療専門医制度の概要を論じた後，最後にこの制度が社会に与える影響についても考えてみたい．

総合診療専門医制度設立の背景

日本のプライマリ・ケアは標榜に制限のない自由開業制度に従って診療所を開設した個人の医師によって担われてきた．いわば，江戸，明治から続く町医者の歴史が綿々と今につながっているといってよいだろう．開業した医師は，日々の外来診療に加えて，学校医を担い，急患にも24時間対応することで地域住民の絶大な信頼を得て，地域の名士としても高く評価されてきた．

しかし，医療がより専門化して病院の機能が強化され，救急医療や高機能の検査などが充実する中で国民の大病院志向は高まり，相対的に診療所の機能は小さくなっていった．夜間や休日の対応，小児医療，患者宅への往診などを提供する一般診療所は減少し，日本のプライマリ・ケアは実質的に診療所と病院が共同して担う体制となっていった．「重ければ病院，軽ければ診療所」というイメージが国民のあいだには定着していった．

そうした中，高齢化により多くの患者が複数の疾患を抱えることが当たり前となり，身体機能や認知機能の低下に伴って病院への受診が困難なケースも徐々に増えてきた．さらに，慢性疾患診療やターミナル・ケアに代表される治す医療から癒す医療への転換，患者の生活を支えていくための医療・介護の連携の促進，在宅医療への強いニーズ，住民一人一人への予防医療の提供の必要性など，診療所を取り巻く環境は

大きく変わろうとしている．また，病院での入院日数の短縮化やDPC制度の導入は，多くの医療資源を短期間に投入するという病院の2次医療機能を強化する方向へとつながっている．

こうした医療ニーズの変化に基づき，政府は大病院と診療所の機能分化，在宅医療の推進，かかりつけ医機能の充実などの施策を展開する中で，もう一度，本来診療所がもっていたプライマリ・ケア機能を強化しようと取り組んできた．しかし，1980年代に取り組みかけた「家庭医制度」の頓挫が悪影響を及ぼし，その試みは遅々として進まず，プライマリ・ケアの失われた30年を経て，ようやく今回の「総合診療専門医制度」を通じて日本のプライマリ・ケアを強化する大きな流れへとつながったのである．

学会による専門医養成の取り組み

ただ，こうした状況に学術団体が何も手を打ってこなかったわけではない．

旧日本プライマリ・ケア学会は1993年に認定医制度を設立し，地域医療の現場でプライマリ・ケアを実践する実地医家の診療機能を評価するシステムをスタートさせた．ただ，認定プロセスは一定の臨床経験とプライマリ・ケアに関するレポート，そして筆記試験での合格というもので，内科学会など他の学会の認定プロセスとおおよそ似たものであった．

そうした中で，海外で運営されているfamily medicineやgeneral practiceなどに類似するよりレベルの高い認定制度の設定が求められるようになり，主としてプライマリ・ケア分野を自らの主領域として活動しようとする若手医師を対象とする「プライマリ・ケア専門医制度」の設立が計画された．1997年より専門医認定がスタートしたが，そのプロセスは学会が認定する研修施設（中規模以上の病院あるいは病院群での2年以上の研修と，地域包括医療を実践している保健・医療・福祉施設群での1年以上の研修）での5年間の臨床経験を前提としており，その中では内科を6か月以上，外科を2か月以上，小児科を2か月以上，救急部を2か月以上研修すること，さらには，外来診療機能をもつ施設，在宅ケア機能をもつ施設，入所型の介護機能をもつ施設での臨床経験をも必須としていた．その経験に基づいて50症例の簡易事例報告，20症例の詳細事例報告を行い，審査を受ける必要があった．こうした条件をすべてクリアした場合に臨床技能評価試験（clinical skill assessment）と論述試験を実施し，一定の基準を満たした者に専門医資格が与えられた．特に，臨床技能試験は画期的であり，外来診療のみならず小外科や救急の能力の評価も行い，他領域に先駆けた実践であった．

最初の認定は2001年に行われ，日本初の総合診療領域の専門医7人が誕生した．ただ，同制度の認知度については，プライマリ・ケア学会に若手医師の参加が少なかったこと，そして，いわゆるプログラム制度ではなく資格を目指す者による実績申告型の制度設計であったため十分に広まらず，およそ毎年10人前後の合格者が出るのにとどまっていた．

そうした中，主として欧米で家庭医療を学んだ指導者が中核となっていた旧日本家庭医療学会（当初は研究会）が若手会員の強い後押しもあって新たな専門医制度を創設する流れがスタートした．その際に最も重視されたのは，家庭医療学に基づいた研修目標の精密な設定とプログラム制度に基づく一貫した研修システムの構築であった．若手中心のワーキンググループなどで諸案が検討され2006年には家庭医療専門医研修プログラムが成立した．研修は初期研修を含めた5年間で，最低6か月の診療所研修に加え，病院における6か月の内科研修と3か月の小児科研修も必須としていた．研修目標は海外における最新のプライマリ・ケア機能を意識した内容を含んでいた．また，研修実績の評価には研修目標と連動した形で経験と省察を求

めるポートフォリオの作成を導入した点も新しく，臨床経験を概念化することに寄与していた．最終認定審査については，すでに制度がスタートした2006年ころより旧プライマリ・ケア学会と旧家庭療法学会の合同も視野に入っていたこともあり，旧プライマリ・ケア学会の臨床技能評価試験と論述試験を当初より導入することで合意された．

2009年に同プログラムを修了した家庭医療専門医14人がポートフォリオの提出と試験の合格を経て誕生した．同時に認定されたプライマリ・ケア専門医も20人に及び，ついに34人という規模で専門医が誕生したのである．

2010年に旧プライマリ・ケア学会と旧家庭医療学会が旧総合診療医学会も含めて合併し，日本プライマリ・ケア連合学会が成立した．同学会は専門医制度を擁した2つの学会の遺産を引き継いだ．2010年以降の研修制度は旧家庭医療学会のプログラム制度を必須とし，最終認定審査は旧プライマリ・ケア学会の試験を必須とする枠組みが完成した．ただ，過渡期である2010〜2014年までは旧プライマリ・ケア学会の制度に基づく専門医も含めて認定が継続し，専門医数は年々増加して2017年度末で672人に達している．

次から述べる総合診療専門医制度はこの日本プライマリ・ケア連合学会の家庭医療専門医制度をひな形にして発展させたものとなっており，学会の叡智と経験が反映されている．

総合診療専門医制度の概要

専門医のあり方検討会の最終報告では，「総合診療医には，日常的に頻度が高く，幅広い領域の疾病と傷害等について，わが国の医療提供体制の中で，適切な初期対応と必要に応じた継続医療を全人的に提供することが求められる」とあり，「扱う問題の広さと多様性が特徴」と示され，最後に「地域によって異なるニーズに的確に対応できる『地域を診る医師』としての視点も重要であり，他の領域別専門医や他職種と連携して，多様な医療サービスを包括的かつ柔軟に提供することが期待される」とそのあり方が明確に示されている．このような医師像はまさに先述したプライマリ・ケア機能の強化に求められるものといってよいだろう．

さらに，総合診療専門医が備えるべき7つの資質・能力を[1]に示した．また，研修のプログラムは総合診療専門研修Ⅰ・Ⅱを合計18か月（それぞれを最低6か月ずつ），内科研修12か月，小児科研修3か月，救急科研修3か月で構成され，合わせて3年となる．

主たる研修である総合診療専門研修の特徴について以下に説明する．

■ 総合診療専門研修Ⅰ

いわゆる診療所・中小病院を基盤とした研修であり，以下の内容を含む．

- 外来診療：日常よく遭遇する症候や疾患への対応（外傷も含む），生活習慣病のコントロール，患者教育，心理社会的問題への対応，高齢者ケア（認知症を含む），包括ケア，継続ケア，家族志向型ケアにも従事すること．
- 訪問診療：在宅ケア，介護施設との連携などを経験し在宅緩和ケアにも従事すること．
- 地域包括ケア：学校医，地域保健活動などに参加すること．

■ 総合診療専門研修Ⅱ

病院の総合診療部門における研修であり，総合診療部門には総合診療科，一般内科，総合内科などを含み，研修内容は以下のとおり．

- 病棟診療：臓器別ではない病棟で，主として高度医療技術の必要のない成人・高齢入院患者や複数の健康問題（心理・社会・倫理的問題を含む）を抱える患者の包括ケア，癌・非癌患者の緩和ケアなどを経験すること．
- 外来診療：臓器別ではない外来で，救急も含む初診を数多く経験し，複数の健康問題をもつ患者への包括的ケアを経験すること．

こうした3年間の研修を修了した者は，研修記録や経験の報告，さらには筆記試験，臨床技能試験を経て，総合診療専門医として認定されることとなる．

総合診療専門医制度が社会に与える影響

それでは，総合診療専門医がこれからの日本のプライマリ・ケアをすぐに担うのであろうか．現在想定されている総合診療専門医の誕生は2021年であり，年間数百人の規模と思われる．日本プライマリ・ケア連合学会で認定中の家庭医療専門医が2020年までに1,000人規模になるとしても，2025年の段階で最大で3,000〜4,000人の専門医が養成されるにすぎない．1億を超える人口を抱える日本において，こうした数ですべてのプライマリ・ケアをカバーすることは到底できないのは自明である．

それでは，総合診療専門医制度はごく一部の医師集団の誇りを満たすだけの制度になるのであろうか？　日本においてプライマリ・ケアを担うということは，多くの診療所や中小病院の対応すべき課題であったのは事実である．ただそれは，内科や外科，小児科という専門領域の繊細なパッチワークの中で生まれる表象であり，実態としてのプライマリ・ケアが存在するという医師間の確かな合意の中で進んできたものではなかった．今回の総合診療専門医制度の成立は，「総合診療」という位置づけによって，日本の医療の中に実態としてのプライマリ・ケアが存在することを医師集団の中で合意するという意味ではたいへん画期的であり，パラダイムの大きな転換といってもよいだろう．

つまり，総合診療専門医はプライマリ・ケア機能を担う医師のモデルのような位置づけであり，地域の多様な開業医と連携しながら面で地域医療を活性化させることが期待されているのである．比較的若い医師で構成される総合診療

1 総合診療専門医の7つの資質・能力

1. 包括的統合アプローチ
   1) 未分化で多様かつ複雑な健康問題への対応
   2) 健康増進と疾病予防
   3) 継続的な医療・ケア
2. 一般的な健康問題に対応する診療能力
   1) 適切な身体診察，検査および治療法の実施
   2) 一般的な症候への適切な対応と問題解決
   3) 一般的な疾患・病態に対する適切なマネジメント
   4) 効率よく的確な臨床推論
3. 患者中心の医療・ケア
   1) 患者中心の医療
   2) 家族志向型医療・ケア
   3) 患者・家族との協働を促すコミュニケーション
4. 連携重視のマネジメント
   1) 多職種協働のチーム医療
   2) 医療機関連携および医療・介護連携
   3) 組織運営マネジメント
5. 地域包括ケアを含む地域志向アプローチ
   1) 保健・医療・介護・福祉事業への参画
   2) 地域ニーズの把握とアプローチ
6. 公益に資する職業規範
   1) 倫理観と説明責任
   2) 自己研鑽とワークライフバランス
   3) 研究と教育
7. 多様な診療の場に対応する能力
   1) 外来医療
   2) 救急医療
   3) 病棟医療
   4) 在宅医療

■経験目標
1. 身体診察および検査・治療手技
2. 一般的な症候への適切な対応と問題解決
3. 一般的な疾患・病態に対する適切なマネジメント
4. 医療・介護の連携活動
5. 保健事業・予防医療
6. 在宅医療

専門医集団は，グループで運営される診療所をフィールドとすることも多く，24時間の在宅医療提供や時間外対応などで力を発揮する．また，中小病院の総合診療科においては，軽症救急への幅広い対応から臓器別に分類しがたい疾病を複数罹患する高齢者の入院治療など，縦割りで機能不全に陥りやすい病院医療の弱点を補う役割を果たす．へき地や離島など，従来から医師不足が慢性的な問題となっている地域であっても，幅広い健康問題に対応する能力が遺憾なく発揮されるであろう．

総合診療専門医制度の成立が日本の医療の閉塞感を打破する一つのきっかけとなることを期待したい．

われわれの診療

2章

われわれの診療

大学附属病院での診療

松村 正巳
自治医科大学地域医療学センターセンター長・
総合診療部門教授/総合診療内科科長

- ◆ 大学附属病院における総合医に必要な能力として，診断する能力，多臓器疾患に対応する能力，関連診療科との関係調整能力，多職種と連携しコーディネートする能力があげられる．
- ◆ 大学附属病院における総合医に必要な能力の中核は診断能力である．
- ◆ 機能分化が進む大学附属病院における総合医の育成には，教育の場所を考慮する必要がある．

　わが国はこれまでに経験のない超高齢社会を迎え，総合医が果たす役割には大きな期待が寄せられている．多臓器に疾患を有する患者は増加し，これまで臓器別に発達してきた医学・医療体系では対応が困難になってきている．多臓器に疾患を有する患者では複数の専門医が必要となり，境界領域の病態を有する患者では担当科の決定が困難になる．このような時代に高度先進医療を目指す大学附属病院において，総合医の果たす役割は何であろう．機能分化した組織における総合（ジェネラリティ）という相反する概念において，その果たす役割を考える．

診療

　大学附属病院は高度先進医療を担う医療機関である．そのような医療環境において総合医はどのような役割を果たすべきであろうか．大学附属病院を受診する前にすでに診断がつき，適切な診療科に紹介され，スムースに診療の流れにのる患者は問題がない．一方，診断のついていない場合は診療科を決めがたく，総合医の出番であろう．ここでは総合医に必要とされる能力を具体的にあげてみよう．

総合医に必要とされる能力

① 外来・病棟にて発揮される診断する能力：
　大学附属病院の総合医に必要とされる能力の中核である．機能分化が進むがゆえに，臓器別専門科においては効率的に診療することが求められている．治療の前には診断の過程が必ずついて回るが，未診断，診断困難例はその対応に長けた診療科があたるほうが効率的である．
② 多臓器疾患・境界領域の病態に対応する能力：
　高齢社会の反映として多臓器に疾患を有する患者は増加している．一人の患者が高血圧，糖尿病，慢性腎臓病，心房細動，脳梗塞の既往を有することは珍しくない．たとえば，このような患者があるとき腎盂腎炎に罹患した場合には，診療科を決定するのが困難になりがちである．このときは総合診療科が担当したほうがよいであろう．診療を行う中で，高血圧，糖尿病，慢性腎臓病なども評価しながら治療計画を立てることになる．抗菌薬の投与量，薬剤の相互作用など，考慮すべきことは少なくない．臓器横断的な知識と経験知が必要になる．ちなみに当科の入院患者の半数は感染症である（[1]）．

③ 臓器別専門医からのコンサルトに応ずる能力：

ほかの科に通院中の患者に新たな病態が発生し，その上流にある診断がわからないときは，総合診療科にコンサルトされる．入院においても同様である．ここでも病態を解釈し，診断する能力が必要である．多彩な症状・徴候から病態を解釈し，診断を行う．

④ 関連診療科と協働する関係調整能力：

複数の問題をマネジメントする能力が必要であると述べたが，病態によっては適切な診療科にコンサルトしつつ，よりよい診療を目指し，全体をコーディネートする．

⑤ 多職種と連携しコーディネートする能力：

総合医がもつべき資質の一つに連携の中核としての役割があげられる．大学附属病院以外の医療関連施設における診療や地域保健活動への理解は欠かせない．これは総合診療に限ったことではないが，多臓器疾患をかかえた患者を診療することが多いゆえに，自施設外にはどのような医療・介護のリソースが存在しているかを知ったうえで，患者退院後の医療・生活を次の医療と介護につないでいく．ここでは多職種と連携しコーディネートする能力が必要とされる．多職種連携におけるメンバーシップ，必要なときにはリーダーシップを発揮する．医療における機能分化が求められる現在，連携は診療レベルの向上，医療資源の分配の視点からも重要である．連携ができないと機能分化も進みようがない．

⑥ そのほか：

複雑な問題を根気よくこなす忍耐，ほかの科と協調・連携して診療を行える心の在り方も必要である．診療上の摩擦が生じても感情的には決してならないように気をつける．解決するには科長同士での話し合いが最も効果的である．

自治医科大学附属病院での取り組み

自治医科大学附属病院での取り組みを一つ紹

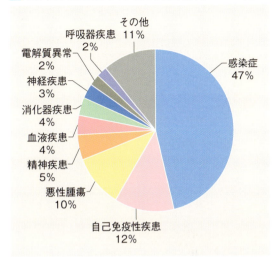

1 当科の入院患者349名の疾患内訳（2017年）

介する．2017年4月から総合診療内科における入院診療を「内科総合病棟」と改組し，内科学講座と協力して診療を行う場とした．内科総合病棟の構造を紹介すると，診療対象は多臓器疾患例，診断困難例，緊急入院の患者を主に診療し，診療の基本を学ぶ場とし，総合医への教育・研修を行う．内科学講座の医師が交代で派遣され，総合診療内科医師と協働し，研修医と併せて診療チームを組み診療を行っている．診療の流れは，各科に紹介されたものの未診断の場合，ベッドが見つからない場合などに内科総合病棟への入院を考慮する．効果として，救急・紹介患者への迅速な対応が可能になること，地域医療連携の円滑化，診療科・ベッド決定への労力軽減が得られつつある．臓器別専門科へは迅速なコンサルテーションが可能になり，診断後に専門的な治療が必要な患者は転科する．ここでは診療レベルが以前よりも向上しつつある．

教育

大学附属病院は診療機関でもあるが，本来は医育機関である．教育についても触れておきたい．

医師は患者が自覚する症状を聴き，患者に観察される現象（身体診察・検査所見）を認識・収集し，存在する病態を考察し，その源にある疾患を診断する．そして診断をもとに正しい治療を行う．初学者には座学で学んだ疾患の知識があるが，実際に患者から情報を収集し，病態を考え，診断し治療する作業がすぐにできるわけではない．経験のある指導医・教員からの指導・助言が必要である．大学が担う卒前教育では，臓器別（-ology）の学習に加え，症候学や臨床推論の教育も行うよう推奨されている[1]．大学における総合医は，卒前教育はもちろん，初期研修医，専門医取得を目指す専攻医に対して，臨床推論および全身を臓器横断的に診る姿勢と考え方・技術を指導する役割を有している．

この時代の総合医育成のための教育を考えるときに，教育の場の問題は避けて通れない．機能分化が進む大学附属病院において，ジェネラリティの指導をするのである．たとえば，総合診療科での初診外来診察実習において，大学附属病院の外来で行うかについては考慮が必要である．選定療養費（紹介状がないと一定額の支払いを患者に求めることができる）が適応されて以来，紹介状を持参し受診する患者の割合は増加傾向である．紹介状を持ち受診する初診患者は，ほかの医療機関で診断がつかなかった診断困難な患者群である．初学者である医学生には，課題としては難しくなっていると感じる．そこで，われわれは実習の場を近隣の二次医療機関に移動させた．プライマリ・ケアを行っている現場のほうが実習には望ましく，彼ら・彼女らには学べることも多い．

大学附属病院総合医の1日

大学附属病院総合医の1日を紹介する．

■ 8：00～

月曜日～金曜日の朝8時からは入院患者のカンファレンスが始まる．総合診療科は未診断の患者，緊急入院の患者が多い．患者の状態は日々変化するため，毎朝のカンファレンスが欠かせない．診断仮説を議論し，その日のうちになすべき方針を立て，修正すべきは修正する．難解例も少なくなく，医師1人，担当チームだけでは解釈・解決できないことも多い．このときは皆で検討することが肝要である．これは診断エラーを防ぐうえでも大切なことである．

ベッドサイドラーニング（BSL）でローテーションしているM4医学生も参加する．医学生は各診療チームに配属される．患者のプレゼンテーションは担当チームの研修医，もしくは医学生が行う．よいプレゼンテーションを行うには，さまざまな能力が必要である．プレゼンテーションを聴いていると彼ら・彼女らの知識レベル，情報の収集・解析能力などが短時間で評価できる．

当科には不明熱の患者が多い．1例入院患者を紹介する．

【症例】30歳台，男性．

【主訴】発熱．

【現病歴】生来健康であった．3週前に37.5℃の発熱が出現し，その後，37～38℃台の発熱が持続した．2週前には近医を受診し，セフジトレンピボキシルが処方されたが効果はなかった．1週前には頭痛，両側の肩に疼痛も出現しほかの病院を受診した．ここでは頸部，腋窩リンパ節が腫れているといわれ，好中球優位の白血球上昇を指摘された．入院を勧められたが家で様子をみていた．入院当日の夜40℃の発熱を認め，当院救急部を受診し当科入院となった．

【既往歴】特記事項なし．タバコは5本×10年間，お酒は飲まない．

【家族歴】特記事項なし．

【身体診察】当科入院時：体温36.4℃，血圧94/52 mmHg．脈拍66/分，整．呼吸数12/分．結膜に貧血なし．咽頭発赤なし．項部硬直なし．右腋窩に径1.5 cmのリンパ節を触れる．

心雑音なく，両肺に副雑音なし．腹部は平坦，軟で圧痛なし．肝脾腫は触れない．下腿に浮腫はない．皮疹は認めない．

【検査所見】WBC 12,500/μL（Neu 86.5%），Hb 13.1 g/dL，Plt 24.7万．血液生化学所見：BUN 10 mg/dL，Cr 0.86 mg/dL，Na 136 mEq/L，K 3.9 mEq/L，Cl 99 mEq/L，AST 32 U/L，ALT 35 U/L，LDH 307 U/L，ALP 202 U/L，CK 25 U/L．検尿：異常なし．CRP 5.74 mg/dL，抗核抗体40倍，均質型．リウマトイド因子陰性．血液培養2セット陰性．胸部X線写真：異常なし．

鑑別疾患として，①成人発症スティル病，②悪性リンパ腫，③血管炎，をあげた．成人発症スティル病は除外診断が肝要である．患者に咽頭痛の有無を尋ねると「ある」という．さらに以下の検査を追加した．

フェリチン1,015.7 ng/mL．胸部〜骨盤部CT：軽度の脾腫を認める．

入院後は夕方から夜にかけて39〜40℃の発熱を認めた．また第10病日には背部と左肩に掻痒感のない紅斑を認めた．さらに金沢大学小児科にてIL-18を測定してもらったところ異常高値（34,500 pg/mL〈基準値：＜500 pg/mL〉）と判明した．Yamaguchiの分類基準の大項目3つ（39℃以上の発熱，皮疹，好中球増加を伴う白血球増加），小項目4つ（咽頭痛，リンパ節腫脹，脾腫，肝機能障害）を満たし，確定診断は成人発症スティル病とした．アレルギーリウマチ科に転科し，ステロイドが投与され，患者は回復，退院した．

■9：00〜

カンファレンスが終わると初診外来に出る．総合診療科も選定療養費が適応されてから，紹介状を持参する患者の割合が増加した．ほかの医療機関でさまざまな検査も行われたものの診断がつかない患者，例をあげると，不明熱，原発不明癌，原因のわからない慢性疼痛，多愁訴の患者が紹介される．ベテランでも診察には時間を要することが多い．診断がついた場合は，適切な科に紹介するのも大切な役割である．

■14：00〜

月曜日の午後は病棟回診を行う．大学附属病院における病棟回診には2つの機能がある．一つは管理上の機能である．科長は入院診療の最終的責任を負うため，回診を行い診療のチェックを行う．二つ目に大切なのは教育の機能である（教育回診）．筆者は後者に重きをおき，回診を行っている．患者の問題解決の図り方を研修医・医学生に指導するが，リアリティーにおいて座学に勝る．また身体診察を教えるよい機会でもある．視診，触診，聴診などを指導するが，特に観察することの重要性は強調したい．かのOsler先生も

"Teach students to observe the facts."[2]

と述べている．観察する力は臨床医学において最も普遍的に必要とされる能力であろう．

おわりに

当たり前のことであるが，大学附属病院における総合医として最も必要とされるのは，高い診療能力，中核は正しく診断する能力である．個人として，診療チームとして能力を高める努力が必要である．これは経験を実践知としてフィードバックし，整理する作業を重ねることで得られるはずである．

文献

1) 文部科学省：医学教育モデル・コア・カリキュラム（平成28年度改訂版）．
   http://www.mext.go.jp/b_menu/shingi/chousa/koutou/033-2/toushin/1383962.htm
2) Medical education. In：Silverman ME, et al, eds. The Quotable OSLER. Philadelphia：American College of Physicians；2003. p.191.

われわれの診療

病院での診療
――柔軟かつ多様な視点とは

榛葉　誠
新城市民病院総合診療科

◆ 地域の中小病院におけるスーパー総合医とは「柔軟かつ多様な視点をもった総合診療医が，その地域に育てられ，つくられている過程」と考えている．過程とは，頂点・完成型がなく，常に進み続けるものだからである．

新城市と新城市民病院

　新城市は愛知県東部の東三河に位置する，人口5万人弱の市である．南は豊川市（人口約18万），豊橋市（人口約37万）に接し，それぞれ高度医療が可能な市民病院をもつ．いずれも40分程度でアクセス可能である．北は東栄町，設楽町，豊根村の北設楽郡3町村に接している．北設楽郡3町村合計で人口は約1万人，過疎化が進むへき地である．

　新城市民病院は，新城市と北設楽郡の一次～二次医療を支えるへき地医療拠点病院である（1）．標榜診療科は18科，病床数は199床であるが，実際の稼働は平均で100床強である．2004年から開始された初期臨床研修必修化を契機にした大学医局の方針に沿い内科医の多くが退職した．その後，自治医科大学卒業生を中心に総合診療科を立ち上げ，現在に至る．内科の専門科は神経内科，腎臓内科に各1名，常勤医が勤務している．その他の診療科も医師1名の専門科が多い．院内の医療資源には比較的恵まれている．CT，MRIは日中であれば迅速に撮影・読影される．血液検査も一般的なものであれば，オーダー後，約1時間で結果が出る．

　診療科別の患者割合を2に示す．

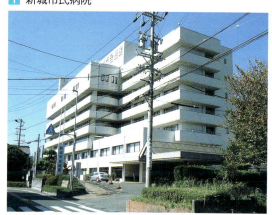

1 新城市民病院

新城市民病院総合診療科

　医師数23名の病院で，総合診療科は10名を占める．総合診療科が中心となって活躍する中小病院の一つである．医師の半数は自治医科大学の義務年限としての派遣であり，残りの半数は義務終了後の卒業生である．筆者は2003年卒の医師であるが，総合診療科としては最年長である．

　総合診療科は一般内科の診療を中心として救急診療も担当している．整形外科領域もファーストタッチを担当している．当直は日曜日以外を総合診療科で担当し，月に5，6回とやや多い．

2 当院における診療科別入院患者割合

総合診療科	65%
整形外科	15%
外科	9%
神経内科	5%
その他	6%

3 筆者の1週間のスケジュール

	（月）	（火）	（水）	（木）	（金）
午前	救急車	再診	初診	研修	研修
午後	救急車	再診	カンファ		再診

　総合診療科の医師は4名が女性である．子育て中の女性医師は当直を免除され，時短勤務を取ることが可能である．基幹病院の初期研修医が地域実習として常に2名実習している．総合診療専門医の研修プログラムがあり，現在1名の専攻医が研修中である．

　筆者の1週間の診療スケジュールを3に示す．

ある日の午前業務（初診外来）

　8時15分より，研修室で朝の勉強会が開催される．日常臨床で疑問に思ったこと，勉強したことをテーマに，各自持ち回りで15分間の発表を行う．

　9時より11時30分までは初診外来である．1名の医師が初期研修医とともに行うことが多い．患者数は8～10人/日と多くなく，問診に時間をかけることが可能である．健康診断での異常値，上気道症状，消化管症状，整形外科領域が多く，それらの合計で約半数を占める．

ある日の初診患者診療

■62歳女性

　高血圧のため，近医へ通院している．1か月前の健康診断で，アミラーゼ高値（487 IU/L）を指摘されたため受診した．その他，肝胆道系酵素の上昇はみられず，自覚症状もなかった．当日に血液検査を再検したところ，同様の結果であった．飲酒歴はなく，症状もないことからマクロアミラーゼ血症を第一に考えた．膵癌を強く心配されていたため，病気について詳しく説明し，病名を書いた紙を渡して，自身でもネットなどで調べてみることを勧めた．アミラーゼ分画，ACCRを追加で行い，結果は再診日に伝える方針とした（後日，ACCRの低下からマクロアミラーゼ血症と確定診断している）．

■87歳女性

　右肩痛を主訴に来院．20日前，洗濯物を片付けているときにバランスを崩して後方に転倒し，後頭部をぶつけたとのことであった．その後，ふらつきが残るため，近医を受診したが，頭部CTでは異常なかったとのこと．当院へは転倒して3日後から徐々に右肩痛が出現したため受診した．病歴上は転倒との因果関係ははっきりせず，肩関節には腫脹・熱感・圧痛を認めないが，他動痛が強かった．X線検査では骨折を疑う所見もないが，2週間で増悪する経過から，鎮痛薬のみでの経過観察に不安を感じ，整形外科へ紹介とした（その後，整形外科でも保存的治療の方針であるが，関節注射が行われている）．

■70歳男性

　2週間前からの左肩痛を主訴に来院．自覚症状は強くなく，肩関節にも明らかな所見なし．話しを聞いてみると，左を下にして寝る癖があり，最近はどこでもいつでも，部屋の硬い床でも寝てしまうとのこと．まずは，布団で寝ること，昼寝をしないこと，左肩を下にせず寝るというアドバイスのみに留めた．

■69歳女性

　左示指背側の腫脹を主訴に来院．もともと指関節の変形性関節症はあったという．3か月前から急に左示指DIP関節の背側を中心として腫脹が出現したとのことであった．爪の変形を

伴い，皮下に囊胞のような腫脹を認めた．関節の範囲を超えているため，皮下の囊胞と考え皮膚科へ紹介とした（後日，整形外科へ紹介となり，ミューカシストと診断された）．

■86歳男性

骨髄異形成症候群のため，筆者の外来に通院中の患者が，発熱，咳を主訴に来院．咳，鼻汁，咽頭痛の3領域の症状がそろい，全身状態が良好であることから，ウイルス感染として対症療法のみとした．高齢，基礎疾患から二次感染のリスクは高く，2日後に改善しなかった場合の外来予約を取った．

■85歳男性

2型糖尿病，CKDで近医へ通院中．3か月前より食欲不振があり，体重も10 kg減ったとのことで受診．通院中の医院には相談しておらず，糖尿病，CKDのコントロール状況も把握していなかった．通院中の医院に診療情報の提供を依頼すると同時に，血液検査を行ったところ，Cr 10.7 mg/dLと高値であることが判明した．腎臓内科へ紹介，入院となる．

■80歳女性

高血圧で近医へ通院中．2週間前からの腰痛を主訴に受診された．特に誘因のない腰痛であり，red flagは高齢のみ．腰椎X線上は多発の圧迫骨折像を認め，追加で骨密度を測定するとYAM 66%と低下していた．腰痛に対しては鎮痛薬での経過観察が妥当と考えられた．診療情報提供書を作成し，骨粗鬆症の対応も含め，かかりつけ医へ今後のフォローを依頼した．

その他の外来診療業務

週1，2回の再診外来は30〜35人/日と少なく，時間に余裕のある外来が可能である．地域に開業医が多く，積極的に逆紹介をしているためである．紹介患者は1名の医師が担当している．年に100人超，4〜6人/日の紹介があり，入院の頻度が高いため，初診とは別の医師が担当している．

救急車は900台/年を受け入れており，これも持ち回りで1名の医師が担当している．消化管内視鏡（EGD，CS，ERCP），気管支鏡も可能な医師が総合診療科として勤務しており，必要に応じて相談している．

ある日の午後業務（入院＋カンファレンス）

筆者は200〜300人/年の入院患者を担当している（**4**）．1日あたりでは10〜15人の入院患者を担当していることが多い．当院では現在，主治医制をとっており，原則として自分で入院と判断した患者は自分が主治医として担当している．

高齢者の肺炎，尿路感染が多く，基幹病院で急性期治療を終えた患者のリハビリも担当している．認知症をもつ患者が多く，担当患者の半数以上は意思疎通が困難である．筆者が当院へ赴任した当初はコントロール不良の糖尿病が多く，入院することも多かったが，現在では減少している（**5**）．

入院患者の診療は午後を中心に，「時間があるとき」が診療時間である．

ある日の入院患者診療（3例紹介）

■95歳男性

認知症で意思疎通できず，寝たきりの患者．訪問診療を受け，高齢の妻が自宅で介護をしていた．数か月前に誤嚥性肺炎で当科に入院歴あり．今回も発熱，食欲不振があり，認知症の終末期・誤嚥性肺炎の疑いで往診医より紹介された際は，積極的な治療を行うか悩んだ．しかし，今回の熱源は臀部の蜂窩織炎であった．抗菌薬を開始したところ翌日には解熱し，妻も「もう一度家に帰れる」と，とても喜んでいたのが印象的であった．紹介元に再度往診の依頼を行い，家族にもこれから退院調整を進めていく旨を伝えた．

4 1年間で担当した患者
- 入院患者数
　　315名（男性 156名，女性 159名）
- 平均年齢
　　75.8歳　男性 73.8(21-98)歳
　　　　　　女性 77.8(27-101)歳
- 平均在院日数
　　14.6(1-100)日

5 入院患者で多い疾患・症状

肺炎	43例（誤嚥 17例）
糖尿病	19例
心不全	16例
脳卒中	18例（リハ 5例）
経口摂取不良	13例

■84歳女性

　原因不明の食欲不振で入院した患者．腎性の腎不全，軽度の下痢を認めた．血管炎，アミロイドーシスの2疾患を鑑別にあげ，上部消化管内視鏡を行う医師に生検を依頼しておいた．生検の結果，アミロイドーシスと診断されたため，高次医療機関へ転院する方針となる．転院までのあいだ，当院で入院を継続している．相変わらず食欲はないようだが，間食はある程度できている．嗜好の問題もあるのであろう．

■91歳男性

　心不全のため紹介された患者．紹介元では水分制限・塩分制限の指導を受けていなかったとのこと．入院後は利尿薬の増量，水分・塩分制限を行い，軽快と思われたが，第3病日に急に悪化した．検査上ACSは否定的であった．トルバプタン追加で利尿が得られるも，頻呼吸，喘鳴があり，肺うっ血は残存している．血液検査では血管内脱水の所見であり，かなり厳しい．なかなか会えない家族に電話で病状をお伝えした．

その他の午後業務

　毎日16時から，手が空いた医師が集まり，診療の振り返りを行っている．前日の当直帯，当日の初診・紹介・救急患者のカルテをチェックし，改善すべき点について，上級医のアドバイスを受ける．

　週に1回，総合診療科カンファランスを行っている．医師，病棟看護師長，PT/OT/ST，MSWが一同に会し，入院患者を一通りチェックしている．主にリハビリの進行状況，それに合わせた退院調整が進んでいるかを確認する．

われわれの診療とスーパー総合医

　以上，われわれの行っている診療を概説した．中小病院における総合診療医は，診療所での家庭医療に近い診療をしながら，患者の状態の悪化時に自分で入院を担当することが可能である．高度医療機関が近隣にない状況においては，その需要が一層高まる．

　筆者は，地域の中小病院における，スーパー総合医とは，「非の打ちどころない優秀な医師」がやってくることではなく，「柔軟かつ多様な視点をもった総合診療医が，その地域に育てられつくられている過程」と考えている．過程とは，頂点・完成型がないことを指す．

　「当たり前のこと」をいかに実践していくか．その当たり前の質をいかに高めるか．一定期間はその地に留まり，地についた医療を継続する．他科との良好な関係，スタッフからの信頼を得る．地元の開業医・医師会からいかに頼りにされるか．

　このような中小病院での総合診療を地道に継続することが，今後のプライマリ・ケア，かかりつけ医の発展につながるものと，心より信じている．

われわれの診療

診療所での診療
―地域にあって取り組むべきこと

大橋博樹
医療法人社団家族の森 多摩ファミリークリニック

◆ 診療所総合診療医は，全年齢に対応し，よくあるすべての問題に対応すること，外来・在宅どちらにも対応すること，予防を重視することが必要である．
◆ 多職種連携，病院総合医との連携，他科の専門医との連携，行政や医師会との連携など，「連携」することが基本である．
◆ 診療所総合診療医は，医療のみならず，介護・福祉・保健の知識が求められ，常にそれらを統合したケアを意識しなければならない．

1 は私の1日の診療スケジュールの1例である．開業前はこれほど診療が多岐にわたり，忙しくなるとは思わなかった．しかし，総合診療医において重要なのは，患者や地域のニーズにできる限り応えることであり，私の診療スタイルもその結果このようになったといえるかもしれない．総合診療医が診療所で行う診療とはどのようなものか，そのこだわりも含めて解説したい．

1 ある日の診療スケジュール

8:00〜 8:30	朝の勉強会
8:45〜12:00	外来診療
12:00〜12:30	胃カメラ検査
12:30〜13:00	昼食
13:00〜13:45	サービス担当者会議
14:00〜14:30	乳幼児健診・予防接種
14:30〜15:30	訪問診療
15:45〜16:30	近くの急性期病院で退院前カンファレンス
16:30〜18:00	訪問診療
18:00〜19:00	介護認定審査会
19:00〜20:00	カルテ・書類整理

全年齢に対応し，よくあるすべての問題に対応

なぜ総合診療医の診療所は，全年齢や全科対応にこだわるのか．家族すべての健康問題に対応することで，患者の受診頻度が高くなり（付き添いでの来院も含めて），より深く患者やその家族を理解することができる．また，患者の立場からも，何かあったらまずは主治医に相談という「おまかせ」の信頼関係を構築することができる．幅広い診療と聞くと，へき地での診療と考えがちであるが，筆者の診療所は都市部（川崎市）にあるが，外来診療の約半数は小児であり，3世代受診が100家族以上，4世代受診も15家族程度存在する．90歳の曽祖母の訪問診療の際に，7か月の曽孫の発達について相談を受けるというのは，総合診療医の醍醐味でもあり，患者満足度も高くなる．

外来・在宅どちらも重視

ますます高まる在宅診療の需要に対応すべく，在宅専門医の重要性に疑いはない．しかし，在宅診療医がその患者にかかわるのは，在宅診療が始まったそのときであり，診療開始前

の付き合いは皆無に等しい．患者や家族からすれば，今までずっと診てくれていた主治医が継続して訪問診療してくれればという思いは自然である．可能な限り，外来での主治医が引き続き訪問診療を行うことは重要である．それまでの患者の生き方，健康に対する考え方，家族背景や経済，宗教的背景まで長い付き合いの中で理解しておくことは，今後の療養の方針の相談やACP（アドバンス・ケア・プランニング）を行ううえでも重要な要素になる．

　私の最近の経験では，糖尿病性腎症の悪化に伴い，人工透析導入の適応になったものの，頑なに拒否した患者がいた．この患者は以前から，日中気ままに外出し，昼から好きな酒を嗜むことを最も大切にしていた．人工透析により，それが制限されること，そもそもそのような治療は自分の生き方に合わないということを私に訴えていた．はじめは家族も呆れていたものの，私には，それまでの患者の生き方・考え方を聞いていたため，この考えは自暴自棄や咄嗟の考えではないことは理解できた．何度も患者・家族とも相談し，結果的に透析非導入という意思決定となった．徐々にADLは低下し，外来から訪問診療に切り替え，引き続き私が訪問を行った．それから3か月後に家族に見守られながら，自宅で息を引きとった．

　また，在宅診療を行っている患者の中には，病状の改善やリハビリにより，ADLが改善するケースも少なくない．そのような患者では，外来診療に戻すということも可能である．これは外来・在宅どちらも行っている診療所の大きな利点である．

　診療報酬上もこのような機能をもつ医療機関を評価しており，「地域包括診療料」という点数を設けている．その要件は**2**のとおりであるが，これはまさに総合診療医の診療所そのものであることは特筆すべき点である．

2 地域包括診療料の施設基準

(1) 以下の全てを満たしていること．
　(ア) 診療所の場合
　(イ) 時間外対応加算1の届出を行っていること．
　(ロ) 常勤換算2名以上の医師が配置されており，うち1名以上が常勤の医師であること．
　(ハ) 在宅療養支援診療所であること．
　(以下略)
(2) 以下の全てを満たしていること．
　(ア) 訪問診療を提供した患者のうち，当該医療機関での外来診療を経て訪問診療に移行した患者が10人以上であること．
　(イ) 直近1ヶ月に初診，再診，往診又は訪問診療を実施した患者のうち，往診又は訪問診療を実施した患者の割合が70％未満であること．
　(以下略)

(厚生労働省平成30年度診療報酬改定個別改定項目について．抜粋)

予防にこだわる

　総合診療医が予防を重視しているということは，前章でも述べられているが，実際はどのように行われているのだろうか．当院での取り組みを中心に紹介する．まず，スクリーニングとしては，癌検診や糖尿病患者における合併症（腎症，網膜症，神経障害）の定期的評価などさまざまなものがある．当院では電子カルテ上にチェック欄を設け，漏れのないように施行している．これによって，過去8年間に当院定期通院中の患者での大腸癌での死亡例はゼロである．また，思春期・青年期の患者が来院したときは，風邪で受診した際でも避妊や性病について話をすることも多い．唐突で患者が嫌がるのでは，という懸念もあるが，多くの患者は乳幼児期から当院に通院しており，継続性が率直に話をすることを可能にしている．それ以外にも，妊娠可能な女性への葉酸摂取の勧奨など，すべての患者に対して，何らかの予防に対するアドバイスが存在する．これが総合診療医が「お節介な医者」と呼ばれる所以であるが，予防については積極的に「攻める」姿勢が重要なのである．

　また，診察室の外での予防活動も重要であ

る．当院では「新米ママのためのカフェサロン」を運営している．これは，日中乳児と二人きりで，育児に疲れ，悩んでいる母親をサロンに集め，乳児は医師や看護師が預かっている環境の中で，同じ悩みをもつ母親同士が交流の場をもつという企画である．同時に育児相談やアロママッサージなども希望者には提供している．地域の新米ママの交流の場になるばかりでなく，母親のうつの予防，問題のある育児環境等への早期介入などさまざまな効果が表れている．

多職種連携は他職種を知らないと連携できない

「区変」「サ担会」「訪看を医療で入る」・・・これらの意味をわからずして，現場で多職種連携を行うのは不可能である．地域ではさまざまな職種が患者のケアに携わっている．それぞれの職種はプロとして，その患者の問題やケアについて専門的観点から考察している．総合診療医は地域包括ケアを牽引するために，それぞれの職種がどのような仕事を行っているかを理解し，医療だけでなく，介護・福祉・保健の知識を有することが求められる．冒頭のキーワードはそのごく初歩の知識である．

また，それぞれの職種の専門的知識が，医師のその分野の知識よりも上回っていることが多いことも認識すべきである．フレイル予防のための適切なリハビリの方法や，多剤内服による相互作用の影響などは，医師よりむしろ理学療法士や薬剤師の考えのほうが的確なことが多い．お互い専門職として尊重し合うことが，結果的にケアの質を高めることを忘れてはならない．では，多職種連携やサービス担当者会議などにおける医師の専門的役割は何か．それは，医療の評価である．医師の視点が入らないと，慢性心不全で急変の可能性がある患者に負荷の高いリハビリが導入されたり，夜間の看護師が不在である施設でのショートステイが行われたりして，結果として重大な転機が訪れることもある．

総合診療医は，介護・福祉・保健の知識も有し，そして他職種の意見を尊重し，結果としてケアの質を高めることを重視しなければならない．そのためにも，日常からサービス担当者会議や地域ケア会議などへの出席，また地域の他職種スタッフとの情報共有がとても重要である．

病院総合医との連携

当院から徒歩5分の場所に，375床を有する総合病院がある．そこには，5名の家庭医療専門医が常勤として勤務し，病院総合医として地域に貢献している．その5名のすべてが，過去もしくは現在，当院で勤務経験があるのも強みである．その地域のリソースを理解している病院総合医，診療所勤務の経験のある病院総合医の存在は，地域にとってもたいへん貴重な存在である．急性期病院で課題となっている退院支援では，病院総合医と診療所の総合診療医の連携が，特に重要となる．

アテローム性脳梗塞で入院した82歳女性の例をあげて考えてみる．当院の紹介で入院となった場合，まず情報提供としてお互いが重視しているのは，病状だけでなく，介護度やサービスの利用状況，家庭環境や経済環境などの確認である．本例では入院前は要支援1であったが，特に介護サービスは受けていなかった．入院によって筋力低下など明らかなADL低下が予想されたため，入院後すぐに介護保険の「区分変更申請」を行った．また，退院後には介護ベッドが必要であることも容易に予想できたため，本人・家族とも相談し，すみやかに導入した．また，治療の方針が決まって退院日が決まる前の早期の段階でサービス担当者会議を入院中の病院で行い，診療所の総合診療医・病院総合医の双方も参加し，退院へ向けての課題について検討を行った．病院総合医が退院後の患者

の姿が想像できることで，退院調整やそれに伴う多職種連携がスムーズに行うことができる．このように総合診療医同士の連携が今後ますます地域ごとに広がっていくことが期待される．

他科の専門医との連携

　大病院の外来はたいへん混雑している．しかし，定期外来患者の医療の内容をみると，必ずしもその病院でしか対応できない高度な医療が提供されている症例は多くない．しかし，大病院の医師はどの診療所にどんな患者を紹介することが可能かという情報をほとんど持ち合わせていない．また，「診療所の総合診療医」の対応能力についても把握していない．臓器専門医の診療レベルに近いケアを行っていることをアピールすることで，当院でも大病院からの引き継ぎが多くなった．引き継いでみると，多くの診療科や医療機関を受診していたことで多剤併用の問題が起こっていたり，必要な癌検診などのスクリーニングが抜け落ちていたり，新たな介入ポイントが見つかることも多くあった．また，急変時の的確な紹介によって，臓器専門医との信頼関係が醸成されるようになった．

　最近では臓器専門医と併診で管理していくケースも多くなった．たとえば大病院の外来に定期通院していたパーキンソン病の患者が徐々に姿勢反射障害が強くなり，通院が困難になった．そのような患者に対し，当院で訪問診療を行うことで日常のケアを行う一方，3か月に1回は臓器専門医の外来に通院し，薬剤調整などを行うという方法をとった．これにより，自宅での状況を随時臓器専門医とも共有することが可能になり，また総合診療医の神経難病に対する診療能力の向上にもつながった．この取り組みによって，臓器専門医が在宅診療に同行したり，地域の多職種を集めた神経難病ケアの勉強会が立ち上がったり，さまざまな副次効果も現れた．

行政や医師会にも頼られる存在に

　予防への取り組みや多職種連携を日常的に行っていると，必然的に行政の職員の相談に乗ることも多くなる．ゴミ屋敷に住んでいる認知症独居患者の診療依頼や，ネグレクトの疑いがある母親へのアプローチの相談など，ほぼ毎日なんらかの相談が舞い込んでくる．一方で介護認定審査会や乳幼児健診など，行政から正式に依頼を受けた業務もある．このような業務は郡市医師会を通して行われる．診療所の総合診療医にとって，医師会の入会は必須である．医師会は行政と地域の医師をつなぐ重要な役割を担っており，「かかりつけ医」が地域包括ケアを担うことを期待されている．診療所の総合診療医は，今後総合診療の専門医として，地域のかかりつけ医の先頭に立ち，率先して地域の課題に取り組んでいく存在になっていかなければならない．

われわれの診療

在宅での診療
──患者のテリトリーに入れていただく

鶴岡優子
つるかめ診療所所長

- ◆ 患者の生活をみること,考えること,想像することは総合診療に役立つ.
- ◆ 在宅医療は地域全体での,よりダイナミックなチーム医療が実践できる.
- ◆ 在宅医療のツールはさまざまで,聴診器1本から重装備まで多様化している.

　今回のこの「在宅での～」のタイトルに違和感をもたれる方がいるかもしれない.在宅とは「自宅にいること」であるが,ここで表現される「在宅での」とは,「在宅医療の現場において」という意味で使われているようだ.最近では「ザイタク」が在宅医療そのものを指すこともある.ここでは在宅医療を,「医療職が患者の暮らしの場に赴き,診察や診療をすること」と定義をして話を進めたい.期待されている在宅医療における「スーパー総合医」の果たす役割とは離れてしまうかもしれないが,「われわれの診療」という章なので,自分たちがどんな診療をしているのか,少し紹介したいと思う.

われわれのザイタクの背景

　在宅医療は,周囲の環境・地域性が大きな影響を与える医療である.私の所属するつるかめ診療所は栃木県下野市にある在宅療養支援診療所で,2007年12月に開設された.下野市は栃木県の南部に位置し,人口約6万人の市で自治医科大学と大学附属病院を有し,新興住宅街と農村地帯の両方を併せ持つ.隣接する壬生町には独協医科大学とその大学附属病院もあり,周辺には病院や診療所などの医療機関が多く存在し,下野市は人口あたりの医師数が全国で一番多いという報告もある.しかし栃木県全体でみると人口10万人あたりの医師数は全国平均以下が続いており,大学病院が2か所ある県南と県東を比べると,3倍以上の差が生じており,医師の地域間偏在が指摘されている.

　つるかめ診療所は医師2名で始めた診療所で,所内にはわずかな看護師と事務員が勤務する極めて小さい医療機関である.在宅医療の要といわれる訪問看護は,すべて外部のステーションと連携をしている.在宅医療では訪問看護だけでなく,居宅介護支援事業所,通所リハビリや短期入所のできるような介護施設,地域包括支援センター,行政などとの協働が重要である.病院内の多職種連携,チーム医療と違って,地域での多職種連携は職種も所属機関も違い,チームとして活動するためには「顔のわかる関係」以上のものが求められる.

　当院は2011年6月から「つるカフェ勉強会」を主宰し,さまざまなテーマについて地域で共に学んできた.○○のオシゴトシリーズでは,互いの専門職の役割を知り,防災シリーズでは「有事の前の日頃の備え」が重要であると学び,この備えこそが地域包括ケアの構築であると考え,地域で共に学び合うことを重要視してき

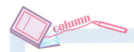

どこでも連絡帳

栃木県では完全非公開型医療介護専用SNS「メディカルケアステーション」(Medical Care STATION：MCS)を採用し，栃木県で統一したネットワークを「どこでも連絡帳」と命名し，現在県内全域で普及が広がっている．MCSで患者情報を共有するには，まず在宅医療チームの主治医が管理者となり，各患者のタイムラインを開設し，担当する多職種を招待する．書き込みは文章だけでなく，写真や動画も添付できる．MCSには，在宅医療で担当する患者情報の共有以外に，地域の専門職の交流を目的としたグループをつくることも可能であり，たとえば，つるカフェ勉強会のような，多職種連携勉強会や市民勉強会など，さまざまな地域での活動をサポートしている．

た．現在は月に1回地元のコミュニティーセンターに集まり，勉強会を継続している．情報共有が大きな一つのテーマであり，栃木県医師会が推奨する完全非公開型医療介護専用SNS「どこでも連絡帳」の使い方や使用上のルール(勉強会内ではトリセツと呼んでいる)をテーマとすることも少なくない．

ある医師の一日

■6：00．起床．メールとどこでも連絡帳のチェック

まず，カーテンを開けて天気を確認する．晴れか雨か，天候によって，その日の診療スケジュールが影響を受けるからである．そして，リビングに行き，朝食準備とメールチェック，どこでも連絡帳チェックを同時に行う．新聞にも目を通すが，一面と地元のページ，お悔やみ欄を優先して読む．この時間，以前はコーヒーを飲んでいたが，最近は胃が痛いような気がするので白湯を飲みながら作業を行う．

■6：40．朝食と(弁当づくりと)車での出勤

■7：40．オフィスでメールとどこでも連絡帳のチェックと記入

パソコンの前に座り，深夜の訪問の報告や本日のスケジュールに返事をしながら，この先1～2週間のスケジュール(訪問ルートも含め)も見直しをする．平日朝8～9時は「主治医が電話を受けますアワー」で，どこでも連絡帳を使わない医療機関や介護事業所との情報交換の時間としている．この時間はスケジュール管理も行うが，新規の依頼があれば，退院前カンファレンスの時間調整や，在宅医療チームを結成するためや調整するための電話連絡なども行っている．

■9：00．訪問診療に出発

往診車は軽自動車で，診療所のスタッフである看護師が運転を担当する．数件の訪問診療を回ると13時は過ぎる．途中でトイレ休憩と称して，コンビニエンスストアによる．「トイレ借りたら，何か買わないと申し訳ないよね」と，ひとりごと(言い訳)など言いながらおやつ休憩になることも多い．昼食の時間はとれるときもあるが，とれないときもしばしば．原則，患者宅にはお茶などの気づかいは無用と伝えているが，茶菓子とともに出されることもしばしば．暑い日の冷たいお茶，寒い日の温かいしょうが湯，昼ごはん前の甘いものなど出されると我慢できず，感謝してありがたくいただくことが多い．

■14：00．サービス担当者会議

介護保険申請更新に伴うケアプランの見直しで，サービス担当者に招集がかけられていた．患者宅に集まった専門職は，担当ケアマネ

ジャーのほか，訪問介護のサービス責任者，ベッドと車いすを貸与している福祉用具相談専門員，訪問入浴事業所の看護師，訪問看護ステーションの訪問看護師，診療所の医師と看護師（到着順）である．患者のKさんは82歳の男性．数年前に認知症と診断され，長年同じ年頃の妻Jさんが介護していた．74歳から物忘れが始まり，病状は徐々に進行して在宅療養をサポートするチームはどんどん大人数になり，2年前から訪問診療が始まった．最近ではベッドでの臥床時間が長くなっていたが，Jさんは介護に熱心で週1回のデイサービス以外のサービスを「私が看ますので」と頑なに断ってきた．会議が始まり，自己紹介が終わると，突然，介護を担っていたJさんが急に自分の病気について話し始めた．Jさんは6年ぶりで行った町の検診がきっかけで癌と診断され，早急な手術が必要ということであった．入院日に合わせて緊急でショートステイの利用をすることになった．「東京に住む子供たちには迷惑かけたくないの．お父さんも急に預けられたら戸惑うだろうけど，私が死んじゃったらもっと困るし，私もちゃんと病気と闘わないとね」とJさんは気丈に語っていた．専門職のほうが動揺したが，ケアマネジャーとは事前の打ち合わせをしていたようで，今後はこれまでと違い定期的にショートステイを利用するプランを立てていた．各専門職から，「初めてのショートステイ」に関する助言などがあった．Jさんは少し無理して元気に振る舞っているようにもみえ，「ひとりで抱え込まないでくださいね」「大丈夫ですよ」「チームで支えますから安心してください」などの言葉が行き交った．

■ 15：00．オフィスでカルテ記入と診療情報提供書の作成

午後のおやつの時間も兼ねており，体重管理に悪影響を及ぼすことがある．

■ 16：00．退院前カンファレンス

病院へ赴き，50歳台の女性患者Sさんと夫Tさんと初対面．病院連携室看護師，病棟医師，病棟看護師，訪問看護師，ケアマネジャー，福祉用具相談専門員を交えてカンファレンス．患者の病状は乳癌のエンドステージ．トイレに歩くのがやっと，一人娘は独立し夫と二人暮らし．病棟主治医は別の日に夫にだけ「予後は週の単位」と告げていた．夫は緩和ケア病棟への転棟を希望していたが，本人が家に帰りたい，愛犬に会いたい，とつぶやいたのをきっかけに，急遽退院に向けカンファレンスが開かれた．

病棟主治医から病状経過の説明があり，退院日，退院の方法（介護タクシーや車椅子の手配），在宅での治療方針，在宅チーム結成まで話は進んだ．本人は何も語らず夫の受け答えが中心であった．対話の状況が変わったのは病院側から生活面での助言を始めたときだった．「入院中に何度も転ばれていますし，寝室を1階に変えたらどうでしょう．ベッドも借りることができますし．病棟でも足がおぼつかないとおっしゃっていましたよね？」と病棟看護師に言われたときだった．うつむいていたSさんは急に顔をあげて「大丈夫です．2階のほうが慣れているから」と小声で絞り出すように答えた．転倒のリスクや介護用ベッドのメリット，褥瘡予防のエアマットの重要性などの説明が続いたが，Sさんは納得されず在宅医の私のほうをみて「1階で寝ないと在宅医療は無理なのでしょうか？」と聞かれた．咄嗟に「そんなことないですよ．好きなところで寝ていいですよ．好きな生活ができるように工夫をしましょう」と答えた．病棟担当医は「でも2階に上がるのも危ないのではないかな．急な階段なんでしょ？」と心配した．すると訪問看護師が「退院されたらすぐに私達もお邪魔します．一緒に2階に上がるのをお手伝いしますので安心してください」と援護すると，Sさんは笑顔になって，カンファレンスは終了した．

■ 18：00．再びメールとどこでも連絡帳をチェック

20件ほど着信あり．当院のナースが投稿してくれた訪問診療の記録と，訪問看護や訪問リハビリ，ケアマネからの本日の報告が入っていた．ある患者のタイムラインには皮膚トラブルの写真添付があって，白癬を疑い抗真菌薬を塗ってきたがよかったか，の問合せあり．よかった＆感謝と返事．また別件ではケアマネから会議スケジュールの相談があった．最後にみた書き込みは今週退院前カンファレンスを予定されていた患者のタイムライン．病棟で急変し亡くなったという情報．「家に帰りたい」という希望を本人から退院調整看護師は直接聞いたという．「残念です．地域の皆さんに時間をとってもらっていたのに，申し訳ありません」という言葉が続く．私たちも残念だ．でも患者ももっと残念であったろう．誰が悪いわけでもないが，組織で改善できることはないか，この看護師にはなんと言葉をかけようか，と考えつつ，次々と舞い込んだ情報を整理するだけで，パソコンの前で約1時間座りっぱなし．

■ 19：00．買い物をしながら帰宅

夕食を作りながら（いけないと思いつつ）パソコンを開くと，メールで「どこでも連絡帳にメッセージが来ている」と数件の着信あり．（すぐに返事をしたほうがよい案件かもしれないと思い）どこでも連絡帳を開けると，訪問看護からの報告だった．こんな時間まで記録している？　負担をかけすぎているかもしれない？　などと考えながら，30分対応して「もう今日はどこ連見ないぞ」とノートパソコンを閉じる．

在宅療養支援病院・診療所

在宅療養支援病院・診療所は地方厚生局長に届け出て認可される病院や診療所の施設基準のひとつ．2006年に制度化された要件として，
- 保健医療機関であること
- 24時間連絡を受ける医師または看護職員を配置し，その連絡先を文書で患家に提供していること
- 緊急入院を受け入れる体制を確保していること
- 在宅看取り数を報告すること

などがある．

まとめ

在宅医療は，単に診療を行う場所が違うというだけのことではない．患者だけでなく，その周辺環境も対象とする場合は多く，家族など血縁だけでなく地縁，住居だけでなく経済的な背景，すべてが複雑に絡み合っている．患者だけでなく，健康問題を中心に医療ができることとできないこと，患者が望むことと望まないこと，情報や課題を解きほぐして整理し，解決の優先順位をつけていかなくてはいけない．病院や診療所という自分たちで整えた医療者のテリトリーで働く医師に比べ，患者のテリトリーに入っていく在宅医療を担う総合医は，体力と精神力と想像力をもち，チームで動くためのコミュニケーション能力が必要だ．また同時に自分と医療の力量を冷静に分析できなくてはいけない．24時間体制をどう持続していくのか，無理をして，自分の体調を崩すようなことがあれば，継続性がたちまち崩れることになる．この継続性こそがザイタクで活躍できる総合医の醍醐味ともいえる．

「住み慣れた地域で暮らし続けたい」「自分らしい暮らしを人生の最期まで」というキャッチフレーズがあるが，確かに多くの人が望んでいることかもしれない．不老不死をもたらす医療がない以上，老いや病，障害を得ることを想定して「自分が考える幸せな暮らし」を追及していくことが大切である．家族がいてもいなくても「私の希望」「私の本音」が言いだせる地域になるような働きかけをすることも，総合診療医は期待されているかもしれない．

総合診療における EBM の活用

南郷栄秀
JCHO 東京城東病院総合診療科

- ◆ EBMは診療上の判断や決断において，心の拠り所となるものである．
- ◆ 具体的には，その治療法に効果があるのか，あるならばどのくらいの効果なのか，病歴や身体所見，検査によって，想定する疾患の有無についてどのくらい正確に診断できるのかを気にしながら診療する．
- ◆ EBMはエビデンスに従った画一的な判断ではなく，個々の状況に応じた個別化医療のツールであり，医療の質を高めるものである．
- ◆ 診断においては各鑑別診断の有病割合や事前確率を，治療においてはアウトカムのベースラインリスクを想定しておくことが重要である．
- ◆ EBMは複雑な問題を抱える患者の治療方針の決定に有用である．

EBMと5つのstep

EBMは問題解決の手法であり，5つのstepと呼ばれる手順を踏む．患者の問題を定式化し（step 1），その問題を解決するための情報を収集し（step 2），集めた情報を批判的に吟味し（step 3），その情報を患者に適用し（step 4），下した決断を振り返ってstep 1〜4の評価をする（step 5）という流れである．

目の前の患者での判断や決断において，エビデンスは一つの判断材料にすぎない．step 4でエビデンスの患者への適用を考える際には，患者の病状と周囲を取り巻く環境，患者の意向と行動，そして医療者の臨床経験をバランスよく考慮し，患者にとってベストな決断を下す（**1**）[1]ことが必要である．これが，最も重要なstepである．

EBMはマニュアル医療でも料理本医療（cook book medicine）でもなく，個別化医療のためのツールである．世の中では，EBM＝エビデンス

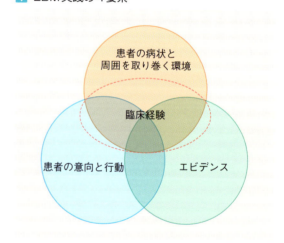

1 EBM実践の4要素

(Haynes RB, et al. BMJ 2002 ; 324 : 1350[1]より)

という誤解が頻繁に見受けられる．"EBM"を「エビデンス」に置き換えても意味が通じる場合には，"EBM"という語が誤用されている可能性がある．

日常臨床でEBMを実践する際，自らエビデンスを集めて評価をするというstep 2，3の手

2 疑問の定式化の例

PICO	説明	例
P：patient	どんな患者が	脳梗塞の既往のある高血圧の81歳男性が
I：intervention	ある治療/検査をするのは	ACE阻害薬を服用するのは
C：comparison	別の治療/検査と比べて	ARBを服用するのと比べて
O：outcome	どうなるか	血圧が下がるか 脳梗塞の再発を防げるか 長生きできるか 高カリウム血症が起こりやすくなるか 空咳が増えるか 肺炎を防げるか 癌が増えるか

3 ACE阻害薬とARBの効果の比較

アウトカム	ACE阻害薬とARBの効果の比較
血圧	同等
脳梗塞の再発	同等
長生き	同等
高カリウム血症	同等
空咳	ACE阻害薬で男性1割，女性3割に起こる
肺炎	ACE阻害薬でオッズ比0.66，ARBでは減らさず
癌	ACE阻害薬で肺癌が増加（ハザード比1.14）？ ARBで乳癌（同1.11）と前立腺癌（同1.1）が増加？

(Cochrane Database Syst Rev 2014：CD009096，BMJ 2012；345：e4260，BMJ 2018；363：k4209，BMJ 2012；344：e2697をもとに作成)

順は煩わしい．それを代行して治療方針を提案（step 4）してくれる診療ガイドラインや，信頼できるエビデンスをみやすい形に加工した2次資料は大変便利な情報となる．診療ガイドラインやその他の2次資料であっても，信頼できるものであるか批判的に吟味し，推奨を目の前の患者にどのように適用すべきかを考える必要がある．診療ガイドラインの推奨に従うのがEBMではない．

目の前の患者の特性，真のアウトカムを明確にする

5つのstepでまず重要なのが，step 1の疑問の定式化であり，ここできちんと医療行為の目的を明確にしておくことが肝要である．疑問は，患者（patient），介入（intervention），比較（comparison），結果（outcome），いわゆる"PICO"の形に定式化する．

どのような患者特性があるかをアセスメントすることは，診断においては各鑑別診断の有病割合や事前確率を，治療においてはアウトカムのベースラインリスクを見積もるためにたいへん重要である．アウトカムは単一のものでなく，利益もあれば害もあり，たとえば 2 のような形になる．数あるアウトカムの中で，絶対的に重要なアウトカムが決まっているわけではない．脳梗塞の再発を防ぐことが最も重要と考える人もいれば，長生きすることを最も重要と考える人もいるだろう．EBMを実践するには，患者が何を重要と考えるか，つまり患者にとっての真のアウトカムを常に意識しておかなければならない．患者と医療者ではアウトカムの重要度の考え方が異なることがしばしばあることを認識し，決して医療者が考える重要なアウトカムを優先させてしまうことのないように気をつける．

単一病態の患者におけるEBMの実践

step 4において，単一病態の患者にエビデンスを適用する場合，治療によってもたらされる利益と害の大きさを明らかにして，そのバランスによって治療方針を決定する．たとえば先のPICOでは，ACE阻害薬とARBの比較で，各アウトカムについての効果は 3 のとおりである．

降圧薬としてACE阻害薬とARBのどちらを選ぶかを考える際には，ACE阻害薬で増える空咳，肺癌と，減る肺炎と，ARBで増える乳癌と前立腺癌のバランスがポイントになる．こ

のとき，ACE阻害薬による肺癌増加リスクはハザード比1.14となっているが，絶対的には1,000人中1.2人が1.6人に増えることから算出されている．つまり，1人肺癌が増えるのに要するACE阻害薬投与数（害必要数number needed to harm）は1,000÷（1.6－1.2）＝2,500と計算され，これは害の大きさとしてはとても小さいといえる．すなわち，相対的な効果の大きさをみるだけでは実際の効果の大きさはわからないのであり，このことからもベースラインリスクを意識するのが重要であることが理解されよう．

アウトカムの重要度としては肺癌，乳癌，前立腺癌が高いが，頻度は空咳と肺炎が多い．癌は発生するベースラインリスクがとても低いうえ，ACE阻害薬は肺癌リスクが上昇するのに対してARBのほうが乳癌と前立腺癌のリスクが上昇するとなっていて，いずれであっても大きくは変わらない．そうなると，どちらを選択するかは空咳と肺炎のリスクの比較になるだろう．ACE阻害薬を選ぶかARBを選ぶかは状況によって変化するため，患者によって選択が変わるかもしれない．

利益と害のバランスにコストも考慮して，最終的な判断を行う．今回の例では，ジェネリックが発売されたとはいえ，それでもACE阻害薬よりもARBのほうが高価である．毎日長期に服用する薬剤であると，その差は決して小さいものではない．空咳が起こるかどうかはACE阻害薬の服用を始めればすぐに判明するので，まずACE阻害薬を始めてみて，仮に咳が起こらなければ，肺炎予防の効果が期待できるACE阻害薬のほうがARBよりも望ましいかもしれない．薬剤費も安くすむ．しかし，空咳が起こってしまい，それが日常生活に支障をきたすようならば，ARBに変更したほうがいいだろう．その場合は，肺炎予防効果は期待できなくなる．

複雑な問題を抱える患者におけるEBMの実践

単一病態における判断と異なり，複数の問題を併せ持つマルチモビディティの患者のマネジメントの方法は一筋縄ではいかない．診療ガイドラインや各種二次資料は基本的に単一疾患に対する診療方法を示すものなので，それらに従って治療を進めていると互いに矛盾する推奨に遭遇したり，タスクが膨大になったりする傾向にある．患者の抱える問題は疾患にとどまらず，同居人の有無や家族関係，友人関係などの社会的状況や，生活環境や経済的状況，心理的影響などもプロブレムリストに上げる必要がある．

複雑な問題を抱える患者においてEBMを実践する際には，マルチモビディティ診療モデル（ 4)[2]）の考えに連動させるのが有効だろう．複雑な問題を抱える患者では，まず，いま患者が抱えている問題と，未来に起こる可能性が高いと予想される問題をすべて洗い出し，それらの重要度を評価する．また，重要度は，（過去と）現在と未来とで変わりうると認識しておく．

複雑な問題を抱えるのは高齢者であることが多く，診療のアウトカムのうち重要なものは，若い人と異なり生命予後の延長や合併症の予防ではなく，自覚症状の改善やQOLの上昇であることが多い．そのため，医療者側がギアを入れ替えて，治療の目的を患者に最適化するよう意識することが重要である．

その際にもう1つ重要なのが，患者の意向や価値観である．人生をどう生きたいか，どれくらい自立できるか（助けを必要としているか），自覚症状の程度などに対する患者の考えを引き出し，それと医療者や患者の周囲の人達とのズレを意識する．そのうえで，患者やその周囲の人達との現実的な治療の目標を設定する．

たとえば，糖尿病とパーキンソン病と狭心症のある，市営アパートに住む独居の89歳の女

4 マルチモビディティ診療モデル"Ariadne principles"の実践上のヒント

潜在的な相互作用を評価する：患者の状態および治療，構成およびコンテクスト
- すべての現在の状態のリストを保持し，その重症度と影響を評価し，現在の投薬内容を見直す．
- 中毒や睡眠障害，食欲喪失，水分問題などの非特異的な徴候や症状を含む，不安，苦痛およびうつ病，または認知機能障害の徴候を積極的にモニタリングする．
- 社会的状況，経済的制約，生活状態および社会的支援，健康リテラシー，機能的自立，対処戦略を引き出し，考慮する．
- 患者のケアにかかわる他の医師やセラピストを列挙し，全体の治療負担を評価する．

患者の意向と優先度を引き出す：患者が最も望むアウトカムと最も望まないアウトカム
- 生存，自立，痛み，緩和ケアの必要性を含む症状の緩和などの一般的な健康アウトカムに対する意向を引き出し，患者の意向と同じでない可能性があるため，自分の（暗黙の）意向に注意する．
- 該当する場合は，非公式の介護者や家族の意向を考慮する．
- 患者（および必要に応じて患者の介護者）との現実的な治療ゴールに同意する．

取り決めた治療目標に達するために個別化したマネジメント
- 個々の患者のリスクレベルと意向を考慮して，治療（および予防）の期待される利益が起こりうる不利益や害を上回るかを比較する．
- 患者（および必要に応じて介護者）の漸増および複合治療の負担を評価する．
- 患者のニーズと能力に応じて自己管理を検討する．
- 副作用の徴候や適切なマネジメントに関する推奨などのセーフティネットのための指示を提供する．
- 目標到達度を評価し，相互作用を再評価するためにフォローアップ訪問のスケジュールについて患者と同意する．
- 患者にかかわる他の医療従事者や非公式介護者に相談する．理想的には，関係するすべてのヘルスケア提供者は治療決定についての情報を受けたり，情報にアクセスしたりすることができる．

(Muth C, et al. BMC Med 2014；12-223[2]）をもとに作成）

性にとって，最も重要なアウトカムは何かを考えてみる．脱水による糖尿病性高浸透圧性昏睡だろうか，パーキンソン病の進行によるADLの低下だろうか，心筋梗塞の合併だろうか，あるいは生命予後だろうか．これは一概に決められるものではない．ひょっとしたら，血糖コントロールが悪く，パーキンソン病で嚥下障害があることによって起こる肺炎を，一番の問題と考えるかもしれない．

患者にとって何が大事なアウトカムかを考える際，残りの人生がどのくらいかを予測することも重要だろう．その残りの人生の中で，各診療行為を行うことの意味と意義を考える．そして，各介入がどのくらいの効果をもたらすのかというエビデンスを調べたうえで，目の前の患者での効果をベースラインリスクから推定し，介入すべき内容を決定する．

「スーパー総合医」とEBM

EBMは，スーパー総合医の強力な武器となる．最新のエビデンスをもとに，数々の問題に対してそれぞれの介入がどれくらい有効なのかを推測しつつ，患者の思いと，家族や地域など周囲の環境を踏まえ，医療者の経験によるノウハウを用いて多職種で患者ケアを最適化する．スーパー総合医は，EBMを駆使して，より質の高い診療を実践するのである．

文献

1) Haynes RB, et al. Physicians' and patients' choices in evidence based practice. BMJ 2002；324：1350.
2) Muth C, et al. The Ariadne principles：how to handle multimorbidity in primary care consultations. BMC Med 2014；12-223.

参考文献

- Straus SE, et al. Evidence-Based Medicine：How to Practice and Teach It, 4e. Churchill Livingstone；2010.
- 南郷栄秀．EBMについて―医療従事者のために．The SPELL．http://spell.umin.jp/EBM.htm
- 名郷直樹，南郷栄秀．基礎から学べる！EBM．医学出版；2014.

われわれの診療

患者中心の医療の方法
―「病い」はどのようにつくられたのか

福士元春
武蔵国分寺公園クリニック副院長

- ◆ 診察の早い段階で「病い」を引き出せるかがPCM実践の関門である.
- ◆ 「病い」を手がかりに「人」「文脈」のピースを集める.
- ◆ PCM実践によって患者アウトカムが改善する明確な根拠はない.
- ◆ 「病い」は均質化し,患者のコトバから現象に迫ることは難しい.

症例

地域ではインフルエンザの流行が始まっていたと思われる. 発熱を主訴に受診する小児がにわかに増加しつつあり, 学級閉鎖したという情報が診察室でも話題になっていた.

昨夜から急に38.9度の発熱がみられた12歳の女性. 母親に連れられて, 初めてクリニックの午前外来を受診. 予診メモには「インフルエンザの検査をしてほしい」と書かれている. 咳, 鼻汁がみられるが, ほかに随伴症状なし. だるそうに椅子にもたれかかり, 時折苦痛の表情をうかべる. 体温39.0度, 脈拍 130 bpm, 呼吸数20回. 後頸部リンパ節腫脹, 軽度の鼻粘膜腫脹, 咽頭後壁リンパ濾胞を多数認めた.

医師:おそらくインフルエンザだろうと思います.

母親:それでは,インフルエンザの検査をしてもらえますか?

診察室で稼働する診療支援システム「ドクターベイズ」は, 発熱で受診した小児のインフルエンザ事前確率が18.7%と表示されている. 過去の統計では流行期には60%以上となる. 本症例のように流行期に典型的な経過・所見がそろうと, インフルエンザの診断確率は90%以上となることがわかっている. この症例では明らかにインフルエンザの検査閾値は超えており, 医学的には検査せずに診断するのが妥当な状況である.

臨床現場で直面する医師-患者間での交渉や折衝, そして葛藤. 医学的要素だけでは決断できない診療局面は多くなっており, 臨床医のストレスも大きくなる. こんなときに役立つ(かもしれない)のが, 患者中心の医療の方法である. 正確にいえば, 役立つかもしれないし役立たないかもしれない, ということになるのだが, 詳しくは後述する.

この方法によって, 短い時間で効率的に診療方針の道筋をつくることはできるかもしれない. 医学的判断が受け入れられなかったとしても, 患者の言い分だからと納得させられるかもしれない. 総合診療領域では重要な方法論とされているが, 確かに診察室で役立つ実感もある.

患者中心の医療の方法

患者中心の医療の方法 (PCM) とは, 1950年代の精神科医Michael Balint, 1970年代の内

1 患者中心の医療の方法の全体像

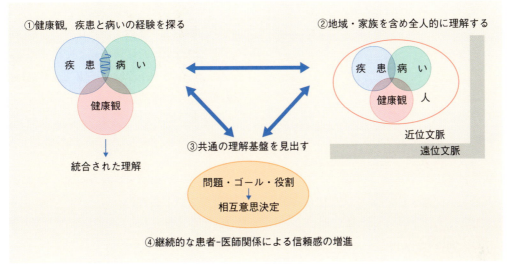

(Stewart MA, et al. Patient-Centered Medicine: Transforming the Clinical Method, 3rd ed. Radcliffe Publishing; 2014[3]/草場鉄周. 患者中心の医療. 日本プライマリ・ケア連合学会 (編). 日本プライマリ・ケア連合学会基本研修ハンドブック, 改訂第2版. 南山堂; 2017. p.79-85[4]より)

科・精神科医のGeorge Engel, 医療人類学のArthur Kleinmanら先達の知見をもとに, 1986年Joseph Levensteinらのグループの功績によって臨床技法としてまとめられた方法論である[1]. その後, Moira Stewartらによって方法論が洗練され, 教育や研究にも活用されるようになった[2,3].

ここではStewart (2014年)[3,4]によって提唱されているPCMを紹介する. 全体像は 1 に示す. PCMは4つの要素に分かれている. 方法論の詳細は原著[2,3]を参照いただくとして, ここではPCM実践のポイントを述べたい.

■健康観 (health), 疾患 (disease), 病い (illness) を探る

医師は生物医学的アプローチにとらわれがちである. すなわち, 主訴, 現病歴, 既往歴, 家族歴, 身体所見と進む伝統的な形式のことである. PCMでは単にこのような「疾患 (disease)」をなぞらえるのではなく, 患者の苦悩である「病い (illness)」への配慮を忘れないように, 「疾患」と「病い」を行き来しながら探る, というのが最初の段階である.

「病い」には, 以下の4つの項目があげられている.

- 感情 (feelings): 深刻な病気だと不安を感じていないか
- 解釈 (ideas): どんな病気だと考えているか
- 機能に与える影響 (effects on function): 生活にどんな支障があるか
- 期待 (expectations): どんな治療をしたいか

ここでは, 診察の早い段階で「病い」を引き出すことができるかが, PCM実践の重要な鍵となる. さらに, 患者にとって健康であることの意義 (meaning) や人生における願望・目的 (aspirations) などの「健康観 (health)」を踏まえながら, 「疾患」と「病い」を統合的に理解する.

■人 (person), 文脈 (context) を含め全人的に理解する

「病い」が構築されるまでには, その「人 (person)」の価値観や「文脈 (context)」が大きく影響している. しかし, 限られた診察時間の中, 人や文脈の情報を網羅的に聞き取ることはあまり現実的ではない. 表出された「病い」に関連する質問を通して, 「人」や「文脈」の情報の

2 妥協点を見出す

	患者	妥協点	医師
問題と優先度			
目標			
役割			

表の中央，目標についての妥協点を見出す．

ピースを少しずつ集めていくとよい．

- 人（person）：生育歴，発達課題，ライフサイクル
- 近位文脈（proximal context）：家族，仕事，社会的支援
- 遠位文脈（distal context）：文化，地域，文化，経済，生態系

■妥協点を見出す

ここまでの全人的な理解のもと，以下の3つの事項について患者と医師が同じ理解に立っているか確認しながら，最終的な妥協点を見出す．

- 問題と優先度（problems）
- 治療の目標（goals）
- 患者の役割，医師の役割（roles）

表に整理するとわかりやすい（2）．診察では，表の中央，目標についての妥協点を見出すことが課題となる．

■患者医師関係を強化する

診察プロセスを進めながら，同情や共感，力関係，癒しや希望，気づき，転移・逆転移などの感情に配慮し，患者-医師関係を強化していくことを意識する．

症例その後

母親：インフルエンザの検査をしてもらえますか？（病い-期待）

医師：インフルエンザの検査をしたいと思ったのはどうしてですか？

母親：検査結果を学校に報告しなければならないんです．A型かB型か．（病い-機能に与える影響）（近位文脈）

医師：なるほど．でも，診断に検査は必須ではないんですよ．型にかかわらず，学校の対応や治療方針はまったく同じなんです．検査の精度も低くてインフルエンザの人でも6割程度しか陽性になりません．すでにインフルエンザが強く疑われますから，検査が陽性でも陰性でも結論は同じで，インフルエンザの診断になります．

母親：そうですか．それなら痛い検査はしないほうがいいよね？（人）

患者：やった！

母親：治療はオセルタミビルを使ったほうがいいのでしょうか？（病い-期待）

医師：どう思いますか？

母親：薬を飲まないとだめなんじゃないですか？（健康観）

医師：インフルエンザは自然に治る病気です．タミフルで発熱期間が半日から1日短くなる効果はありますが，重症化や伝染予防ははっきりしません．嘔気などの副作用もあります．ご本人は持病もなく重症化もしていませんから，なしでも大丈夫だと思いますが，どう思いますか？

母親：それなら薬なしでやってみます．（妥協点-目標）

医師：熱がつらくて困るときにはアセトアミノフェンを使ってみてください．

PCMの限界

PCMは臨床技法とはいえ，介入のひとつと考えれば治療と同じであり，効果と害がありうる．PCMの実践は本当に患者の役に立つのだろうか？　ここは気になるところである．

PCMやそれに類する方法論（患者中心のケア〈PCC〉）が患者のアウトカムに与える影響についてはいくつもの報告がある．

Dwamenaらは2012年，健康問題のある成

人・小児に対して，訓練された一次医療機関の医師・看護師がPCCを行うと，PCCなしに比べて診療プロセス，満足度，健康に関する行動，健康状態はよくなるかを検討した，ランダム化比較試験のメタ分析・システマティックレビュー[5]を発表した．

この文献では，下記のうち1つ以上を含むものをPCCと定義されている．
① 医療提供者が患者にも診察の主導権や治療方針の決定権を与えている．
② 診察のなかで，医療提供者が単に病気だけではなく，人として患者に向き合っている．

採択された43研究のうち，患者に直接かかわる重要なアウトカム（真のアウトカム）は健康状態のみ（26研究）．ここではこの真のアウトカムの結果に絞って紹介する．

量的評価されメタ分析に組み入れられたのは10研究．このうち二分変数で評価された2研究では，うつ病とmedically unexplained symptomsの患者を対象に，質問票で評価されたものである．結果を統合すると，リスク比 1.36（95％信頼区間 1.01-1.83）とPCC群で改善度が大きいという結果であるが，この2研究において健康状態は1次アウトカムではなかった．

連続変数で評価された8研究では，急性上気道炎，認知症，糖尿病，潰瘍性大腸炎・クローン病，CABG手術，癌患者などが対象であった．結果を統合すると，標準化平均差 －0.25（95％信頼区間 －0.36－－0.15）とわずかにPCC群で良好という結果である．

しかし，健康状態が1次アウトカムとなっているのは2研究のみで，そのうちメタ分析の結果に最も寄与している1研究のアウトカムはHbA1c（代用のアウトカム）であった．さらに，症状や再発，焦燥感など真のアウトカムの研究では，ほとんど有意差がみられなかった．今回の症例のような急性上気道症状を対象とした2研究でも，健康状態で有意差はみられていない．

記述的な評価がなされた26研究についても，12研究（46％）ではPCC群で良好な結果となっていたものの，このうち10研究は前述の量的評価された研究であり，その他で効果が認められた研究は少なかった．

Kaneらは2015年，心不全患者に対してPCCを行うと，PCCなしに比べてアウトカムが改善するかを検討したシステマティックレビュー[6]を発表した．採択された10研究のうち，ランダム化比較試験（非盲検）は3研究．このうち1次アウトカムに真のアウトカムが設定されたのは2研究（平均症状負荷の改善度，6分間歩行テスト）のみで，いずれもPCC群で有意差はみられなかった．

以上より，現時点では「PCCによって患者の真のアウトカムが改善するという明確な根拠はない」ということになる．

インフルエンザ迅速検査とPCMの相同性

新しい検査や治療が開発されると，人々（医療者も含む）はそれを活用したくなるものである．インフルエンザ迅速検査も最近導入された検査である．しかし，エビデンスがあるかどうか問わずに新技術を導入することの弊害や倫理上の問題について，普段問われることは少ない．

これはPCMのような，すでに確立されている方法論についても同様である．科学的に有効性が立証されていない方法を，基本的な理論だからと無批判に受け入れてしまうことは，科学的な姿勢であるとは言い難い．

少なくとも，PCMによって診療が改善するか，といった近視眼的なアウトカム設定では患者に役立たないだろう．もっと長期的な視野に立ち，患者・家族さらには地域にどんな影響を与えるのか，科学的な検証を加えて，慎重に導入を検討すべきではないかと感じる．

病いの均質化と文脈依存からの脱却

患者のとらえ方は多様であるからこそ「病い」をよく情報収集すべき，というのがPCMのスタンスである．しかし，PCMを実践するようになると，「病い」のバリエーションが意外にも少ないということに気づく．

たとえば，このような「病い」である．

- このまま認知症になってしまうのでしょうか．（病い-感情）
- 血圧が高いと脳卒中で倒れないでしょうか．（病い-解釈）
- 職場で「インフルエンザの検査をしてこい」と言われたんです．（病い-機能に与える影響）
- 早めに抗生物質を飲むといつも早くよくなるんです．（病い-期待）

多様性が少なく，紋切り型のように同じ表現で語られる病い．まるで，何者かによって思考を操られているかのようで，「病いの均質化」とでも呼びたくなる不思議な現象だ．

医療機関を受診する患者の受療行動が単純化している，というだけのことなのだろうか．それにしてもみな同じコトバを発する，というのは異様だ．このような「病いの均質化」によって，話をよく聞くことで患者のことが理解できるという仮説（文脈依存）が揺らいでいるのではないかと感じる．

診察室で語られることは断片にすぎず，すべてを語りつくすことなどできない．患者がコトバにならない体験を言語化することにも限界がある．さらに，コトバは他人の借り物かもしれないのだ．もはや文脈だけに依存する診療は限界だろう．

患者の体験をわかりあうことは難しい．医療者は表出されたコトバから先の現象を見据えることができるのか．対岸の患者世界へ渡ることはできるのか．診療の新しい方法論を模索すべきかもしれない．

文献

1) McWhinney IR. A Textbook of Family Medicine, 2nd ed. Oxford Univ Pr；1997.
2) モイラ・スチュワート．患者中心の医療．山本和利（監訳）．診断と治療社；2002.
3) Stewart MA, et al. Patient-Centered Medicine：Transforming the Clinical Method, 3rd ed. Radcliffe Publishing；2014.
4) 草場鉄周．患者中心の医療．日本プライマリ・ケア連合学会（編）．日本プライマリ・ケア連合学会基本研修ハンドブック，改訂第2版．南山堂；2017．p.79-85.
5) Dwamena F, et al. Interventions for providers to promote a patient-centred approach in clinical consultations. Cochrane Database Syst Rev 2012；12：CD003267.
6) Kane PM, et al. The gap between policy and practice：a systematic review of patient-centred care interventions in chronic heart failure. Heart Fail Rev 2015；20：673-87.

われわれの診療

家族志向型アプローチ—5段階モデルと3つの場面を意識した対応

松下　明
社会医療法人清風会 岡山家庭医療センター
奈義・津山・湯郷ファミリークリニック

◆ 家族志向のケアの方法論を理解し日常の診療で実践する重要性を理解する．
◆ 家族志向型アプローチの5段階モデルと3つの場面を理解して対応する．
◆ 家族の不安に向きあい，感情的な場面を理性的な対話に切り替える術を知る．
◆ 家族面談はロールプレイでの練習が有効である．

家族志向型アプローチの背景

患者やその家族を取り巻く環境が複雑化するなか，プライマリ・ケアにおいて重要な考え方となってきているのが「家族志向のケア」である[1,2]．

この考え方はもともと，アメリカやカナダの家庭医療の教育のなかで出てきた概念で，目の前にいる患者を診るだけではなく，その背景にいる家族を含めてケアをしていくというものである．日本の家庭医療・総合診療の後期研修プログラムのなかでも，「"家庭医・総合診療医"を特徴づける能力」の一つに位置づけられており，これを実践できることが家庭医・総合診療医と臓器別専門医との大きな違いであるといえる．

家族志向型アプローチの5段階モデル

では，地域のかかりつけ医は，患者とその家族にどのように対応すべきであろう．最初に，アメリカの家庭医療のレジデント教育において用いられている「患者と家族に対する医師のかかわり方の5段階」[3-5]（1）をもとに，家族志向のケアのあり方とかかりつけ医に求められる対応を整理したい．

■ レベル1

レベル1は，家族歴などは聴取しているもののあまり家族への興味を示さず，純医学的な情報収集にとどまっている段階．疾患だけを診る・治すのであればこれでもいいかもしれないが，家庭医によるかかわりとしては十分ではないといえる．

■ レベル2

レベル2では，こちらから一方的に伝えるだけではなく家族と意見交換をしたり，診察時に立ち会っていない家族の情報を引き出して状況を把握することで，家族との関係性を構築できる．

■ レベル3

レベル3は，感情面への対応．目の前にいる家族の思いに共感したり，患者とのやり取りを通じてその場にいない家族の思いを引き出すことができるレベルと位置づけられる．

■ レベル4

さらに進んだのがレベル4．特殊な事情を抱えている家族や後々問題が生じそうなケースでは，このレベルの対応が求められる．特に，患者の容体や家族の関係性が急激に変化するようなケースでは必須で，家族自身がその変化に対応できるようにサポートする狙いがある．医師

1 患者と家族に対する医師のかかわり方の5段階

レベル1　医師中心の生物医学的モデル
　家族歴を聴取するなど純医学的情報収集のみにとどまる
レベル2　相互に情報の交換を行う
　1) 家族図で家族内にみられる病気・嗜好のパターンを知る
　2) そこにいない家族 (ヘルスエキスパート含む) の解釈モデルを知る
　3) そこにいる家族と情報・意見の交換を行う
レベル3　感情面への対応を行う
　1) 家族図を書きつつ、明らかにされた情報をもとにその場にいない家族の感情を引き出す
　2) そこにいる家族の感情について触れ、「共感的に」対応する
レベル4　基本的なカウンセリングを行う
　1) 家族図を用いて患者の健康問題に家族がどのように影響し、また影響されているかを理解する
　2) 家族カンファレンスを行い、患者の健康問題にかかわる家族内のパターンに変化をもたらす
　　（糖尿病のコントロールなど）
レベル5　精神・家族療法 (特別な教育・スーパービジョンを要する)
　定期的に家族と面談を行い、(長期にわたる) 不健康な家族内のパターンを変える手助けをする
　(神経性食思不振症など)

(文献3, 4, 5を参考に作成)

2 家族志向型アプローチの3つの場面

	患者個人との家族志向面談	居合わせた家族との家族面談	呼んで行う家族カンファレンス
疾患	急性疾患 自然軽快する問題	小児健診・慢性疾患	入院・入所・終末期の病気 重大な家族問題・葛藤
頻度	60〜75%	25〜40%	2〜5%
時間	10〜15分	15〜20分	30〜40分

(McDaniel SH, et al. Family-oriented Primary Care : A Manual for Medical Providers. Springer ; 2005〈松下明監訳. 家族志向のプライマリ・ケア. 丸善 ; 2006[1]〉より)

の側は、家族システム全体を俯瞰的にみる目をもたなければならない。レベル4の対応が求められるケースは困難事例と認識し、ある程度の準備と心構えをもって取り組む必要があるので注意が必要である。

■ レベル5

レベル5は特別な教育を要する段階で、一般的には精神科や家族療法科の専門家が対応している領域となっている。日本の家庭医にはこのレベルまではあまり求められていないのが現状といえよう。

日常の診療においては、レベル2、3ができていれば家族への支援としては十分で、看取りを行う在宅医などは、少々難しいケースに関してはレベル4にも対応できるようになっておくとよい。

家族志向型アプローチが提供される3つの場面

続いて、家庭医が身につけるべき家族志向のケアのスキルを、3つの場面 (**2**)[1,2] に分けて説明してみる。第1の場面は、対個人の診療。診察室には患者しかいないものの、家族構成やそれぞれの関係性などを把握し、それを踏まえて診療を行っていくことが求められる。第2の場面は、居合わせた家族とのコミュニケーションで、小児科や高齢者に対する診察ではよくみられる場面である。第3の場面は、わざわざ家族を呼んだり、集めたりして面談をするパターンである。重篤な病気の診断を告知するときや込み入った事情があるときなどに行われるケースが多い。頻度としては第3の場面に向かうにつれて少なくなるが、終末期や在宅の現場、心理

3 家族図の例

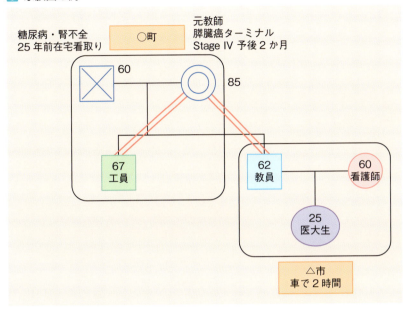

4 家族の木

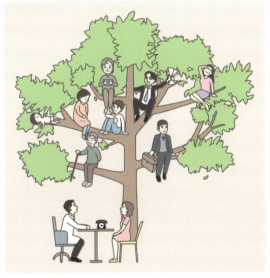

(文献 1, 2 を参考に作図)

社会的な問題では第3の場面での家族志向のケアも発生する．

■第1の場面

　第1の場面では，「家族図」が重要なツールとなる．家族図（ 3 ）とは血縁関係のほか，誰と誰が一緒に住んでいるのか，誰と誰が親密なのかといった関係性などの詳細を記載するものである．家族図を診察の際にみることで，患者の話の登場人物を把握し，その場にはいない家族のことも考えながら診療を行うことができる． 4 に示したような家族の木[1,2]をイメージしながら対個人の診察を行うことで，より背景理解

5 家族ライフサイクルのステージ

家族ライフサイクルのステージ	移行の感情プロセス：キーとなる原則	発達に必要な家族状態の二次的な変化
1. 巣立ち：未婚の若い成人	感情的また経済的な自己責任を受け入れる	a. 原家族との関係における自己の分化(differentiation of self) b. 親密な同僚との関係の発達 c. 仕事や経済的自立についての確立
2. 結婚により家族に参加：新しいカップル	新しいシステムへの献身	a. 結婚システムの形成 b. 配偶者と一緒になるための，拡大家族や友人との関係の再構築
3. 小さな子供のいる家族	新しいメンバーをシステムに受け入れる	a. 子供の居場所を設けるために夫婦システムを調整する b. 子育て，経済的や家族の仕事に参加する c. 子育てや祖父母の役割を包括するために拡大家族との関係を再構築する
4. 思春期の子供のいる家族	子供の自立と祖父母の衰えを包括するために家族の境界を柔軟にする	a. 思春期の子供がシステムから出たり，入ったりするのを許すために親子関係を切り替える b. 中年期の夫婦や仕事のことに再び焦点をあてる c. 高齢世代のケアに加わるように変わる
5. 子供を巣立たせ次の段階に移る	家族システムから出る，また入る多数の人を受け入れる	a. 2人としての夫婦システムについて再交渉する b. 成長した子供と親とのあいだの大人の関係を発達させる c. 義理の関係や孫を含む関係を再構築する d. 親(祖父母)の死や身体障害に対処する
6. 晩年期の家族	世代的ルールの変化を受け入れる	a. 身体的衰えに直面する中で自分や夫婦の機能や関心を維持する，新しい家族や社会的な役割の選択を切り開く b. 中間世代のより中心的な役割をサポート c. システムにおいて高齢者の知恵と経験のための場所をつくる，彼らのために過剰に機能しすぎずに高齢世代を支える d. 配偶者，兄弟，他の同僚の喪失に対処し自分の死のために準備する．人生を振り返り統合する．

(文献1, 2を参考に作成)

を生かした診療となる．なぜ煙草をやめにくいのか，なぜ服薬がうまくいかないのか，なぜ食事管理が難しいのかなど，生活と密着した家族の存在に目を向けて診療する意義は大きい．また5にあるような家族ライフサイクルと発達課題[1,2]に目を向けながら家族図をみるとより家族の木をイメージしやすくなる．特に自分と年代が異なる家族の状況をイメージするにはどういった発達課題を抱えて家族が暮らしているかを理解することが助けとなる．

しかし，単に「家族図をつくって診療しよう」といったところで，理想論で終わってしまう可能性はある．この実践に必要なものが2つある．一つは，家族の情報を踏まえながら本人と向き合うことで診療の質を高めるという強い信念をもつこと．もう一つは，普段の診療のなかで家族図を作成・閲覧する仕組みを構築することである．当院では，電子カルテ上に家族図のページをつくり，患者さんから話を聞くなかで家族関係がわかってきたらそこに作成し，診療前には確認する流れをつくっている．

■第2の場面

第2の場面においては，そもそも家族同席をよしとする文化が医療機関のなかにあることが前提となる．これがなければ，診療所までいっしょに来ていても診察室までは入ってこないなど，家族と会う機会を失っていくことになる．家族同席のデメリットとしては，患者本人のみへの診療よりも時間がかかってしまうことが考えられる．診療時間が長くなってしまっては待ち時間の増加，1日の外来患者数減につながることも考えられるので，時間をコントロールする工夫を同時に行うことも必要である．

■第3の場面

　最後に第3の場面．わざわざ家族を集めて時間を使って話をすることを負担に思う医師は少なくない．しかし，「ここ」という場面できちんと話をしておかないと，後々大きな問題となって表れることもあるので，注意したいところである．終末期のケア，入院の判断，心理社会的な困難な状況などでは，30～40分程度のまとまった時間を確保し，じっくり腰をすえて話すことのできる環境を整えることが重要となる．当院の場合は，外来の最後にスケジュールし，電話があっても緊急内容以外はスタッフにも取り次がないように頼んでおくなど，中断されることなくご家族と向き合うことのできる時間をつくっている．

　当院では，対応が難しい家族に対してどのように面談を行なえばよいかを学ぶために毎年1，2回，ロールプレイングを実施している．その場をコントロールする技術などが求められるので，経験に基づいてそのコツをつかむために，実践練習の場をつくることも必要である．

　この3つの場面でのケアをうまく使い分けながら家族に対応していくことが，かかりつけ医には必須のスキルといえる．

家族の感情に向き合い，理性的な会話にするコミュニケーション

　家族志向のケアにおいて，最も重要なのはコミュニケーション力である．医療者に過度に期待をする，無茶な要求をする，不満をぶちまける，現実を受け入れない，など，プライマリ・ケアの現場で診療を続けていると，少なからずこうした対応に困ってしまうような家族に遭遇する．

　こうした反応は多くの場合不安の表れであると考える．家族が重篤な病気にかかっていることや，死期が迫っていることが受け入れられなかったり，徐々に衰弱していく患者の様子を見て混乱することなどは，しばしば起こる．そういう状態にある家族にいくら医学的に正しい説明を行っても受け入れられることはなく，むしろ誤診を疑われたり，医療者に対して不信感を募らせてしまうことにつながりかねない．

　これは，家族の「不安」が解消されないために起こる反応なので，まずはその不安に向き合うことが重要となる．家族の病気をどう認識し，それに対してどのように感じているのか，具体的にはどのようなところが不安なのかを吐露してもらうことが第一歩である．相手の不安に向き合い，さらに不安をもっていることを踏まえたうえで病気の現状やこれからの予測について一方的ではなく，その都度家族の思いを聞きながら説明していくことが重要となる．

　人の感情と理性は渾然一体となっており，感情が強くなりすぎると理性的な思考ができなくなる傾向にある．現場などで起こりうる代表的な例としては，本人は病気の告知を希望しているにもかかわらず，家族の判断でそれをしないケース．こうした場合，家族のなかには「告知などしたらかわいそうでみていられない」「告知をすることで自棄になってしまうのでは」という心理が働いているが，これは非常に感情的なもので，感情に支配され「私が告知してほしくないから告知をしない」という選択をしている．

　医療者としてはこうした状況のなかでは，感情的な状態から，理性的な判断ができるように転換を促す役割を果たす必要がある．先ほどの例でいえば，「告知はしません」という家族に対し，「患者さんご本人はどう考えておられるでしょうね」と，患者の希望に目を向けさせることが必要である[1]．

　ただ，一つ注意が必要である．家族は感情的ではあるものの，患者のことを自分なりに考えて結論を出しているので，それを頭ごなしに否定するような話し方は避けたほうがよい．たと

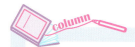

医師・患者・家族の三角形（医師患者二者関係の幻想）

外来においては医師患者の二者関係が基本と思われているが，実際には家族の木に描かれる家族の影響を受けた患者と向き合うため三者関係となることを家族志向のケアでは二者関係の幻想と表現している．医師は患者・家族とバランスを取りながら三角形のどこにいるのかを理解しながらかかわることが求められ，家族面談の場面では特に意識するべきである．

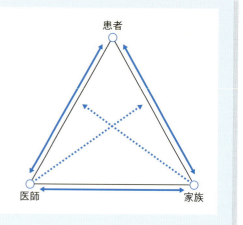

えば，「〇〇（ご家族）さん，今とても悩んでてつらいですよね．今まで診療を続けてきた私も同じような気持ちです」といったん同意して感情を吐き出してもらったうえで，「今，患者さんにとって一番大切なことは何だと思いますか」というように，患者の立場に立った話にもっていくと効果的となる．

日本を含むアジア人の多くは家族とのつながりを大切にするがゆえに「自分」と「自分以外の家族」を自己と他者に分けることができず，同一視してしまう傾向にある．「自分がつらい＝患者本人もつらい」と考えた結果，自分の感情を優先してしまうところがある．こうした事情も踏まえたうえで，家族が冷静に物事を考えることをサポートするようなコミュニケーションを図っていきたい．

まとめ

家族志向のケアについての方法論やスキルについて解説したが，それぞれの基本を理解したうえで目の前にいるご家族が何を思っているのかを受け止めることで，対応力は高まっていくと思われる．ロールプレイによる家族面談の練習は効果的なので成書を参考に練習してみることをお勧めする[1,5]．

文献

1) McDaniel SH, et al. Family-oriented Primary Care：A Manual for Medical Providers. Springer；2005（松下明監訳．家族志向のプライマリ・ケア．丸善；2006）．
2) 松下明．研修医イマイチ先生の成長日誌—行動科学から学ぶメディカルインタビュー．週刊医学界新聞，第2874号（2010年4月5日）．
   http://www.igaku-shoin.co.jp/paperDetail.do?id=PA02874_07
3) Doherty WJ, Baird MA. Developmental levels in family-centered medical care. Fam Med 1986；18：153-6.
4) Marvel MK, et al. Levels of physician involvement with patients and their families. A model for teaching and research. J Fam Pract 1994；39：535-44.
5) 松下明編．家族面接—患者家族とかかわりあうコツ．Medical Alliance 2015；1(3)．

われわれの教育

3章

われわれの教育

大学の総合診療医と学生教育

阿波谷敏英

高知大学医学部家庭医療学講座/医療学系医学教育部門

◆ 総合診療医は学生教育と親和性が高い．
◆ 大学病院での医学教育には限界があり，プライマリ・ケア教育を行う機会とフィールドが必要である．
◆ 総合診療専門医養成のためには，キャリアパス，ロールモデルの提示，キャリア支援が大切である．

総合診療医と学生教育

医学の進歩とともに，医療は専門分化と高度化が進み，その情報量は著しく増加している．生物医学的な情報は18か月で倍増するといわれており，6年間の学部教育ですべて網羅することは不可能である．平成28年度改訂版医学教育モデル・コア・カリキュラム[1]では「多様なニーズに対応できる医師の養成」を目指し，単に修得すべき知識をリストアップするのではなく，修得した知識や技能を組み立てられる医師をいかに育成していくかというアウトカム基盤型医学教育を意識した内容となっている．細分化された医学・医療を総合的な知識・技能として修得させることが求められているのである．こうした医学教育の流れは，医療の専門分化が進み，総合診療が必要とされてきた過程に類似している．たとえば腹痛という症候からの臨床推論において，多岐にわたる診療科の知識と論理的な思考が必要である．総合診療に携わっている医師は日常的にこのような症候に対応し，系統立てた臨床推論を行っており，そのプロセスを学生に教えることも自然なことである．NHKの「総合診療ドクターG」が脚光を浴

1 医師として求められる基本的な資質・能力

1. プロフェッショナリズム
2. 医学知識と問題対応能力
3. 診療技能と患者ケア
4. コミュニケーション能力
5. チーム医療の実践
6. 医療の質と安全の管理
7. 社会における医療の実践
8. 科学的探究
9. 生涯にわたって共に学ぶ姿勢

（医学教育モデル・コア・カリキュラム，平成28年度改訂版）

びている背景には，このような時代の流れもあるのだろう．また，総合的な臨床能力のみならず，医師として求められる基本的な資質・能力（1）も総合診療医と親和性が高い．実際，日本専門医機構が提示した総合診療専門医の7つの資質・能力とも多く重複する．各大学に設置されている医学教育部門にも総合診療医が多く関与しているのも，自然なことである．

次に，医療が病院完結型から地域医療連携，地域包括ケアシステムといった地域完結型に移行していることも考慮しなくてはならない．地域の医療資源を有効に活用するために医療計画，地域医療構想により病床の機能分化が推進されている．特定機能病院である大学病院は，高度急性期医療，先進医療を担っており，機能

分化の推進によりさらに際立ってきている．たとえば，大学病院の産婦人科ではリスクの高い分娩が多く，正常分娩は極端に少ない．また，治療が奏功せず，緩和ケアが主となった悪性腫瘍の患者は在宅医療や緩和ケア病棟へ移行し，大学病院で看取ることは少ない．大学病院では自然な人の生死に立ち会うことすらまれになっているのである．The Ecology of Medical Care[2]が示すとおり，大学病院は医療の中のごく一部でしかなく，多様なニーズに対応できる医師を養成するにはプライマリ・ケアの現場での教育は欠かすことができない．

このような背景もあり，地域の現場でプライマリ・ケアの診療経験を有する総合診療医が学生教育に携わることが増えてきている．たとえるなら大学病院はサーキットのように全力で走行性能を競ってよい場所である．それは車の性能の向上には大きく寄与してはいるのだが，他方でサーキットしか知らないドライバーばかりが育つのは問題である．本来は一方通行や一時停止や子供や高齢者が歩いている市中を安全に走行するドライバーが多く必要だからである．レーシングカーと市販車の性能差が大きくなるにつれ，市販車に慣れるための指導が必要となり，市販車のドライバーがサーキットに呼ばれるようになったということだろう．しかし，私自身の経験を振り返っても，総合診療医にとって大学は必ずしも居心地のいい環境ではない．普通のドライバーがレーシングドライバーの集団の中で戸惑うことは容易に想像いただけると思う．大学にいながら学生相手に大学外の世界を語る教員が必要という信念がなければ，続けることは困難だと感じている．

大学から地域へ

学生教育は，サーキットである大学病院のみで行うべきでないことは前述したとおりである．医学教育モデル・コア・カリキュラムには平成19年度版から地域医療教育が収載されることとなった．これを機に，全国の医学部に地域医療教育が浸透してきている．平成26年度の調査[3]では，80大学のうち62大学に地域医療教育部門が存在し，72大学で地域医療講義・演習，77大学で地域医療実習が行われていた．地域医療実習を行っている77大学の実習の場所は診療所66大学，介護施設48大学，訪問看護ステーション26大学など（重複回答あり）となっており，プライマリ・ケアの現場に学生が出て行っていることがうかがえる．

筆者の在籍する高知大学の例をあげてみよう．高知大学ではカリキュラムポリシーに「医師の社会的使命を理解し地域医療に貢献する意欲を醸成する」と掲げ，6年間を通して地域医療への関心を育むような卒前教育を目指している（2）．1年次での「EME（Early Medical Exposure）初期臨床医学体験」では，大学病院の実習に加えて，市中のクリニック，介護施設での実習を行っている．学生は生物医学的な疾患の診断，治療技術に興味が向きやすいのであるが，その患者の心理社会的な背景，医師‒患者関係，チーム医療などが理解できるような指導を心がけている．3年次では，「地域医療学」として，プライマリ・ケア，家庭医療，病院総合診療，在宅医療，へき地医療，医療政策，医学研究，医療経済学など多岐にわたる講義を行っている．単に知識のみを教えるのではなく，意欲や興味をもってもらうために県内外から総合診療やプライマリ・ケアを実践している医師を非常勤講師として多く招聘している．また，高知大学の特徴的なプログラムとして「家庭医道場」がある．これは中山間地の県内自治体で行う1泊2日の課外実習で，年2回開催している．定員は医学科および看護学科の学生30〜40人程度であるが，希望者が多いため断らざるをえないこともある．「地域に赴き，地域の人々と接し，地域を知る」を目的としており，毎回，数名の学生実行委員がテーマ，企画を準備してい

2 高知大学医学部の地域関連カリキュラム

1年次	EME初期診療医学体験 医学概論／診療所におけるプライマリ・ケア	45コマ 1コマ
2年次	診療施設体験実習 生命倫理／地域医療と臨床倫理	5日間 1コマ
3年次	地域医療学	15コマ
4年次	社会医学演習 診療施設体験実習	30コマ 10日間
5年次	臨床実習Ⅰ／学外実習 プライマリ・ケア／地域医療実習	15日間 10日間
6年次	臨床実習Ⅱ／学外実習	5日以上
課外実習	家庭医道場 幡多地域医療道場	4日間 3日間
クラブ活動	地域医療研究会 フィールド医学研究会，など	

る．講演（首長，医療者，患者や家族），グループワーク，フィールドワークなど趣向を凝らした内容が準備され，救急，介護，看取り，子育て，保健予防活動，防災・減災など多岐にわたり能動的に学習し，地域包括ケアシステムについて理解を深めている．開催にあたり自治体，地域の医療従事者，住民の皆さんに全面的に協力いただいている．これまで24回の歴史を重ね，多数の受験生が「家庭医道場」を志望動機にあげるようになり，地域志向性のある学生が多く入学することにも一役買っている．「家庭医道場」の実際の様子はWeb上に動画が公開されているので，ご覧いただきたい（https://youtu.be/BT7toWhc4MM?t）．

また，高知大学は平成20年度に国立大学法人として全国で初めて公立医療機関の指定管理者となった．高知市の山間部にある旧・土佐山村のへき地診療所の運営を担っている．地域貢献とともに，教育のフィールドとして活用している．5年次，6年次の臨床実習，2年次，4年次の診療施設体験実習などの正課の実習を行うほか，地域医療研修の初期研修医も受け入れている．さらに，他大学の医学生，海外短期留学生（ハワイ大学，台湾大学，ダンディー大学），JICA視察団，日本プライマリ・ケア連合学会の認定薬剤師研修，中学生の職場体験実習など，さまざまな実習，研修を受入れてきた．学外にこのような教育フィールドをもつ大学も増えてきており，運営形態も大学直営，委託事業，寄附講座，指定管理などさまざまである．最近は，海外の先進地に倣い，こうしたフィールドを拠点に長期統合型臨床実習（longitudinal integrated clerkship：LIC）を行う試みも始まっている[4]．

このように大学外の教育リソースと連携しながら，有効な教育プログラムを企画，実施していくにはプライマリ・ケアの経験を有する総合診療医が関与することが自然であり，今後もその役割が拡大していくことが期待される．

地域から必要とされる大学へ

平成25年11月に策定された国立大学改革プランでは，社会の変化に対応できる教育研究組織づくりが謳われている．その前提として，研究水準，教育成果，産学連携などの客観的データに基づき，各大学の強み・特色・社会的役割（ミッション）を再定義し公表された．国立大学医学部の役割は，教育，研究，臨床であることは論をまたないが，特に地方大学においては地域に貢献する医療人育成がその役割として強く期待されている．高知大学医学部も「県内の地域医療を担う医師の養成を積極的に推進す

る．特に高齢化率の高い高知県の高齢者医療に貢献するため，家庭医や災害・救急医の養成等，今後の地域医療を支える人材の育成を積極的に推進する」をミッションの一つとして掲げている．地域とのつながりの強い大学は，その強みを生かすことで教育が充実し，地域に貢献する人材を輩出できる．それにより地域からさらに厚い信頼を得て，つながりが強固になるという好循環とすることで，社会ニーズに応える使命を全うできると考えている．

そのためには，前述のように地域を意識した卒前教育を行うと同時に，初期臨床研修，後期研修へと続くシームレスな教育体制の充実は欠かせない．高知県では，初期臨床研修連絡協議会を設置し，すべての臨床研修病院がお互いの協力型臨床研修病院となり連携している．たとえば，地域医療研修は県内統一プログラムとし，異なる基幹型臨床研修病院の研修医が1か月単位で切れ目なく研修施設に配置される仕組みとなっている．また，こうした研修病院どうしのつながりは新・専門医制度にも生かされている．基幹施設である大学病院が事務局を担い，32連携施設が参加する県内唯一の総合診療専門研修プログラムを策定した．総合診療専門研修において教育フィールドの主体は地域医療機関であり，大学病院は補完的な研修を行う場所であるとともに，プログラムの質の向上，FD（Faculty Development）などで教育ノウハウの提供といった役割に徹するものと考えている．こうした方針は県行政にも受け入れられ，専攻医の処遇などで強力な支援をいただき，魅力的なプログラムになっていると自負している．

総合診療医を育てるために，このようなキャリアパスを準備することは大切である．しかし一方で，医学生や研修医は色々なものに影響を受ける．入学時には総合診療を志向する者が多数であっても，卒業時点で臓器別専門医への志向をもつ者が多数となるのは，大学という環境の影響は少なからずあるであろう．大学の中では，ロールモデルとなる総合診療医の存在感が薄く，先輩や指導医からの口コミなど，総合診療というキャリアを選択するのに二の足を踏む要因があるのも事実である．これを打破するのは容易なことではなく，また一足飛びに改善する方法もない．だからこそ，大学の中で総合診療医として働き続ける意義があると筆者は考えている．

おわりに

総合診療医にとって大学は必ずしも居心地のよい環境ではないと述べたが，筆者は10年以上奮闘してみて，自身は決して不幸であるとは思っていない．明らかにやるべきことが眼前にあり，長期間かかわり続けることで，総合診療の道に進んでくれる若い医師，総合診療に理解のある医師が増えてきたことを感じているからである．学生のすぐ近くにいて，いろいろな相談に乗り，地域と協力しながら，継続的に教育を充実させていくことにより社会への責任を果たせているものと考えている．そう，近接性，包括性，協調性，継続性，責任性というプライマリ・ケアの5つの特性は，大学においても筆者の指針なのである．

文献

1) 文部科学省. 医学教育モデル・コア・カリキュラム, 平成28年度版.
   http://www.mext.go.jp/component/b_menu/shingi/toushin/__icsFiles/afieldfile/2017/06/28/1383961_01.pdf
2) Fukui T, et al. The Ecology of Medical Care in Japan. JMAJ 2005；48：163-7.
3) 全国地域医療教育協議会・長崎大学. 地域医療教育に関する全国調査報告書（平成27年6月）.
   http://square.umin.ac.jp/j-come/2015_report.pdf
4) 髙村昭輝. 地域基盤型教育. 診断と治療 2015；103：1607-10.

われわれの教育

診療所で医学生を教育する
―診療参加型実習プログラムの進め方

菅波祐太
揖斐郡北西部地域医療センター久瀬診療所

- 診療所でこそ学べることがある．
- 学生の特徴を心得ることで学生向けのプログラムを作る助けとなる．
- プログラムは目標，方略，評価の一貫性を意識して進めていく．
- 重要なことは，「学生が主人公」というスタンスを保ち，指導医はその成長を支援する役割に徹することである．

診療所での卒前教育の意味

診療所でこそ学べることがある

1980年代からプライマリ・ケアの現場で行う卒前教育の重要性が指摘されている．それを地域基盤型教育（community-based medical education：CBME）と呼び，CBMEの利点に関するエビデンス[1]が多数報告されている（**1**）．

2016年度改訂の医学教育モデル・コア・カリキュラム[2]（以下，コアカリ）では，「多様なニーズに対応できる医師の養成」を目指している．その内容に地域医療実習や総合診療科実習が含まれ，方略として診療参加型実習の実施を重視している．同時に，地域の医療機関や国民に対して医学教育への協力を要請している．

学生に学ぶことができる

「教えることは，二度学ぶこと」である．教育にかかわることで診療所の医師の生涯学習を充実させることができる．学生は，指導医の知らない知識を必ずもっている．学生からも学ぶ姿勢を持ち続けたい．スタッフも，働いている姿をみられることや学生の素直な意見を聞くこ

1 CBMEの利点

1) 知識，技能，態度を身につけるための，幅広い学習機会を提供することができる．
2) 患者志向の視点を促進することができる．
3) 健康および病気についての理解を深めることができる．
4) 社会的，環境的因子と病気の関連について理解を深めることができる．
5) 多職種連携の視点を強めることができる．
6) プライマリ・ケア領域へのリクルートにつながる．

とで刺激を受ける．学生に質問されることで，専門家としての背筋を伸ばす体験をする．学生が診療に参加することで診療所が活性化する可能性がある．

プログラムの進め方

学生の特徴を心得る

指導医としてのかかわりが，学生のその後のあり方に影響を及ぼす可能性を心得ておく．当たり前だが，医学生は大学生である．所属大学の規則やカリキュラムを踏襲する必要がある．大学の担当教員と顔のみえる関係を築き，互いにコミュニケーションをとることが重要であ

2 一般的な学生の傾向

1) すべての医師は，医学生を経て，医師になる．
2) 無限に伸びしろがある．
3) 座学での経験が多く，現場での実践経験は少ない．
4) 自分で考え，自分で判断した経験はほとんどない．
5) 患者の思いや生活，歴史に触れる経験が少ない．
6) 他の職種とかかわる経験が少ない．
7) 具体的な経験から学びを得る力が十分ついていないことが多い．
8) 社会人としての常識をもてていない場合がある．
9) 実習後に部活やアルバイトを予定している場合がある．

3 指導医の役割から見たプログラムの流れ

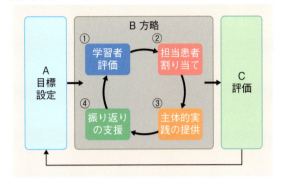

4 当診療所における地域医療実習の目標

1) 患者像を深めることができる．
2) 自分で考え，アセスメントとプランを提案できるようになる．
3) スタッフと協力し患者のために動くことができるようになる．
4) 振り返る力をつけ，自ら成長していけるようになる．
5) 医師としてあるべき姿を思い描けるようになる．

る．一般的な学生の傾向（**2**）を心得ておくことも，学生，指導医の双方にとって満足度の高いプログラムを作る助けになる．トラブル防止のためにも重要である．

見学主体では，学生は満足しないし成長もしない．診療参加型実習プログラムを経験することで，想像を超える成長を遂げる．注意点として，学生に任せられる医行為とその水準を把握しておく必要がある．「診療参加型臨床実習のための医学生の医行為水準策定」[3]を確認しておく．

診療参加型実習プログラムの流れ

指導医の役割という視点でプログラムの流れをモデル化したものを**3**に示す．常に，目標，方略，評価の一貫性を意識する．目標を達成するための方略を提供し，その方略による目標の達成度を評価する．いずれも，一度で決定するものではなく，学生の成長度合いや体調などを鑑みて，微調整を繰り返すべきである．

■目標設定

重要なことは，自分の診療所らしい目標を自分の言葉で作ることである．コアカリ文書や所属大学のカリキュラム上の目標にも目を通したうえで，それとまったく同じでも構わないが，少しでも自分のカラーを出すことで自分も面白くなる．診療所が重視している価値観や指導医自身の得意分野などを思い浮かべながら，実習終了時に学生にどうなっていてもらいたかを考えることで目標が見えてくる．実習開始2日以内に学生のニーズを聞いて，オリジナルの目標に付け加え，学生と共有する．「なぜ医学部を目指したのか」「どんな医師になりたいのか」などが聞き出せると，その学生個別の目標や方略を立てやすくなる（**4**）．

■方略

「学習者評価」「担当患者割り当て」「主体的実践の提供」「振り返りの支援」の4つのステップに分けて考える．実践のたびにサイクルを回し，その度に学生の参加度を増していくイメージである．重要なことは「学生が主人公」というスタンスを保ち，指導医はその成長を支援する役割に徹することである．サイクルが回り，自立度が増してくれば，指導医は自分の診療に集中する時間を増やすことができる．

■学習者評価

まずは，外来診察室でともに患者と話す機会

5 実習スケジュールの組み方のポイント

1) スケジュールは白紙からスタートする．
2) 学生自身の意見を取り入れながら，スケジュールを決めていく．
3) 担当患者の情報収集・課題解決・学習のための時間を最優先とする．
4) 診察室を出て，家に行くこと，患者とじっくり話をすること，多職種と意見交換することなどに十分時間をとる．
5) それ以外の時間を用いて担当患者以外の診療を指導医とともに行う．

6 担当患者選定のポイント

1) 指導医と患者の関係性が良好である．
2) 患者や家族が学生実習に対して好意的である．
3) 患者や家族が，ちょうど今困っており，学生のかかわりが患者の利益につながる．
4) 診療所としても，学生がかかわることにメリットが感じられる．
5) 学生にとって，ちょうどよい難しさの健康問題を抱えている．

をもち，見守りなしでも患者とコミュニケーションをとらせてもよいかを判断する．例として筆者の基準を紹介すると，挨拶ができること，患者に対して失礼なことを言わないこと，突っ走らず指導医に相談ができることの3点を重視している．コミュニケーションに明らかな問題がなければ，見守り下で診察をしてもらう．カルテ記載やプレゼンテーションも行ってもらい，アセスメントとプランを話し合う．学生ができるところまででよい．

これにより，おおむねの基本的臨床能力を把握でき，これに基づき，学生に任せる度合いを調整する．学習者評価は繰り返し行う．慣れてくるにしたがい，任す度合いを増やしていき，課題の難易度も調整する．

■ 担当患者の割り当て

担当患者を受け持つことで参加が本格的に始まる．実習スケジュールは，担当患者に関する出来事への参加を中心に組んでいく．組み方のポイントを 5 に示す．実習開始後数日以内に担当患者を選ぶとよい（ 6 ）．

在宅や施設入所中の患者であれば，時間的余裕をもってかかわることができるため，学生には取り組みやすいかもしれない．実習期間を通じて包括的にかかわり続けるような深いかかわりをする担当患者は，一人か二人で十分である．「この患者さんのこと頼みますね」と言って振ると，主体的な姿勢が芽生え始める．

■ 主体的実践の提供

学生が患者を受け持ち，学生の考えを軸に診療を進めていく．その学生にとってちょうどよい難しさの仕事を任せ，その仕事をこなすための態度，知識，技能を獲得するための支援を行い，成功体験を演出して褒める．あわせて次の課題を与えるというサイクルを回す必要がある．それをナビゲートすることこそが指導医の役割の本質といえる．具体例として，外来で帯状疱疹の患者に出会った場合の対応を 7 に示す．

主体的実践における学生と指導医の役割を 8 にモデル化した．まずは，担当患者の課題について学生と議論する．出てきた課題を解決することを「役割として与える」ところから始まる．次に，その役割を果たすための考え方，チーム内での動き方，勉強の仕方などの「助言をする」．現場に慣れないうちは，動き方を決めてあげるほうが学生は動きやすい．

現場に慣れてきたら，学生の考えを軸に「相談に乗る」スタンスがよい．学生が，自分なりの考えを指導医に示した場合，患者のケアに悪影響のない範囲でその方針を支持し，「承認する」．自身の考えで支配したくなる気持ちは我慢する．指導医とともに診療方針を「決断する」プロセスを踏むと，学生も責任の一端を担うことができ，その患者のことが気になるようになる．承認した後には，その方針を学生から患者に説明してもらうとよい．オーダーなども任せ，「実行する」のを助ける．

学生は継続的にみることに慣れていない．経

7 学生と指導医の役割の具体例

学生の役割	指導医の役割
帯状疱疹の診断 治療方針の決断 患者への説明 経過フォロー 振り返り	大学5年生にとっていい機会かもしれないと認識する. 6 を念頭に,学生に担当させてよい患者かどうかを考える. 学生と診察すること,時間がかかることについて患者に承諾を得る. 皮膚所見を一緒にとる. 皮膚科アトラスを学生に渡し,学生が診断名を言うまで待つ. 学生が調べ物をしているあいだ,次の患者の診察をすませる. 治療についての知識を確認し,UpToDate®を一緒に調べてみようと勧める. 治療方針の詳細を学生とともに決める. 学生の説明の後で補足説明をし,次回の外来日を決める. 振り返りで,一例から学ぶことの重要性を示し,事例をスライドにまとめてみることを促す.

8 主体的実践における指導医と学生の役割

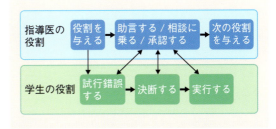

9 振り返りの効果

1) 学生の振り返る力を養うことができる.
2) 学生の疑問解決と次の課題の明確化ができる.
3) 学習者評価ができ,実習目標や方略をこまめに調整することができる.
4) 学生にこまめにフィードバックできる.
5) その結果,学習者-指導医関係が強化できる

過のフォローの仕方を考えるなど,その患者の未来に向かって「次の役割を与える」.経過がうまくいった場合には,学生のおかげ,うまくいかなかった場合は,指導医の責任と心がける.そうすることで,学生は思い切って役割を果たそうとすることができる.指導医も患者第一の気持ちを忘れずにいられる.経過がどうであれ,役割を果たした後には「ありがとう,助かった」と感謝の気持ちを伝えることで,モチベーションを上げることができる.

　このようなプロセスを繰り返すことで,学生はその患者を「自分の患者さん」と感じるようになり,参加度が増していく.プロセス全体を通じて,患者の経過と学生と患者のかかわりをフォローし続けることが,患者-学生関係に起因するトラブルを防ぐための最も有効なリスク管理と考える.たとえば,重大な方針を決めた後は,翌日に「患者さん宅に電話してみようか」などと薦め,患者の状態を確認するとともに,患者と学生の接点を生む.

> 主体的実践の提供に際し,もう一つ重要なことは「学生が診療チームの一員として招き入れられるように采配する」ことである.原則として「小さな役割から担い始め,徐々に重要な役割を担っていく」ように段階的に役割を与えるのがよい.たとえば,初めは外来患者の呼び込みをする.慣れてくるにしたがい,問診を担当する→方針決定にかかわる→病状説明をしてみる,などである.スタッフも,学生が仕事に参加してくれていると感じることで,学生に好意的になり,よい指導役を果たしてくれる.

■振り返りの支援

　学生は,具体的な経験から学びを得る力が十分ついていないことが多い.主体的実践をしてもらうからには,振り返りをセットで提供し,学びのプロセスを支援する.「日々の振り返り」「トピックごとの振り返り」「実習全体の振り返り」という3つに分けて考える.

● 日々の振り返り

　振り返りは,学びのタイミングを逃さないように「毎日行う」のが望ましい.それにより,9 のような効果が期待できる.具体的な振り返

10 振り返りの進め方

1) 状況に合わせて，かける時間を決める（5〜60分程度）．
2) 学生は日々の振り返りシート（11）に10分程度で記入をする．
3) 指導医や研修医と車座になり，そのシートをもとに学生に話をしてもらう．
4) 話した内容に対して，指導医など他の参加者全員からフィードバックをする．
5) フィードバックの際には，まず褒めること，ねぎらうことを心がける．
6) 振り返りの内容に基づいて，次の日以降のスケジュールを計画する．

11 日々の振り返りシート

研修目標	1. 2. 3.	
1. 新しく気づいたこと・できたこと		2. うまくいかなかったこと・失敗
3. 今の気持ち・感情		4. 今後学びたい内容・願望
本日学んだこと		

12 実習全体の振り返り発表内容

1) 自己紹介
2) 実習前の自分
3) 実習で経験したこと
4) 印象に残ったこと
5) 今の自分・成長したところ
6) 今後に向けて

りの進め方を10 11に示す．

事情に合わせて振り返りの頻度や時間を調整することが長続きのコツである．たとえば，時間がないときには，「今日一番印象に残ったことは？」という質問をして，そのことに関してのみを話題とする．訪問診療の帰りの車の中で振り返りを行うのも時間短縮に有効である．

・トピックごとの振り返り

今後学びたい内容にあがったトピックについては，しっかり時間をとってまとめをする時間をつくりたい．この時間は，外来を3時間見学するより何倍も価値がある．たとえば，「市中肺炎の診断と治療」という実践経験の後，学生自身が抗菌薬の選び方について学びたいと発言したら，参考資料を渡したうえで，まとめを作る時間を与える．

・実習全体の振り返り

最終日には，実習全体で学んだことを発表する機会を設ける．当診療所で学生に課す発表内容を12に示す．発表時間は10分程度とし，昼休みなどの時間を使うとよい．形式はスライドでの発表とし，最終週にはスライド作成のための時間を設ける．発表の場にはできる限りスタッフに集まってもらい，参加スタッフ全員から学生に対してフィードバックをする．当診療所では，その後全員で写真撮影し，握手をするのが慣例である．

■評価

評価を予定していることが，学生と指導医双方のモチベーション維持につながる．「学生の総括的評価」「学生の形成的評価」「プログラムの評価」という3つに分けて考える．

■学生の総括的評価

実習の合否を決めることを目的としたものを総括的評価と呼ぶ．所属大学に決められた合否判定基準があればそれに従って評価をする．基準がない場合，診療所として非公式に評価を行うとよい．具体的には実習最終日に，指導医と学生の1対1で面談を行い，その中で初めに立てた目標の到達度を確認する．基準は指導医なりに決めればよい．和やかな雰囲気で行う．「合格」と言われると，誰でも嬉しい．証として，修了証書が準備できるとよい．一方，「このまま医師にさせるわけにはいかない」と感じる学生に出会うこともあるかもしれない．その場合，所属大学の担当教員と直に相談をする．

■ 学生の形成的評価

日常のパフォーマンスを改善することを目的としたものを形成的評価と呼ぶ．重要なことは，「自己評価をもとにした他者からのフィードバック」であり，「日々の振り返り」がその中心的役割を担う．たとえば，学生が上手くいったことを紹介した場合はしっかり褒め，なぜうまくいったのかを指導医の観点から解説することなどがそれにあたる．学生の臨床能力にあわせて，日常診療の観察をもとにした評価を追加するとよい．

指導医からはどうしてもみえない部分がある．スタッフにもさりげなく評価に加わってもらうとよい．たとえば，訪問診療の帰りの車の中で，看護師に学生へのフィードバックを求めてみると，とても新鮮なコメントをもらえることがある．

■ プログラムの発展を目的とした評価

最終日の面談の中で，「診療所でどのような成長が得られたのか」「どのような経験があなたを成長させたのか」などを直接聞くことが，プログラムや指導医への貴重なフィードバックになる．学生にプログラムを評価してもらうためのアンケートを作成しておくとよい．プログラムの満足度，よかった点，改善すべき点などを書いてもらう．学生から各スタッフへのフィードバックも書いてもらい，後日紹介することで，スタッフのモチベーションをあげることができる．プログラムに対する大学からのフィードバックがあるとさらによい．

文献

1) Habbick BF, Leeder SR. Orienting medical education to community need : a review. Med Educ 1996 ; 30 : 163-71.
2) 文部科学省．医学教育モデル・コア・カリキュラム，平成28年度改訂版．
 http://www.mext.go.jp/component/b_menu/shingi/toushin/__icsFiles/afieldfile/2017/06/28/1383961_01.pdf
3) 全国医学部長病院長会議．診療参加型臨床実習のための医学生の医行為水準策定，改訂版．平成27年12月．
 https://www.ajmc.jp/pdf/27-12ikoui.pdf

参考文献

- Harden RM, Laidlaw JM．医学教育を学び始める人のために．大西弘高訳，篠原出版新社；2013．
- Kern DE, et al．医学教育プログラム開発 6段階アプローチによる学習と評価の一体化．小泉俊三ほか訳，篠原出版新社；2003．

われわれの教育

初期臨床研修医教育における地域医療研修

井上陽介
公益社団法人地域医療振興協会 湯沢町保健医療センター 管理者

◆ 地域医療研修は総合診療医がその魅力を伝えるよい機会である．
◆ 地域医療研修は多職種がかかわる研修内容にするとよい．
◆ 地域医療研修では，研修医と振り返りを行うとよい．

　私は平成5年に京都大学を卒業した．大学在学中に将来は田舎の診療所で働きたいと思い，卒後自治医大地域医療学教室（現 自治医大地域医療学センター）の門を叩き，故五十嵐正紘先生の下2年間のスーパーローテーション初期研修，3年間の後期研修を行った．

　平成10年から2年間，岐阜県にある春日村診療所（現 揖斐川町春日診療所）で所長として勤めたのち，自治医大に1年戻り，平成13年4月から新潟県の湯沢町国保診療所に赴任．診療所を建て替え，規模を拡大・新築した湯沢町保健医療センターで平成14年8月から管理者として勤務している．私は特定の専門医資格はもっていないが，総合診療，家庭医療，医師の少ない地域での地域医療を専門として日常診療を行っている．

　私が初期臨床研修医の地域医療研修にかかわるようになったのは平成15年で，湯沢町保健医療センターに地域医療振興協会の初期研修医を地域医療研修として預かったのが最初である．以後現在までに170人を超える研修医が湯沢で研修を行った．研修日数は1日〜3か月までと幅があるが，皆いろいろなことを学んでくれたことと思っている．本稿では試行錯誤をして至った現在の状況などについて詳しく述べたい．

初期臨床研修における地域医療研修

　厚生労働省は平成16年度から新臨床研修制度を開始し，卒後臨床研修（いわゆる初期臨床研修）を必修化した．その研修は「医師が，医師としての人格をかん養し，将来専門とする分野にかかわらず，医学及び医療の果たすべき社会的役割を認識しつつ，一般的な診療において頻繁に関わる負傷又は疾病に適切に対応できるよう，プライマリ・ケアの基本的な診療能力（態度・技能・知識）を身に付けることのできるものでなければならない」（医師法第16条の2第1項に規定する医師臨床研修に関する省令[1]より）とした．その中で特定の医療現場の体験が必要と定められ，「地域医療」も経験が必要な現場の一つと決められた．制度開始当初は「地域・保健」で必修一か月以上となっていた．研修の場としては，保健所，検診機関も可能となっていたので，地域の保健所や検診機関に一か月いるだけというような研修もあったように聞いている．

　平成22年度の改定で「地域・保健」から「地域医療」と名前が変わって必修1か月以上となり，新たに「地域医療」の到達目標が設定された．その目標は，「へき地・離島診療所，中小

病院，診療所等において，①患者が営む日常生活や居住する地域の特性に即した医療（在宅医療を含む）について理解し，実践する，②診療所の役割（病診連携への理解を含む）について理解し，実践する，③へき地・離島医療について理解し，実践する，のうちいずれか一つ以上経験すること」[2]となった．保健所や検診機関に行ってもよいが，それだけではなく医療機関で研修を行い，地域での実際の診療の現場を経験しなければならないことになった．現在それぞれの管理型研修病院は自院のある地域の診療所や地方の小病院などと協力して研修プログラムを組んでいる．

　現実には，地方の中核病院で研修を行うことで地域医療研修としている管理型初期研修病院もあるように聞いているが，個人的にはできるだけ小規模の医療機関での研修が，地域医療研修にふさわしいのではないかと考えている．実際2020年度の改訂で，地域医療研修は原則2年目に，へき地・離島診療所，200床未満の中小病院（へき地・離島は200床以上でも可）・診療所で行うことになる予定である[3]．

地域医療研修の実際

　実際の地域医療研修の内容について，私の勤める湯沢町保健医療センターで行っている研修を例に説明したい．

湯沢町保健医療センター

　湯沢町保健医療センターは新潟県湯沢町にある唯一の入院機能のある医療機関で，一般病床40床，療養病床50床をもっている．町総合福祉センター（湯沢町健康福祉部，湯沢町社会福祉協議会，デイサービスセンター，集団検診室，病児・病後児保育室など），健康増進施設（温泉プール，温泉，人間ドック）とつながっており，町の医療・保健・福祉のことはセンターに来れば解決できるような施設になってい

る．内線電話で保健師，行政，ケアマネージャーとすぐに連絡がとれ，各セクションの連携がとりやすいのが特徴である．

　外来・病棟診療だけでなく，訪問診療，365日の救急対応も行っており，0歳から100歳以上の患者に対応している．湯沢町の高齢化率は36％となっており，外来・入院患者の平均年齢は高い．また町と協働して，予防注射，各種検診，健康教室の講師や，湯沢町の小中学校における健康授業も行っている．

　車で12分ほどのところに当院のサテライト診療所である今泉記念館ゆきあかり診療所があり，お互いに夜間の訪問診療患者の対応などをシェアしている．

　常勤医はすべて総合診療医で，総合診療専門研修として日本プライマリ・ケア連合学会の家庭医療後期研修プログラムの専攻医も来ている．

地域医療研修が始まるまで

　おおむね研修開始1か月前から，研修予定の初期研修医にメールで連絡をとるようにしている．院内掲示用に自己紹介文と顔写真をもらい，到着時間や食事，宿舎などの連絡調整，当直不可日の確認，研修中にやりたいことを組み込んだスケジュール調整などを行っている．

研修期間中

スケジュールは，
- 地域における小規模医療機関・医師の活動を知る
- 地域における医療・保健・福祉の連携に触れ，多職種協働について理解する
- 患者の背景を知り，それを診療に生かすことができる
- 地域医療，その楽しさを理解する

ことが達成でき，かつ研修医の個別の希望が達成できるように調整する．できるだけ研修初日に研修医に今回の研修での自分の考えた目標

（できるだけ具体的に目標を立ててもらう）を達成できるために何をするかを，指導医と一緒に具体的な内容を考えながら調整を行う．

　実習初日に，研修責任者である私，サテライト診療所の所長，当院の担当指導医と研修医で，研修期間中の目標を設定する．目標はできるだけ具体的なものにして，数値目標などを決めるようにしている．目標に合わせて事前に決めたスケジュールを修正して，研修開始となる．指導医はできるだけ研修医と振り返りを行い，目標が達成できるように，途中で方略やスケジュールを修正するようにしている．

研修の内容

　医学的な知識や手技はもちろんであるが，次のようなことを学んでほしいと思っている．
- 使える医療資源の少ない小規模医療機関で，自分のもてる知識や使える技術を駆使して，質の高い診療を行うこと
- 地域に密着しているメリットを生かして，患者背景を考慮し，患者中心の医療の方法や多職種やいろいろな分野との連携を学ぶこと

そのための方略として，指導医と組んでの病棟診療，外来診療，休日夜間救急診療以外に，
- 院内の他の職種の業務体験：薬局実習，介護実習
- 訪問関連の事業参加：訪問診療，訪問看護，訪問リハビリ，ケアマネージャー自宅訪問同行
- 町の健康増進活動への参加：高齢者水中運動教室，健康づくり体操教室
- 町の保健・福祉事業への参加：予防接種，乳幼児健診，各種健診事後指導講習会講師，認知症サポーター講座講師，認知症患者農園活動事業[4]，介護認定審査会見学
- 保育園，学校保健への参加：内科健診，薬物・喫煙・アルコール関連の授業

を行ってもらう．

　■1はある初期研修医の1か月のスケジュールである．毎日午前，午後ともスケジュールが詰まっているので，忙しすぎるような印象をもたれるかもしれないが，実際には1コマ全部を使わなければならない研修内容は少ないため，時間的な余裕がまったくないわけではない．少し余裕をもたせておかないと，自分で勉強する時間がなくなるので，余裕をもたせるようにしている．

　1年目よりも2年目の研修医のほうが，より外来診療や腹部超音波検査などの手技の時間を多くとるようにし，できるだけ責任をもって自分でいろいろなことを決める経験をしてもらうことを意識している．管理型研修病院では意外に自分で方針を決めたりする経験をしたことがない初期研修医も多いので，医師として責任をもって決断する経験は重要だと考えている．

研修の終わりに

　研修の終盤には，家庭医療の原則のレクチャーとディスカッションを行っている．また最後のまとめとして医局のスタッフ全員が参加して研修の振り返りを行う．まず初期研修医が自分の研修をパワーポイントにまとめて発表し，それについてスタッフが質問やコメントを加える形式で，一人当たり30〜40分ぐらいで行っている．研修医の満足度や研修開始時に立てた目標がどの程度達成されているかを確認する．

その他

　当院には初期研修医だけでなく，先輩にあたる専攻医や後輩にあたる医学生も研修に来ている．先輩からは実践的な知識や手技を学び，後輩には自分達のいま学んでいることや，学生だったときにどうやっていたかを指導してもらっている．なるべく一人でポツンとならないように，医局全体で気を配るようにしている．歓迎会や送別会などのアフターファイブのイベントは，本音の話ができることもあるので，非

1 ある初期研修医の1か月のスケジュール

	日	月	火	水	木	金	土
	1	2	3	4	5	6	7
午前		待合室実習	再診外来見学	腹部エコー検査	初診外来見学	健康増進体操参加	
午後		特養回診同行	予防接種	介護認定審査会見学	訪問診療		当直
夜間			歓迎会				当直
	8	9	10	11	12	13	14
午前		腹部エコー検査	初診外来見学	再診外来見学	訪問リハビリ同行	サテライト診療所	
午後		サテライト診療所	予防接種	水中運動教室参加	訪問診療	サテライト診療所	
夜間				当直			
	15	16	17	18	19	20	21
午前		腹部エコー検査	薬局実習	病棟介護実習	小児科外来見学	初診外来診療	
午後			予防接種	回診	認知症サポーター講座		
夜間	当直		実習医学生歓迎会				
	22	23	24	25	26	27	28
午前		腹部エコー検査	初診外来診療	腹部エコー	整形外来見学	初診外来診療	
午後			予防接種	回診	訪問診療		
夜間		当直			振り返りと送別会		

常に楽しみである．

地域医療研修を受け入れるために必要なポイント

■ 多職種の力を借りること

一つ目のポイントは，多職種の力を借りることである．湯沢町保健医療センターでは年間10名前後の初期研修医を受け入れている．受け入れを始めた当初は，私は自分ですべての準備を行っていた．また研修の内容も自分の外来や訪問診療についてもらうとか，となりで外来をしてもらい直接指導するということをしていたが，正直とてもたいへんであった．地域医療研修で必要なことを考え，かつ負担を少なく実習を行うには？と考え，多職種の協力を得ることを考えついた．

当初は初期研修医を教えるということに尻込みするスタッフもいたが，「普段の自分の業務をみてもらうこと，医師にこんなふうにしてほしいと思うことを話してほしい」とお願いすると，段々と積極的に受け入れてくれるようになり，同時に自分の負担も減った．是非読者の先生方も自分以外の人や職種にお願いして，多職種で地域医療を支える現場をみせるようにしていただくとよいのではと思う．

■ 振り返りを行うこと

二つ目のポイントは振り返りを行うことだと

2 振り返りシート

午前	午後	夕方〜夜

今日できたこと 上手くいったこと	今日うまく行かなかったこと

今の気持ち 感情	今後学びたい内容 課題

（社）地域医療振興協会　湯沢町保健医療センター

われわれの施設では，2のような振り返りシートを毎日書いてもらっている．それをみながら振り返りをすると研修医も思い出しやすいように感じるし，こちらも取り上げるポイントがわかりやすい．研修医は最初は書くのに時間がかかるが，「時間をかけずに自分の感じたことを素直に書いていいよ」と声をかけると，そのうちに慣れてくる．

思う．毎日行うのはたいへんであるが，振り返りの時間はとるほうがよい．今日何をやったのか，一番印象に残ったことは何か，そんなことからディスカッションの幅も広がり，研修医にとって勉強するポイントが掘り出されてくる．

おわりに

今回総合診療医がかかわる初期臨床研修のうち，地域医療研修について述べさせていただいた．初期臨床研修の中で地域医療研修は総合診療医が最もかかわりやすく，また研修医に最も総合診療，地域医療の魅力を伝えやすい研修だと思う．地域医療研修にきた初期研修医の中で興味をもったり，地域への溶け込みが素晴らしい研修医がきたら，「将来総合診療をやってみないか？」とみんなで声をかけ，仲間を増やしていきたいと思っている．

文献

1) 厚生労働省. 医師法第16条の2第1項に規定する医師臨床研修に関する省令.
   http://www.mhlw.go.jp/topics/bukyoku/isei/rinsyo/hourei/021211.html
2) 厚生労働省. 別添 臨床研修の到達目標.
   http://www.mhlw.go.jp/topics/bukyoku/isei/rinsyo/keii/030818/030818b.html
3) 厚生労働省. 医道審議会医師分科会医師臨床研修部会報告書. 平成30年3月30日.
   https://www.mhlw.go.jp/file/05-Shingikai-10803000-Iseikyoku-Ijika/0000200863.pdf
4) アクション農園倶楽部のブログ.
   https://ameblo.jp/yuzawaanc

われわれの教育

日本型総合診療専門医の育成のあり方

伴信太郎

愛知医科大学特命教授/医学教育センター長

◆ 専門医療とプライマリ・ケアのギャップを橋渡しできるような体制が必要であり，総合診療専門医制度はそれを可能にする．
◆ 日本の「総合診療専門医」は，米国式でもない，英国式でもない，日本式のジェネラリストとして専門教育を受けた後に，病院総合医や家庭医，あるいは場合によっては細分化した専門医として育っていくような位置づけが望ましい

　2018年から専門医制度が始まり，「総合診療専門医」もその一つに位置づけられた．これまで総合診療医をめぐっては，その専門性が理解されていないために，「何か専門をもちながら幅広くやったほうがよい」とか「どのような専門領域をもつ人でも幅広い基盤的な臨床能力をもつべきであって，総合診療専門医というような専門医は不必要である」といった議論が続いてきたが，ようやく総合診療専門医の専門性が理解されてきたということであろう．

　森全体をみるのも，木をみるのも，どちらも専門性がある．全体をみようと思ったらそれなりの訓練が必要であるし，一本一本の木々の特徴の理解を深めようと思えば，やはりそのための勉強が必要となる．総合診療も一つの専門領域であるという考え方は，1960年前後から世界の先進国では共通の認識になっていた（米国家庭医学会の発足は1969年）ことであり，また，今日の日本が直面している保健・医療・福祉・介護ニーズや高騰する医療費などを考えると遅きに失した感がある[1]．しかし，過去を振り返っても時間を戻せるわけではないので，本稿では米国で家庭医の研修を受け[2]，その後30数年間は総合診療の現場に携わりながら卒前・卒後の教育にかかわってきた経験を踏まえて，今後「総合診療専門医」制度をどのように構築すれば日本の医療ニーズに合うものになるかについて私見を述べたい．

日本型総合診療医の育成

　総合診療医は，かかりつけ医として働く家庭医か，病院で種々の専門医と連携して働く病院総合医かの二つに分けて論じられることが多いが，実際にはこの中間的な臨床能力を求められる場合が多い．たとえば地域の100〜200床前後の小規模病院では，医師は家庭医でもあり，病院総合医でもあるといった役割を求められる．病院から地域の診療所医師として派遣され，地域包括ケアの一端を担うという役割を求められる場合はその典型であろうが，派遣されるようなことがなくても，小規模病院が地域の基幹病院であるような場合も同様に家庭医でもあり，病院総合医でもあるような役割が求められるであろう．

　これまでの日本のプライマリ・ケア医の典型例は，病院で専門診療科を15年，20年やって後に自らの診療所を開くというキャリアパスで

あった．このような場合，狭い範囲に診療対象を絞った病院での専門診療から，幅広い診療対象の地域医療に移るのであるから，本来はここで「橋渡し研修」（リトレーニング）があるべきである．しかし，これまでは体系化された総合診療医のための研修プログラムがほとんどなかったために，開業直前の医師は，自助努力で他科医のところで研修した後に開院したり，大胆な医師はそのような研修もないままで開院したりしていた．多くの医師はその後の生涯教育によって地域で求められる医療のみならず，保健・医療・福祉・介護との連携を含めた臨床能力を身に付けていくのであるが，その過程で十分なプライマリ・ケアを受けられなかった患者・家族は決して少なくないはずである．このような専門医療とプライマリ・ケアのギャップを橋渡しできるような体制がぜひとも必要であり，総合診療専門医制度はそれを可能にするであろう．

2018年から始まった総合診療専門医制度は，卒業して2年間の臨床研修を終えた後の3年間の研修として位置づけられている（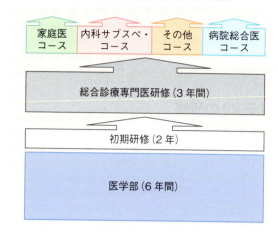）．総合診療専門医の専門性について述べる紙数は本稿にはないので，拙著を参照していただきたい[3]．総合診療医が重要なのは，高齢者診療もさることながら，小児診療の担い手としても重要である．小児の救急診療を小児科医のみで支えるのは到底不可能であるし，へき地・離島などの診療所での小児科単独診療は経営的に成り立たない（今後の日本の人口の少子高齢化を考えれば，ちょっとした郊外でも小児科単独診療は経営的に成り立たなくなる可能性がある）．また，家族の全員を診る立場の総合診療医のパフォーマンスのほうが，小児科医のそれよりも優れている場合が多い領域もある[4]．このことは，家庭医を構想していたときに，小児科医の先生方とよく議論したが，現在では総合診療医に置き換えることができると思う．

ここで大切なのが，これまで北米（カナダ，米国）がたどってきた家庭医か総合内科医かという二元論や，英国流のGP（general practitioner）のシステムなどの先例にこだわりすぎないということである．米国では，家庭医と総合内科医が別々の流れになっていて，どちらも病院での診療も，地域の診療所での診療も行う．しかし，このような二つの流れになったのは歴史的・政治的な経緯によるものであり，一つの専門領域と考えてよいという意見も少なくない[5]．また英国流（英国，オーストラリアなど）のGPは，地域で診療していて，（へき地を除いて）病院診療にはかかわらない．筆者自身の経験（家庭医としての研修を受けて，現在は病院総合医として働いている），米英のジェネラリストの歴史，日本の診療形態（約70％の病院が200床以下）などを勘案すると，日本の「総合診療専門医」の位置づけは，米国式でもない，英国式でもない，日本式のジェネラリストとして専門教育を受けた後に，病院総合医や家庭医，あるいは場合によっては細分化した専門医として育っていくような位置づけが望ましいと筆者は考えている（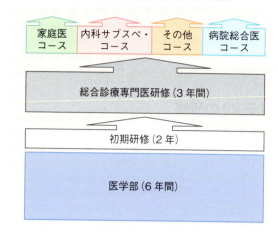）．2018年から始まった総合診療専門医研修はそのような位置づけになった．今後は未整備である「専門医制度の2階」の制度設計の柔軟性が問われることになる

1 日本型総合診療医の育成システムの設計

が，世界の多くの国々のジェネラリスト育成システムのお手本となるような体制になるようにしていくべきである．

総合診療専門医の「2階」(サブスペシャリティ)の研修

3年間の総合診療専門医の研修を終えた後のキャリアパスは，さまざまなコースが考えられる（1）．このようなキャリアパスを考えるときも，先進諸国の形態を参考にしつつも，日本の医療事情にあった独自の研修制度を構想すべきである．米国の制度は，参考になる部分が多々あるものの，前述のように反面教師とすべき点も少なくない．米国の内科研修あるいは家庭医研修（いずれも3年間）の後のフェローシップを参考にしつつ，それらをより柔軟にした「2階」の設計について以下に述べる．

病院総合医（日本版ホスピタリスト）コース

今日の日本の医療の喫緊の課題が病院総合医であるということは衆目の一致するところである．筆者に求められた医師派遣依頼も圧倒的に病院総合医が多かった．このコースは，3年間の内科研修と総合診療研修のどちらからも進むことができる進路にすべきである．

このコースの研修内容は，今後内科学会とプライマリ・ケア連合学会が緊密な連携をとって構築していくことが望まれる．筆者もそうであるが，プライマリ・ケア連合学会にも内科専門医資格を有して，現在病院総合医として働いている医師は少なくない．そのような医師達と内科学会に所属する医師達が知恵を絞って，充実した研修内容を早急に構築すべきである．

家庭医コース

家庭医コースは，日本家庭医療学会（2010年4月1日以降は合同して日本プライマリ・ケア連合学会となった）が2009年から認定を開始した「家庭医研修プログラム」を適応すればよいだろう．ただし，研修期間については，「家庭医研修プログラム」は3年間であったが，総合診療専門医としての3年間の研修を踏まえて短縮することが可能であろう．このコースは都市部での開業や，国保診療所などでの診療所医などのキャリアパスのためのものとしてのニーズが高くなるだろう．

もちろん総合診療専門医研修の3年間を終えて診療所診療に従事する（開業を含む）ことも十分考えられるが，少なからぬ人が将来の診療所診療を念頭におきながらこのコースをとると思われる．そのときの「家庭医コース」を選択する魅力は，家庭医としての臨床能力の深化とともに，教育や研究の場として求められると思われるので，教育原理や教育技法を学んだり，研究に従事したりすることができる環境の整備が重要となる．

老年医学コース

このコースも3年間の内科研修と総合診療研修のどちらからも進める進路にすべきであろう．さらには，卒業後の年数を問わずに，またあらゆる領域の専門医がこのコースに入れるようにすべきである．筆者も，米国での家庭医研修修了後に老年医学の専門医資格を取得した（その後の資格更新はせず返上した）．老年医学は今後の人口の高齢化を睨めば，その教育・研究上の必要性はいうまでもない．しかし，老年科としての単独の診療あるいは単独の開業の機会はきわめて限定的である．したがって，2階の研修コースとして，あるいは診療場面ではコンサルタントとしての役割が大きいと思う．

米国の例をみていると，総合診療専門医研修から老年医学コースに進む人のほうが，内科研修から進む人よりも多くなりそうである．内科研修を終えた多くの医師達は，内科系のサブスペシャリティに進むからである．

内科系のサブスペシャリティ

このコースは，内科研修を終えた多くの医師達が選ぶと思われるが，総合診療専門医コースを終えた人たちにも門戸を開いてほしいと思う．理由は二つある．

一つは，筆者が以前勤務していた川崎医科大学総合診療科の研修修了者の中で，現在は内科系サブスペシャリティで活躍している人が少なくないこと，そしてその人達の多くが，自分達が幅広い臨床能力基盤をもっていることをプラスに評価していることである．二つ目の理由は，英国ではGP（総合診療医）でいろいろな専門領域の臨床能力を深めて"GP with special interest in cardiology"というような形で活躍するGPが注目されてきているということである．

このような，キャリアパスは，次で述べる内科系サブスペシャリティから総合診療医にキャリアを移していく逆のルートと考えれば，お互いに行き来できる制度として望ましいと思われる．

他科専門医から総合診療専門医への橋渡し研修

他科専門領域での一定期間の診療経験を積んで後に，地域で診療所診療に従事することを希望する医師にとっての「橋渡し研修」は，質の高いプライマリ・ケアの提供のためには必須である．内科の循環器専門医なら1年間の研修期間にするとか，基礎研究をやっていた医師は3年間フルに研修しないと総合診療専門医資格はとれないようにするなど，総合診療専門医研修コースは臨床のキャリアに応じた「橋渡し研修」プログラムを提供することが重要だろう．

おわりに

2018年から始まった専門医制度では，総合医療を専門的にやっていこうという人はまだ非常に少ないが，日本の医療事情を考えると最も必要な専門領域であるのみならず，総合診療医として幅広く研修をしてからさらに専門領域を絞っていく，狭く絞った専門医として一定期間の診療を経験してから総合診療医にキャリア・チェンジをする（これが現在の多くの開業医のパターンである）などの柔軟な研修設計しだいで総合診療専門医は非常にポテンシャルのある魅力的な領域になっていくだろう．こういう領域が日本で一つの専門領域としてあることは，どのような健康問題でもまず窓口になってもらうことができる医師がいるということであり，患者にとって望ましいことはいうまでもないだろう．

教室・講座，病院，あるいは専門領域を越えた，日本の医学・医療の全体を視野に入れた研修制度設計が是非とも望まれる．

文献

1) Ban N, Fetters MD. Education for health professionals in Japan—time to change. Lancet 2011; 378: 1206-7.
2) 伴信太郎．アメリカにおける家庭医研修(1)～(15)．週刊医学界新聞1597-1614号．1984．
3) 伴信太郎，生坂政臣，橋本政良編著．総合診療専門医マニュアル．南江堂；2017．p.1-12．
4) 伴信太郎．家庭医と小児科医との協働．外来小児科 2010；13：147-50．
5) Freeman TR (Revised). McWhinney's Textbook of Family Medicine, 4th ed. Oxford University Press; 2016. p.13.

われわれの研究

4章

われわれの研究

臨床研究―どう実践するか

尾藤誠司
国立病院機構東京医療センター総合内科

◆ 総合診療領域の臨床研究においては，総合診療医という特性に応じた臨床の疑問に直結するリサーチクエスチョンを大切にする．
◆ 総合診療領域における研究テーマは，疾患横断的である，主観を扱う，関係性を扱う，より探索的な仮説を扱うという特性をもつ．
◆ 研究を実践するうえでの種々のハードルを理解しながら，現実的な対処法を提案していくことが望ましい．

総合医が研究を行う必要性とモチベーション

　これが幸せなことかどうかはよくわからないが，私は市中病院の総合医として臨床実践を行う傍ら，20年以上総合診療領域の研究活動にも参与し続けている．総合医としての臨床実践と総合診療領域の研究活動を両立し続けている背景としては，私が勤務している病院の親法人が基本のミッションとして臨床研究活動を掲げているところが大きいと私自身は認識している．幹部も私が自分の就労時間の30％程度を研究活動にあてていることを十分承知しているし，その活動自体が職員としての評価にもつながっているため，無理なく臨床と研究に関する活動を配分できる環境にある．一方，大学病院以外の臨床機関で勤務する医師にとっては，このような環境はまれである．臨床実践に加えて研究活動を行うことは，多くの場合時間と労力の純粋な持ち出しである．そのような状況下で研究活動を続けていくためには，それなりに自分の研究活動への参与をモチベートし続ける動機づけがある程度必要となる．

　大学病院に勤務する者以外の臨床家が研究に参与する必要性がどれほどあるかと問われれば，筆者は必ずしも必要性はないと答えている．研究に参与しなかったとしても，優れた臨床家であり続けることはできる．むしろ研究活動にあてる時間を臨床家としてより質の高い医療サービス提供を行うことができるようにするための研鑽にあてたほうがよいかもしれない．大学という，あらかじめ研究活動をミッションとしている組織に属するものは，個人の研鑽や能力の達成云々にかかわらず，研究成果を世の中に還元することを目的に研究活動に参与する義務をもつが，多くのプライマリ・ケア現場で働く臨床家にはその義務はない．一方で，臓器別専門領域の診療を市中病院などで提供している臨床家に比較し，総合診療を市中病院や診療所などで提供している臨床家が研究に参与することは，よりニーズが高いことかもしれない．なぜなら，臓器別専門領域の研究活動を行う「場」として，一般的に大学病院はそれ以外の臨床現場よりも優れた場であるが，総合診療においては，むしろ市中病院や診療所のほうが研究実践を行ううえで大学病院よりも優れた場で

あることが多いからである．

　研究活動，とりわけ実証的なエビデンスを創出しようとする臨床研究活動を実践するうえでは，研究データを収集するための場が必要となる．こと総合診療の領域においては，特定の疾患や診断方法，治療方法を取り扱うことに優れる「場」よりも，より疾患横断的で文脈に依存した「場」が望ましい．その「場」としてより適切なところが診療所，あるいは地域コミュニティであるため，その現場に立っている総合医が研究活動に参与する意義は大きく，また，その意義の大きさが研究活動に参与するうえでのモチベーションにつながるかもしれないと筆者は考える．

総合診療領域の研究テーマ

　まず，筆者自身が過去に行ってきた総合診療領域の臨床研究の一部を以下に紹介する．
- 人生の最終段階における意思決定においての家族の参与の意味に関する研究[1,2]
- 人生の最終段階におけるケアの質の評価に関する研究[3]
- プライマリ・ケア診療サービスの質を評価し，その要因との関連を調べる研究[4,5]
- 外来患者，入院患者の診療満足度を規定する要因に関する研究[6]
- 医師のプロフェッショナリズムを構成する要素に関する研究[7]
- 脆弱高齢者に関する人工栄養の選択が長期予後に与える影響に関する研究[8]
- インフォームド・コンセントのプロセスにおいて，専門家から患者に対する説明内容の要素と，患者側の専門家に対する信頼等の関連に関する研究
- 高血圧等の慢性疾患に関する薬剤の内服を開始する決断を行う上で，患者が医療者に自らの価値観を伝えることの有効性に関する研究
- 手術を受けるかどうかなどの意思決定の場に立った際に，決断の当事者あるいはその家族が感じる葛藤と感情の内容に関する研究

　以上はあくまでも筆者の研究分野に特化している領域のみを取り扱っているテーマであり，総合診療研究で取り扱う研究領域ははるかに多彩である．一方，いわゆる臓器別疾患分野の研究が取り扱う研究テーマと比較した際，総合診療領域において特徴的な研究テーマは以下のような特質をもっていると筆者は認識している．

■特質1：疾患横断的である

　たとえば，「高齢者のフレイル化」や「ポリファーマシー」などの領域は，研究対象としてたいへん興味深く，さらにまだわかっていないことも多いため，今後も活発な研究発表が期待される領域である．そして，これらの研究テーマは特定の疾患や疾患領域に限らず存在しているアジェンダである．これらのようなテーマを題材とする研究は，総合診療研究として実践されるうえでは適切なものであろう．

■特質2：主観を扱う

　臨床において，目指す患者のアウトカムが客観的でないものは多数存在する．「痛み」「健康関連quality of life」「気分」「自己効用感」「モチベーションの高さ」「後悔が少ないこと」などは，日常臨床において総合医が高い価値をおいているアウトカムでるといってよいであろう．一方，人間の主観をアウトカムとして位置づけ可視化するという作業はそれほど簡単なことではない．だからこそ，科学的な手法を使って主観の評価や計測を可能な限り妥当性・信頼性を高くするための努力をしながら研究実践を行うことが肝要となる．

■特質3：関係性を扱う

　総合医が新たに知りたいことの多くは「関係性」であると筆者はとらえている．たとえば，ある薬が理想的な環境で使用された際の特定のアウトカムにもたらす効果を調べることは，「関係性」を可能な限り排除し，その薬が独立してもつ効能にフォーカスをおいている．その

ような疑問に対して明確な根拠を提示する方法が二重盲検ランダム化比較試験である．一方，「どんな背景や価値観をもって生きている人が」「どんな状況になったときに」「どんな条件下でこの薬を使用したときに」「どんなよいこととよくないこと，さらには，当事者以外に起こりうるよいこととよくないこと」が起きるのかについて考えるのが日常の診療である．これは多数の関係性から成り立っている疑問であり，総合医が行う研究は，これらの複雑な関係性を前提としたうえで疑問を明らかにすることにアプローチするという特質がある．

■特質4：より探索的な仮説を扱う

evidence based medicine（EBM）においてしばしば"PECO"という構造が紹介される．この構造は，クラシックなタイプの臨床研究が「原因と結果」の1対1関係を取り扱い，原因についても「ある/ない」という構造を基本としている検証的な視点に立っていることを象徴するものでもある．一方，総合診療領域における疑問は「原因と結果」というよりは「相互関係」であったりする．また，関連する要因に対する問いも「要因Xがあることとないことでどう違うか？」という問いよりは「成果Yに対してどのような要因が想定されるのか？」というような，より探索的な仮説をもつことが多い．

研究を実践するうえでのハードルと，それらへの対処

診療所に勤務する医師が一人で臨床研究を実践し，論文発表にまで到達することはとても難儀なことである．それにはいくつものハードルが存在する．以下に，臨床研究を行ううえでの手順，その際に立ちはだかるハードルと，それらへの対処について記述する．

■研究仮説を立てる

簡単なようにみえて実は最も難しいのがこのステップである．質の高い研究仮説を立てるためには，仮説の背景となる過去の知見を調べ，まとめあげる必要がある．さらには，そのような経路を通じ提示された仮説に答えが提出されたとき，そのエビデンスによって実臨床にほとんど影響がないような仮説であれば，それは「研究のための研究」であり，その実施価値に疑問をもたざるをえない．良質な仮説を立てるためには，同じようなテーマに興味をもち，一定の研究技術をもつ複数人による繰り返しの議論のプロセスが必要になる．臨床研究を過去に実施したことが複数回ある臨床家と，オンラインあるいはオフラインで継続的な議論をする環境をもつことが望ましい．

■研究計画書を作成する

研究計画書の作成は単独でも可能であるが，「研究デザイン」と呼ばれる，研究を実施し質の高い成果を生み出すうえでの研究事業の基本構造について理解している必要がある．良質な研究デザインをもった研究計画書を作成するためには，臨床研究に関する専門的な知識を要するため，独力で行うよりはある程度専門家の助言を得るほうが賢明だろう．最近では総合診療領域で臨床研究，あるいはEBMに詳しい人間も少なからずいるので，彼/彼女らの支援を得つつ研究計画書を作成することを勧めたい．

■共同研究者を募り，研究組織体制を作る

プライマリ・ケア施設単独で臨床研究を行うことも可能ではあるが，可能であれば多施設での共同研究を想定して研究計画を立案するのが望ましいであろう．理由は，単施設で十分なデータを収集することは容易ではないからである．また，研究という事業を通じたネットワークは，臨床でのそれとは違った連帯感も生まれるし，前述した研究仮説や研究計画作りの段階から相互の相談が可能な環境ができる．一方，研究組織を作り維持するには定期的な連絡や進捗の確認など，地道な作業も必要となる．

■研究実施のための倫理審査を受ける

一般的に患者の個人情報を本来の目的である

患者サービス以外の目的に用いる特性をもつ臨床研究においては，その実施前に倫理審査を受けることは避けて通りがたい．自施設に倫理委員会があるのであれば問題ないが，通常クリニックにおいては，研究実施者と研究実施を許可する立場にある施設の長が同一人物であることが多く，その二者を利益相反なく分けることは難しい．自施設に倫理委員会がない場合は，関連する病院や大学，あるいは学会の倫理委員会に審査を委託する手続きをする必要がある．

■ 研究事業を実施する

研究の実施がどれほど大きな規模，あるいはその実施者にとって高負担になるかどうかは研究デザイン，あるいは研究の方法次第である．最も実施がたいへんな研究デザインは多施設での無作為盲検化ランダム化比較試験で，このデザインで研究を行う場合，患者からのインフォームド・コンセント取得，登録管理，ランダム割付，個人情報匿名化，有害事象の報告や対処，中間解析など，実にさまざまな手続きが必要となるため，よほど臨床研究の経験があるものでないととてもその事業を管理することは困難である．一方，完全匿名でのアンケート調査や，臨床の中で電子カルテに蓄積されたデータの二次利用を行うようなタイプの研究は比較的現実性がある．自分自身が研究事業にどれほど時間と労力を割くことができるのかを念頭に研究事業を計画することが肝要である．

■ 収集されたデータを精査し，随時クリーニングし，分析を行う

このプロセスは，データ・マネジメントと統計学の専門的な技術をある程度必要とする手順である．前者に関しては，一部の診療情報管理士が技術を有しているかもしれない．後者については，専門家にとっては大きな負担のないプロセスなので，研究計画立案の際にコンサルティングを受けた専門家に依頼することが現実的であろう．

■ 論文化する

研究事業そのものは患者に利益を提供しない．そして，研究事業にかかわった人は多くの場合何らかの不利益を得る．たとえば，アンケート調査一つにしても，質問紙に返答するための労力や時間を研究参加者は支払っているのである．研究者が，自らが実施した研究を「やったほうがよかった」ことにするためには，研究成果を情報化し公表する必要がある．それによって，はじめて研究行為は倫理的に許容される行為であると認められると考えるべきだというのが筆者の意見である．ただ，口頭発表はともかく，論文化は慣れないものにとってはとても労力のかかる大変な作業である．論文には「イントロダクション」「方法」「結果」「考察」という構造があり，さらにそれぞれの構造の中にサブカテゴリの構造がある．この構造どおりに論文を書かないと，どんなに価値のある研究であったとしても出版にまで至ることは難しい．ただ，研究論文作成を支援する教科書やPCアプリケーションなどは複数存在するため，それらの手を借りながら時間をかけて論文化というゴールを目指してほしい．

おわりに─総合医が研究を実践する意味

繰り返すが，研究活動を行う経験は総合医にとって必要条件ではない．また，研究者としてのキャリアは，総合診療領域で仕事を続けていくうえでさほど役には立ってはいないと筆者は考えている．しかしながら，筆者自身は研究活動を続けていることが自らの仕事や人生の高いモチベーションの源泉になっている．なぜなら，私の意思としての興味・関心は「医療における意思決定の困難さ」と「意思決定に向かっていくうえで，そこにかかわる関係者間で行われるコミュニケーションの困難さ」であり，筆者は毎日の臨床の中でこの困難さを当事者とし

て感じ取っているからである．さらに言うのなら，この困難さに立ち向かううえで，自分の中に足りないものが多い飢餓感を毎日感じているからである．少なくとも臨床研究を行うものをドライブする感情はこの飢餓感であると筆者は考えている．そして，総合診療を実践するうえで，「臨床意思決定」や「コミュニケーション」についてわかっていないことは実に多い．その本質を少しでも多く理解したいという欲求をリサーチマインドと呼ぶのだと筆者は理解している．臨床における「日常」に目を向け，そこに横たわっているさまざまな「わからないこと」に立ち向かうことは，総合診療にかかわるものの義務でもあり，喜びでもあるかもしれない．

文献

1) Bito S, et al. Acculturation and end-of-life decision making: comparison of Japanese and Japanese-American focus groups. Bioethics 2007; 21: 251-62.
2) Matsumura S, et al. Acculturation of attitudes toward end-of-life care: a cross-cultural survey of Japanese Americans and Japanese. J Gen Intern Med 2002; 17: 531-9.
3) Miyashita M, et al. Identification of quality indicators of end-of-life cancer care from medical chart review using a modified Delphi method in Japan. Am J Hosp Palliat Care 2008; 25: 33-8.
4) 小崎真規子ほか. 病院外来におけるコモン・ディジーズ診療の質. 医療の質・安全学会誌 2009; 4: 283-9.
5) 小崎真規子ほか. プライマリ・ケア外来におけるコモン・ディジーズ管理に対するプロセス評価指標の作成. 医療の質・安全学会誌 2007; 2: 253-9.
6) 尾藤誠司ほか. 入院患者用患者満足度尺度の開発－下位尺度と項目の再設定と再検証：HPSQ-25からHPSQ-13へ. 医療マネジメント学会雑誌 2005; 6: 423-8.
7) 「もはやヒポクラテスではいられない」21世紀 新医師宣言プロジェクト. http://ishisengen.jp
8) Bito S, et al. Prospective cohort study comparing the effects of different artificial nutrition methods on long-term survival in the elderly: Japan Assessment Study on Procedures and Outcomes of Artificial Nutrition (JAPOAN). JPEN J Parenter Enteral Nutr 2015; 39: 456-64.

われわれの研究

総合診療，プライマリ・ケアにおける臨床研究指導

松島雅人
東京慈恵会医科大学総合医科学研究センター臨床疫学研究部部長・教授
東京慈恵会医科大学大学院医学研究科医学系専攻博士課程地域医療プライマリケア医学教授

◆ プライマリ・ケア領域の臨床研究は，「疾患」のみに焦点があてられるわけではない．
◆ メンタリングでは，知識や技術の指導だけでなく，なぜその疑問が生まれてきたかに関心をもつことが重要である．
◆ 研究デザイン，バイアス，交絡といった疫学的概念は最低限知っておく必要がある．

　日本プライマリ・ケア連合学会の『ポートフォリオ詳細事例評価のルーブリック 2019 年度版』[1]は，家庭医療専門医としての到達すべき目標が道標として示されている．その中にはすべての医師が備えるべき能力としてEBMがある．EBMは，日常診療上で生じた疑問を妥当で効率的に解決する方法論である．疑問解決のための情報の源は，臨床研究である．EBMは，問題解決の方法論であるのでEBMの実践者は，臨床研究によってもたらされたevidenceのuserといえる．ただ，何らかのproductのuserであるからといって，すぐにそのmakerになれるかというとそれは難しい．飛躍するかもしれないが，電化製品の正しい効率的な使い方をマスターしているといっても，その電化製品を作れるわけではないだろう．このようにEBMと臨床研究は表裏ではあるが，その方法論はどちらかを学べば一方も学べるというわけではない．

　前述したルーブリックの中には大項目として教育／研究があり，その中の研究の到達目標は「当該分野における十分な文献レビュー，リサーチクエスチョンに基づいた研究計画とその実施（ポートフォリオ記載者が筆頭で発表した会議録や論文を示すこと），当該分野の知見の拡大に寄与すると思われる考察と今後の発展や改善が記述されている」（文献1より引用）である．このように，家庭医療専門医になるための能力として，明確に臨床研究の計画と実施が位置づけられている．

　臓器別専門医の分野では，大学などの学術機関では臨床医であっても基礎的研究，実験室内研究を行っていることが多い．もちろんこのような基礎研究は医学の進歩に欠かせないことはいうまでもない．しかし，プライマリ・ケア，すなわち地域医療の最前線でこのような基礎研究を行うことは現実的に難しい．また，プライマリ・ケア現場で働いている医師が，地域医療の現場で直接求められている研究として，実験室内研究を行うことは難しいだろう．

　日々の診療業務で生じた疑問や問題は多種多様である．そのうちの一部を解決するために大規模臨床試験によって生み出されたエビデンスがある．これらエビデンスの多くは生物医学的側面の問題を解決するのにきわめて有用である．システム論でいうところのbio-psycho-social model[2,3]の生物医学的側面での有用性といえる．しかしその他のpsycho-socialの側面に

ついては語られることが少ない．したがって臓器別専門医によって行われた研究でのエビデンスをプライマリ・ケア医が使っているだけでは，他の側面の問題や疑問を解決できない．プライマリ・ケア医は，このいわば借り物のエビデンスだけでは自らの診療の道を進んでいくためには不十分なのである[4]．

Stangeらは，generalistが探求していく分野を9つの象限に分類した[4]．この中では従来型のepidemiologyを基盤とした"disease"は一分野にすぎない．他の8つの領域に目を向け，いかにプライマリ・ケアが患者そして社会に貢献できるのかを探求，つまり研究していかなくてはならない．

本稿は，社会人大学院生として筆者の研究部で学び，そして臨床研究を行うプライマリ・ケア医として巣立っていった医師たちのことを思い浮かべ，そして彼らとともに臨床研究を形にしていった経験を述べたい．

まず必要なこと

■何を：どのようなテーマが理想か

専攻医の場合，ポートフォリオを目的にしてしまうようでは，手段が目的になってしまう．抽象的な言い方だが，心の底から明らかにしたいというようなテーマが理想である．なぜなら日常診療を行いながら臨床研究を論文として発表する際には，場合によって数年以上の月日にそれと向き合う必要があるからである．このようなテーマを専攻医が意識しているかどうかは，医師のおかれている環境にも依存しているだろう．専攻医はいくつかの科をローテートしており，このローテートが一つのテーマで研究する障害になる可能性があることには注意が必要である．

ビッグデータが注目されている．ビッグデータで得られる知見は社会的インパクトが大きい．それは，対象者数が多く外的妥当性つまり一般化可能性が高いからと思われる．プライマリ・ケア領域でもこれらビッグデータの活用によって今後大きな転換を迎えるかもしれない．ただ若手研究者には自らがかかわる臨床現場で，ぜひ自らの手でデータを収集する経験を積んでもらいたいと思っている．その経験によって，測定の精度の問題，欠測値を免れないという事実，研究倫理の重要性など研究を計画し実施するうえで必要な事項を学ぶことができる．また，ビッグデータでは得られにくい，生物医学的以外の心理・社会的問題に向き合うことが可能となる．

私の経験上ではあるが，病院に勤務する医師ほど，生物医学的なリサーチクエスチョンをあげることが多く，プライマリ・ケアに対応する診療所に勤務する医師ほど心理・社会的な問題をあげることが多い．さらに病院勤務のジェネラリストは，自らが診療上で方針決定に有用となる診断予測や予後因子の探求，common diseaseの診療といったテーマをあげることが多いと感じている．一方で，診療所勤務のジェネラリストは，患者-医師関係，コミュニケーションや心理状態，診療の質評価，在宅医療の疫学，プライマリ・ケアの機能などプライマリ・ケアにかかわるpsycho-socialな問題をテーマにすることが多いと思われる．

■研究の種を見つける方法（日常診療は最重要，学会や論文などで何が注目されているかも必要）

若い臨床医が日常の医療業務の中で疑問に感じた「もやもや感」が研究の種であるべき理由は，当事者意識としての問題抽出こそが，プライマリ・ケア医が研究を行う動機として必要であるからである．しかし，その「もやもや感」を若い臨床医が言語化することは実は難しく，さらにそれをリサーチクエスチョンに昇華させるにはそれまでの知識の不足やバックグラウンドサーチテクニックの未熟によって困難が伴うだろう．

次に研究の種を見つけるソースとしては，プライマリ・ケア関連の医学ジャーナルに掲載された論文である．家庭医療学分野でいえば，"BMJ"，"BMJ Open"，"Annals of Family Medicine"，"Family Practice"，"British Journal of General Practice"，"Journal of the American Board of Family Medicine"，"BMC Family Practice" などといったジャーナルに目を通しておくことは有用である．これは特にプライマリ・ケアのシニアドクターが臨床研究を行う際，あるいはその指導をする際にどのような研究テーマがトピックであるかを見出す際に役に立つ．ただ，ジャーナルに掲載されているテーマだけに注目することは若手の臨床研究初学者が最初に行うべき本来の日常業務に根ざした「心の底から知りたい」という欲求を満たせないかもしれない．

学会（society）の学術集会（meeting）へ参加し，アンテナを張りめぐらせることもまた有用である．学術集会は研究の発表が主役である．筆者がまだ大学院生だったころ，学会の懇親会は invisible university（見えざる大学）であると教えられた覚えがある．同じ分野の他の仲間と懇親するのはもちろん重要だが，そこでどこでどのような研究が行われているかという情報を得ることができる場でもある．

■研究の構造と機能への理解：解剖学としてのプロトコルの作成[5]

リサーチクエスチョンを実際の研究として実現するためには，綿密な計画が必要となる．これは知りたい事象を正しく測定し，その結果から真理を推測するために必要な工程表となる．この工程表のそれぞれの項目やフェーズがどのような形式であるかという構造を知らなければならないのは当然であるが，なぜそれぞれの工程が必要なのかを理解するためには，その機能を理解しておかなければならない．機能を理解するために疫学の知識をもつべきである．臨床研究デザイン，バイアス，交絡といった基礎的事項は最低でも押さえておきたい．

構造という点でいうと，現在は臨床研究を行う際には倫理委員会での審査を受けることが重要であることから，研究プロトコルを作成することは一般的に行われる．したがってその構造を知ることは自ずと経験できる．機能という点での疫学をいかに学修するかは，独学からセミナーやコースへの参加，国内外の公衆衛生大学院への留学まで幅広く機会は提供されているので，それぞれの環境で選択するのがよいだろう．

どのように指導するか

■リサーチクエスチョンの設定

現在，研究を指導する側の問題として，自らが研究を行ってこなかった，もしくは基礎研究は大学で行ったことがあるが臨床研究を行ってこなかったというプライマリ・ケア医が多いのではないかという点があげられる．自分に経験がないことを教えることは不可能ではないがなかなか困難であろう．しかし，プライマリ・ケア分野での臨床経験が豊富にあるベテランの医師が指導者であるということはとても大きなメリットで，特にリサーチクエスチョンを若手プライマリ・ケア医と「ともに」考える際に良いサジェスチョンを与えられると思われる．すなわち指導者によるメンタリングは研究の最初の段階であるとともに最も重要なフェーズの一つである．

実際にすでに明確なリサーチクエスチョンをもっている場合

すでに明確なリサーチクエスチョンをもっている場合には，そのクエスチョンがいわゆるFINER criteriaに照らし合わせてみるのがよい[5]．すなわちそのリサーチクエスチョンが feasible（実行可能）か，interesting（興味深い）か，novel（新奇性），ethical（倫理的），relevant（現場あるいは現実の問題と直結している）か，という5つの側面で検討する必要がある．まず

は倫理性がクリアされていなければならない．次にメンターはその研究の種がどのように学術的に言い換えられるかを示せるとよいだろう．たとえば，生活習慣病の病名を告げることが患者に与える影響[6]を調べたいといってきたら，それはラベリングの問題だねといってあげると，その後，先行研究をサーチする際に指針を与えてあげたことになる．

漠然としている場合

この場合，メンタリングによって研修医・レジデントがもってきた研究の種がなぜ生まれてきたのかに関心を示し，それを聞き出すことが必要である．研究は，計画・実施・発表と長丁場になる作業である．研修医・レジデントのその漠然としたリサーチクエスチョンが生まれた背景を知っておくことは，その研究を持続していけるのか？を測るために重要であると思う．さらにその漠然としたリサーチクエスチョンをより具体的にFINER criteriaを満足させるよう昇華するサポートをすることがメンターの役割である．メンタリングとその後の徹底的なバックグラウンドサーチによってリサーチクエスチョンを決定する．

■研究デザイン

FINER criteriaの5項目すべてが重要ではあるが，若手総合診療医が行う研究の場合，feasibilityの確保はとても重要といえる．できない研究は絵に書いた餅である．リサーチクエスチョンが決定された後に，それをどのような研究デザインで解決するのかというステップになるが，若手の医師でEBMを学んできた者にとって，研究といえば観察研究ではなく，どうしても介入研究やランダム化比較試験をデザインとして選んでしまう傾向にある．介入研究ましてやランダム化比較試験は，そのリサーチテーマの最終段階に行われる研究であること，そしてその完遂には多大な人手，時間，コストが必要となる場合が多い．そのリサーチクエスチョンをもう一度見直し，たとえば実際にその問題がどのくらい生じているかの実態調査や記述研究を行うべきなのか先行研究サーチによって見極める必要がある．

■背景の重要性

先行研究の徹底的なサーチをすれば，このテーマにおいてどこまでわかっているのか，どこがわかっていなくて，それが解決できると何がよいのか（次につながるのか）が自ずとわかってくる．これはまさに研究プロトコルの項目でいえば「背景（意義・重要性）」の部分である．ここを論理的にまとめておくことが，リサーチの根本となる．

■統計解析

統計解析についてどう指導するのかは本稿で詳細に記載することは困難である．ただ唯一言っておきたいことは，研究計画時にどのような統計処理を行うかを詳細に決めておくことが必要である．たとえば，どの変数を（どのように変換して）どのように表示するのか，どの群とどの群を何という方法で検定するのか，多変量解析でどの変数で交絡を調整するのかなどである．

■倫理的側面

倫理的側面への配慮は必須である．第3者からの評価として倫理委員会への申請が重要となる．そのためには，インフォームド・コンセントにかかわる事項だけでなく，データ管理上の事項も重要である．

■実施

実施する際には，研究プロトコルだけでなく，実施上のマニュアル（manual of operation）の作成が必要な場合もあろう．

データ収集に多大な労力と時間がかかる場合があり，指導者はその点についてもサポートしていく必要がある．これは研究実施のモチベーション維持といったことも含まれるだろう．

■学会発表，そして論文化

学会発表や論文化は，研究結果を世に知らしめるために必要なことであるのはいうまでもな

い．これについて詳細に述べることは不可能だが，観察研究[7]やランダム化比較試験[8]などを論文として発表する際の指針は示されているので，まずはこれらを基本にすべきであろう．メンターの役割としては，論文の構成について若手医師と議論し組み立て，草稿ができたらまた議論しという繰り返しを行うことだと思う．その際には，背景，目的，方法，結果，考察の一貫性と論理性をチェックしていくことが重要である．

その他

■指導者として注意する点

先述したが，研修医・レジデントがもってきた研究の種がなぜ生まれてきたのかに関心をもつことが必要で，その研究自体にメンター自身が関心や興味をもつことができれば指導が円滑に進むと思う．総合診療領域のリサーチクエスチョンは多岐にわたるため，メンターはそのトピックにアンテナを張りめぐらせておく必要がある．ただ，指導者自身の知識や技術が不足であった場合，他の指導者や研究者にコンタクトをとることは必然ともいえる．

■同僚による評価

指導者と指導を受ける者の関係性だけでは，気づかないものがある．そのため，リサーチクエスチョン，プロトコル作成，研究結果などを同僚や後輩の前でプレゼンテーションをする機会を設けるとよい．筆者の研究部の大学院生も定期的にリサーチ合宿を行い，シニアがジュニアと議論しお互いにアドバイスをしていると，筆者と大学院生とのあいだの議論とは異なった視点による議論が生じ，たいへん興味深い．

以上，簡単にではあるが，若手総合診療医に対しての研究指導について述べてきた．参考になれば幸いである．

文献

1) 日本プライマリ・ケア学会．ポートフォリオ詳細事例評価のルーブリック 2019年度版．https://www.primary-care.or.jp/nintei_fp/pdf/rublic.pdf（2019年2月15日アクセス）
2) Engel GL. The need for a new medical model：a challenge for biomedicine. Science 1977；196：129-36.
3) Engel GL. The clinical application of the biopsychosocial model. Am J Psychiatry 1980；137：535-44.
4) Stange KC, et al. Developing the knowledge base of family practice. Fam Med 2001；33：286-97.
5) Stephen BH et al. Designing Clinical Research, 4th ed. 木原雅子，木原正博訳．医学的研究のデザイン―研究の質を高める疫学的アプローチ，第4版．メディカル・サイエンス・インターナショナル；2014.
6) Tominaga T, et al. Psychological impact of lifestyle-related disease disclosure at general checkup：a prospective cohort study. BMC Fam Pract 2015；16：60.
7) STROBE Statement.
https://www.strobe-statement.org/index.php?id=strobe-home（2019年2月15日アクセス）
8) CONSORT.
http://www.consort-statement.org/（2019年2月15日アクセス）

われわれの研究

臨床研究
―質的研究の意義と実施方法

青松棟吉
佐久総合病院総合診療科

- ◆ 質的研究は，インタビュー記録などの質的データを分析する研究である．
- ◆ 質的研究では，ある事象が生じたプロセスや事象の背景にある概念などを明らかにすることができる．
- ◆ 質的研究では，研究が行われた状況や参加者の背景などの個別性を重視する．
- ◆ 総合医として地域や患者の特性など事例の個別性を考慮し診療を行う姿勢は，質的研究実施においても生かすことができる．

　この項では，前半で質的研究の特徴やどのような研究ができるのかといったことに加え，総合医が質的研究を行う意義を述べる．後半では，質的研究実践に際して知っておくべきいくつかのポイントを説明する．

質的研究を理解するために

質的研究とは何か

　質的なデータを，質的分析手法を用いて行う研究である．

■質的なデータ

　検査値や試験点数のような数値化が困難なデータを指す．インタビューを文字に起こしたもの（逐語録）や観察記録といった文字記録から，写真，絵画，映画など映像記録まで多岐にわたる．医学研究においては，研究参加者に行ったインタビューなどの逐語録やアンケートの自由記載欄への回答などが用いられることが多い．

■質的分析手法

　種々の手法があるが，基本的にはデータを読み込んで，その中からリサーチクエスチョンに関連した概念を抽出することが目的となる．「インタビューにおける特定の用語の出現頻度を検討する」といったように，質的なデータを用いて行う量的研究もあり，質的データを用いた研究が質的研究というわけではない．

質的研究の特徴

■認識論[1]

　多くの質的研究では，物事のあり方やその認識に対する考え方（認識論）が社会構成主義である．社会構成主義については，医学研究で採用されることが多い客観主義的実在論と比較すると理解しやすい．

客観主義的実在論

　認識される対象は，認識する主体とは別に存在する．事実とは「一つの真実」が存在する．研究者の仕事は，この一つの真実を，中立的な形で明らかにすることである．

社会構成主義

　事実は，それを取り巻く人々から独立して「一つの真実」があるのではない．事実は，ある事象にかかわる人々の認識が相互に影響し

あって構成される．同じ事象に対しても，それにかかわる一人一人にとってそれぞれの事実がある．

質的研究における研究者の役割は，自身がおかれた環境や状況の中で，研究対象との相互作用を通じて事実を明らかにしていくことである．研究対象と相互作用があることが前提のため，研究者自身の研究対象（インタビューの対象者や調査するコミュニティなど）への影響を取り除くことはできない．

■ 文脈との強い結びつき―個別性の重視

質的研究のベースとなる考え方は，社会構成主義的認識論である．リサーチクエスチョンは，研究者がある事象を自身の経験や知識に基づいて，現在おかれている状況の中でみたときに現れたものである．テーマの設定からリサーチクエスチョンの決定，参加者の選定，データ採取，分析とすべてのプロセスが，研究者自身がおかれている環境や研究の行われる状況，研究者と参加者との関係といった研究の文脈と結びついている．

参加者に関してもその背景を含めた「一人の人」として見つめ，それぞれの個別性も考慮したうえで研究を行うため，総合医として患者や地域住民に向き合う姿勢を生かすことができる．質的研究では，多くの参加者を募ることではなく，個別性の高い個々の事例を深く掘り下げることで，他の文脈にも転用可能な知見を見出すことを目的とする．

■ どういったテーマが質的研究で扱いうるものか

総合医が診療や教育の実践において直面するさまざまな問題は広くテーマとなりうる．質的研究を実施するにあたっては，リサーチクエスチョン（研究の目的）が質的研究で探索することが適当かを検討する必要がある．リサーチクエスチョンによっては，量的研究の手法を用いるほうが適切な場合がある．具体的には，事象のプロセスについて探索する場合や，事象の背後にある概念やその構造について検討する場合は，質的研究が有効な場合が多いと思われる．

研究テーマの例：禁煙指導

想定されるリサーチクエスチョン
「禁煙指導の方法を行動変容モデルに基づいた方法に変えることの効果」

- 介入方法を変更する前後での禁煙成功率の変化を検討したい場合：成功率という数値化できる指標を用いるため量的研究での検討が適切と思われる．
- 介入方法を変更したことで指導に対する患者の心境がどのように変わり，それが行動変容にどう影響を与えたか検討したい場合：患者の感情や理解，それが行動変容への意志に影響を及ぼすプロセスは数値化が困難なため，質的研究での検討が適切と思われる．

同一のテーマでも研究者が何を知りたいかによって，適切な研究手法が異なる．

■ 「聞く・読む・書く」―総合医が質的研究を行う意義

質的研究は聞くこと（インタビュー），読むこと（逐語録を読み込むこと），書くこと（分析しての概念などの記述，論文記述）から構成される．逐語録を読み込むことで，研究者はインタビューのときに一瞬で過ぎ去った言葉や注目しなかったエピソードに気づくことができる．繰り返し読むことは，語られたときにはつながりがわからなかったエピソード同士が関連していることを気づかせてくれる．読んだ後に逐語録から抽出された概念を書いていく過程では，語られていた言葉の背後にあった話者の感情や考え，それに影響する要因がみえてくる．

このように聞いた記録を読んで分析し結果を書くプロセスは，研究テーマに関する一段深い理解を与えてくれ，それが次のインタビューで研究的により深い問いを研究者が行うことを可能にする．「聞く・読む・書く」のプロセスは研究を行うあいだ繰り返され，繰り返されるたびに研究者は研究テーマについての深い考察を

得ることができる．このプロセスを繰り返す中で，研究者は自分自身がすでにもっていた知識や過去の経験が研究に影響を与えていることに気づくことがある．すなわち，研究者自身が研究の一部になっていることを自覚するのである．

研究を進めるうちに，研究テーマやインタビュー対象者たちに対して自分が抱いていた先入観や，それが研究者自身に無意識のうちに与えていた影響について気づくこともある．研究を行うことで自身の新たな（今まで気づいていなかった）側面に気づくのである．

このように，質的研究では研究者のもつ経験や知識などが研究の一部を構成するとともに，研究のプロセスが研究者自身の内省を促す．

「聞く・読む・書く」という質的研究のプロセスは，地域という社会的文脈の中で医療を提供する総合医の診療と重なる部分がある（患者の話を「聞く」，診療録などを「読む」，診療録などを「書く」）．このため，研究者としての内省も含む質的研究のプロセスを経験することは，診療のあり方を変えうる．筆者の経験でも，話を聞く際に患者が語る小さくとも重要なエピソードに意識がいくことや，語られた言葉の背後にあるものを考えることが以前より増えた．また，診療録を書くことを診療振り返りの契機とすることもある．

質的研究においては，研究者自身が最も重要な研究ツールでもあるため，診療における変化は，その後の研究にも影響を及ぼすと考えられる．こうしたことから，質的研究にかかわることで，総合医は医師としても研究者としても成長をしていくことができると筆者は考える．

質的研究を行おうと思ったときに知っておきたいこと

ここからは，質的研究の実施を検討する際に知っておくべき事柄について説明する．研究実施過程の詳細については，文末にあげた文献を参照していただきたい．

質的研究における研究プロセスの特徴

最も大きな特徴は，循環型の研究プロセスである．量的研究の場合は，研究実施前に対象者や収集するデータを含めた研究計画を決定し，研究開始後には研究計画に基づいてデータ収集・分析を進めていく．バイアスや交絡の影響を除くためにも，研究の各プロセスは分けられており，一度先に進んだ場合には前の段階に戻ることはない．

質的研究では，最初のデータ採取（1回目のインタビュー）が終了したら，まずそのデータを分析する．その後分析した結果や先行研究の知見を踏まえて，リサーチクエスチョンを明らかにするためには，今後「どのような人」に，「どのような質問」をすればよいかを検討し，2回目のインタビュー計画を立案する．2回目のインタビューが終了したら，その後のデータ採取の対象や方法を再検討する．

このように質的研究では，分析やその結果への考察が次のデータ採取に向けた準備にもなるため，一つの研究の中でデータ採取とデータ分析，分析結果の考察といった研究の各プロセスを明確に分けにくい．このため，各プロセスを行きつ戻りつしながら，研究を進めていく（**1**）．

先行文献を検討し概念的枠組みを設定することの重要性

研究で用いられる用語は，一つの用語がさまざまな意味をもっていることもある．たとえば「共感」という語は，以下のようなさまざまな意味をもっているが，会話において「共感」に言及する場合，話者は意識的・無意識的にこのうちのいずれか（もしくは複数）を，状況に応じて選択している．

「共感」という語が持ち得る意味

①ある出来事に対して相手が抱いている感情

1 質的研究の循環的プロセス

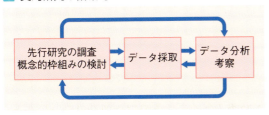

を自分も同じように抱くこと
②相手の置かれている状況に対する憐憫の情
③相手が抱いている感情を同じように感じられないが理解しようとすること

このため，複数のインタビューで同じ用語を用いていても，用いられるたびに用語の意味が異なっていることもありうる．こうした事態は，データ分析の段階において初めて気づかれることもある．それぞれのインタビューで聞いていたことが異なるものであった場合に，分析や考察が進められないこともある．

こうした事態を避けるためにも，研究者は明らかにしたい事柄・概念はどのように定義されるのかを先行文献にあたり整理し，データ採取・分析の際に参照できる研究実践のための概念的枠組み[2]を設定しておくことが必要である．この概念的枠組みは，研究に先立って設定されている場合もあれば，研究で得られた結果を先行文献と比較している際など研究中に得られることもある．

データ採取を研究者が行うことの意義と影響 —negotiated textの概念

インタビューやフォーカス・グループを行う際に，参加者は研究者が聞きたいこと（あるいは聞きたいであろうと推測すること）を話そうとする．参加者によって話されることは，研究者と参加者の立場や関係などが影響しあって生まれるnegotiated textといえる．

これは，以下に例示するように研究者と参加者の心理的な距離が近くても遠くても生じることであり，調査からその影響を取り除くことはできない．

例：脳血管障害で寝たきりとなっている患者の介護者にインタビューを行う場合

- 主治医など日常の医療・介護にかかわっている人が研究者となりインタビューする場合
  ・介護者が普段医療・介護職種から受けている援助などに対する否定的な意見・感情は述べにくい可能性がある．
  ・日頃かかわる中で観察している患者・介護者の状況に基づいた質問を行うことで，研究としてより深い質問ができる．
- 患者・介護者と日頃かかわりない研究者がインタビューを行う場合
  ・現在受けている医療・介護に対する否定的な意見も聞ける可能性はある．
  ・患者・介護者がおかれた状況・環境も踏まえた質問は難しくなる．

質的研究ではnegotiated textの考え方に立ち，調査者と対象者の関係によって紡がれる言葉も変わってくると考える．研究者はそれぞれの強みと弱みを考慮したうえで，どのように研究を進めるか検討する必要があるが，筆者は研究対象となる状況や研究参加者を知る研究者がインタビューを行うことのほうが，より深い研究になると考えている．

データ分析と考察

データ分析では逐語録を繰り返し読んだうえで，語られた言葉の背後にある概念などを抽出する．抽出された概念を検討することで，研究テーマとした事象の背景にあるプロセスや事象が生じた理由などを明らかにしていく．背後にある概念は，研究者が逐語録の言葉やインタビュー時の様子などから，読み取っていくものである．

筆者が研究指導していた専攻医はデータ分析に「解釈を言語化していく過程ですね」と言ったが，そう考えるとわかりやすいかもしれな

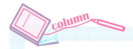

反証可能性

20世紀の科学哲学者ポパーは，ある理論が科学的か否かの判断を，理論の正誤ではなく，その理論に対する反証可能性が開かれているかどうかで行うことを主張した．反証可能性とは，その理論に対して反証（理論が成立しない証拠）を提示できる可能性のことであり，ポパーは反証可能性があることが科学的な理論に必要と考えた．

い．ただ，解釈に至った根拠をもつことが，研究として必要になる．その根拠となるのは，先行研究による知見とデータ（逐語録）である．

質的分析の手法は数多くあるが，近年総合診療領域で用いられる分析手法としてSteps for Coding and Theorization (SCAT)[3]がある．SCATは逐語録から4段階で概念を抽出し，抽出した概念を用いて理論記述を行う．SCATでは分析結果と該当する逐語録を比較しながら分析を進めることができるため，必要に応じて解釈の根拠となった逐語録を提示することが可能である．

SCATのように反証可能性を高める工夫を行うことが，質的研究の科学性を担保するためには必要である．

引用文献

1) 久保田賢一．質的研究の評価基準に関する一考察：パラダイム論からみた研究評価の視点．日本教育工学雑誌 1997；21：163-73．
2) 武田裕子．医学教育研究に不可欠な"概念的枠組み (conceptual frameworks)" Review："Conceptual frameworks to illuminate and magnify" by Georges Bordage. Medical Education 2009；43：312-319．医学教育 2016；47：326-7．
3) 大谷尚．SCAT：Steps for Coding and Theorization：明示的手続きで着手しやすく小規模データに適用可能な質的データ分析手法．感性工学 2011；10：155-60．

参考文献

- 青松棟吉．プライマリ・ケア研究の実際—質的研究．藤沼康樹編．新・総合診療医学—家庭医療学編，第2版．カイ書林；2015．p.518-26．

Further reading

- ウヴェ・フリック（小田博志監訳）．新版質的研究入門—人間科学のための方法論．春秋社；2011．

われわれの研究

臨床研究
―どのように実践しているか

金子 惇
浜松医科大学地域家庭医療学講座

◆ 研究の実践には，そのための研究ネットワーク作りが不可欠となる．
◆ 量的研究を継続的に行っていくためには，診療のデータベース化が重要となる．

筆者は2017年現在卒後10年目の総合医（家庭医療専門医）で，卒後7年目に入学した大学院博士課程を卒業したばかりである．臨床医としても研究者としてもまだまだ駆け出しであり，胸を張れる業績があるわけではない．「プライマリ・ケアにおける研究」を十分に語ることはできないが，一般論でなく実践例を共有することで研究に興味がない方にはそういう道もあるのかと思っていただき，これから研究を志す方には自分なりのイメージをもってもらえれば幸いである．

卒後の足跡

■卒後1～4年目：研究との遭遇以前

「総合医」「家庭医」などという言葉は聞いたことがなかった5年生の夏休み，たまたま小笠原，父島の診療所に勝手に押しかけ見学させていただいた．そこで自治医大出身の卒後まもない医師が高齢者から小児まで，急性期から慢性期までさまざまな愁訴にさっそうと対応している様子をみて，「島医者になりたい」という理由だけで沖縄県立中部病院プライマリ・ケアコースへ飛び込んだ．卒後4年目で離島1人診療所へ赴任し，手探りの中で前任医師が教えてくれた『ステップアップEBM実践ワークブック』（名郷直樹先生の著書）だけを頼りに日々なんとか診療していた．「離島で働いている」ということを除けば，「EBMの実践・患者への適用」について悩むごく一般的な後期研修医であった自分が，どのようにして研究とかかわることになったかを，その時々できっかけを与えてくれたリソースと一緒に振り返ることとする．

■卒後5～6年目：「プライマリケアのための臨床研究者育成プログラム」

島医者の先輩が教えてくれた慈恵医大のこのコースに島で課題をこなしつつ年3回通った．最初は「研究をしたい」というより「EBMを勉強したい」というモチベーションで参加したが，日常臨床から出てくる臨床疑問をさまざまな地域からやってきた参加者と話し合ううちに「離島の医療をもっと発信したい！」という気持ちが出てきた．

このコースの特徴としては

- リサーチクエスチョンの立て方，研究デザイン，統計学的手法などの基本が学べる
- 遠隔で参加できるために臨床を継続できる
- 家庭医療学，質的研究の講義があり，量的研究以外のさまざまな形の研究にアドバイスを得られる
- 一般論を習うだけでなく自分のやりたい研究

について参加者や講師がたくさんのフィードバックをくれる

という点であり、得体が知れなかった「研究」というものが少しずつ身近になっていった．

■ 卒後7〜10年目：家庭医療学開発センター（CFMD）リサーチフェロー＋「地域医療プライマリケア医学」博士課程

「途中まで学んだ家庭医療と臨床研究についてもっと勉強したい」と思い上記コースの講師である藤沼康樹先生，松島雅人先生が連携したCFMDリサーチ・フェローシップに加入．このフェローは東京・神奈川のCFMDの診療所で常勤として働きながら平日の1日は研究日が保証され慈恵医大の臨床疫学部の博士課程に通学できるというものである．CFMDでの指導医やレジデントの教育に参加でき，家庭医療の実践や理論的基盤に触れることができたことは大きな収穫であった．また，博士課程は社会人大学院生に対応して平日18時頃から必修の授業が組まれている点，自分の研究に関しては「何をテーマにするか」「どこをフィールドにするか」という基本的な所から松島先生とマンツーマンで話し合える点が非常に有意義であった．

筆者が最初に考えたのは，「離島1人診療所」というと「たいへんなところ」「医療レベルは高くない」と思われがちだが，離島医師が全住民の愁訴に対応しトリアージをすることで「不適切な紹介や救急室受診を減らしているというよい点があるのではないか？」ということであった．その仮説を示すために自分が勤務していた島の紹介状況をまとめ，日本の一般人口を対象とした受療行動調査と比較するという形をとった．「論文を書く」という作業の一つ一つが初めてであり，先行文献検索，倫理委員会への申請，診療所への研究内容掲示の依頼，論理的なつながりをもった文章の作成，英語での執筆など多くのステップでつまずき，松島先生や他の大学院生に助けられながらの作業であった．最初に投稿まで至ったのは入学から1年後だったが，何度もrejectを繰り返し，形を変えて論文として掲載されたのが3年目の1月であった．その間，並行して離島診療所を訪れる患者の愁訴や健康問題をコードしてまとめたものを日本語論文として発表した．2つ論文を書いただけであったが「研究をしている」ということで色々な方とのつながりが増え，複数のプロジェクトに同時にかかわるようになった．形になるものもならないものもあったが，主著者として行った研究のこれまでの進捗を❶に示す．

離島勤務は貴重な経験であるが，赴任前に思い描いていたものと異なる場合も当然ある．しかし，「離島でも研究ができたり勉強を継続できたりする環境があれば，自分だけでなく他の離島医師たちのモチベーションにもつながるのでは」と考えた．そこで，CFMDが都市部の診療所群で行っている複数の診療所での研究ネットワーク（practice based research network：PBRN）を参考に，離島診療所のPBRNを結成した．このPBRNは15離島診療所が参加し，歴代の離島医や基幹病院の指導医など39名が在籍，米国の医療研究・品質調査機構に登録されている[1]．月1回の勉強会と，各参加メンバーのリサーチクエスチョンに関する議論，実際の研究の実施や支援を主な活動として現在も継続している．

■ 卒後9年目：「日英プライマリ・ケア交換留学プログラム」

日本プライマリ・ケア連合学会は毎年韓国，英国との交換留学プログラムを実施しており，筆者は2016年に同プログラムに参加した．英国家庭医療学会の年次学術大会での発表を経験し，同プログラムに協力している英国の同年齢の家庭医たちと知り合うことで研究の幅が広がった[2]．英国で知己を得た家庭医との共同プロジェクトとして，「日英のプライマリ・ケアにおける臨床研究の現状比較」や「異文化の中で学ぶことが家庭医としての成長にどのように

1 筆者が主著者である研究の進捗状況

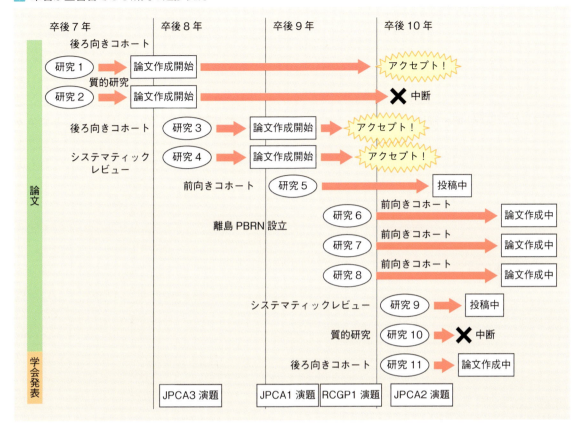

つながるのか」などが現在進行中である．医療システムや患者背景が異なる他の国の研究者から自分の研究についてコメントをもらい，自分の行っている研究の意味について改めて考えることができる非常に有意義な機会であった．

■ 卒後10年目："Western University Master of Clinical Science：Family Medicine"

研究者として独り立ちしていくために，「家庭医療研究の歴史」を知ったうえで「家庭医療研究の先端がどこにあるか」ということを自分の力で把握することが肝要だと感じ，2017年にWestern Universityの家庭医療学修士コースに入学した．同コースは北米最初の家庭医療学講座であり，1年間に2週間のカナダでのオンサイト以外はインターネットを通じて参加可能である．家庭医療学の古典とされる論文を取り扱う授業が多くその成り立ちや歴史を知ることができる．さらに，カナダだけでなくエジプトやドバイなど日本と同様に家庭医療学が発展途上である国での経験をもつ同級生もおり，家庭医療の各国での位置づけも知ることができる．修士論文として研究を提出する必要があり，メンターや多くの指導医に助言をいただきながら臨床研究について一から改めて学ぶことができる自分にとって重要な機会である．

卒後7〜10年目の期間を通して，これまで筆者が行ってきた研究の概要と共同研究のきっかけを **2**[3-12] に示す．

研究を継続していくために

近年多くの入門書やコースがあり，プライマリ・ケアにおける臨床研究の入り口は徐々にではあるが確実に広がっていると感じている．日

2 筆者がこれまでかかわった研究とその概要

主著者として

題名	研究デザイン	リサーチクエスチョン
高次医療機関へのアクセスが制限された地域でのICPC-2を用いた年齢別の受診理由及び健康問題に関する後ろ向きコホート研究[3]	コホート	離島では都市部で把握できない住民の健康問題の全体像を記述できるのではないか？
The ecology of medical care on an isolated island in Okinawa, Japan : a retrospective open cohort study[4]	コホート	プライマリ・ケア医がトリアージすることで不適切な紹介や救急室受診が減るのではないか？
Correlation between Patients' Reasons for Encounters/Health Problems and Population Density in Japan : A Systematic Review of Observational Studies Coded by the International Classification of Health Problems in Primary Care (ICHPPC)" and the International Classification of Primary Care (ICPC)[5]	システマティックレビュー	都市部よりへき地のほうが多様な健康問題を扱っているのではないか？

共著者として

題名	研究デザイン	共同研究のきっかけ
Occlusal support, dysphagia, malnutrition, and activities of daily living in aged individuals needing long-term care : a path analysis[6]	横断	大学院の同僚
雲南市立病院のポリファーマシーの現状について―横断研究[7]	横断	研修病院の同僚
Diseases With Extremely Elevated Erythrocyte Sedimentation Rates in a Secondary Healthcare Facility : Retrospective Cohort Study[8]	コホート	研修病院の同僚
沖縄県離島の健康問題について：25年間に起こった変化[9]	コホート	研修病院の同僚
Effect of patient experience on bypassing a primary care gatekeeper : a multicenter prospective cohort study in Japan[10]	コホート	CFMD-PBRN
Effects of practicing in remote Japanese islands on physicians' control of negative emotions : A qualitative study[11]	質的研究	研修病院の同僚
離島の1人診療所で必要なコンピテンシーに関する質的研究～若手医師が直面した課題から～[12]	質的研究	研修病院の同僚

本プライマリ・ケア連合学会の専門医試験受験の際に提出するポートフォリオでも研究の実施が義務付けられており，「とりあえず研究を勉強したことがある」という人は増えていくであろう．しかし，後期研修でポートフォリオを提出した後，1本論文を書いた後，大学院を卒業した後，さらに研究を継続していくことは時に困難である．研究デザインや統計解析については成書に譲り，ここでは一度かじった研究を忙しい業務の中で継続していくポイントと，筆者が考えているネットワークとデータベースについて述べる．

ネットワーク

やりたい研究が大きくなればなるほど1人で続けていくのは困難である．リサーチクエスチョンをフィードバックしてくれるメンターや切磋琢磨する同僚も必要であるし，場合によっては統計解析や研究資金の獲得などを分担するチームを作る必要もある．筆者は上記のCFMD-PBRN，離島のPBRNのほかに若手家庭医の研究ネットワーク，日本プライマリ・ケア連合学会の委員会，複数の後期研修プログラムの研究支援などに参加している．PBRNで研究をする場合は，参加施設がメリットを感じやすい研究を選ぶなど研究テーマの選択[13]と，データ収集を簡便にして参加のハードルを下げるシステム作りや大学などの研究機関と診療所の連携[14]がポイントと考えている．また，さまざまな勉強会やコミュニティに参加することは，「質的研究に詳しい人」「統計解析に明るい人」などと知り合い，そのノウハウを学習することにつなが

る．自分のものにしたノウハウをほかのコミュニティでシェアすることで，さらに研究の輪が広がっていく．「自分みたいな初心者がこの集まりに入っていいのだろうか？」と思うときや「忙しくて毎回参加できない」というときもあると思うが，思い切って参加すれば多くを得られるはずである．

データベース

量的研究を継続的に行っていくためには，診療のデータベース化が重要となる．筆者はこれまでの経験から
- 入力の手間が少ない
- 記録する医師が変わっても継続可能
- さまざまなリサーチクエスチョンに対応するために多くの情報が記録されている

などが必要な要素と考えている．特に入力の手間は研究協力が得られるか否かに直接かかわっているため重要である．筆者らは沖縄の離島からの紹介や救急室受診を調査するために紹介状のデータベースを作成した．これは元々使われていた紹介状作成システムを利用し，紹介状を記載すると年齢・性別・搬送先・転帰などが自動的にクラウドに蓄積されるものであり，作業負荷が比較的少ないため離島医師の多くが利用している．また，データベースを長く継続していくためには各施設の医師が研究の意義を理解し自発的に協力したり，データ入力だけでなく研究実施者としても参加したりする環境が必要となる．そのためには，上記ネットワークの部分でも述べたようなPBRN継続の方略も合わせて実施していくことが重要である．

おわりに

一つの研究が形になるまでには多くの行程があり，その大半は地道な作業である．必ずしも華やかな成果やイノベイティブな業績とならないことも多いが，その地道な部分に喜びを見出し，現場からの研究を発信する人が増えていくことを切に願う．

文献

1) Agency for Health care Research and Quality. Okinawan Remote Islands：Practice Based Research Network.
https://pbrn.ahrq.gov/pbrn-registry/okinawan-remote-islands-practice-based-research-network#h=remote.
2) 金子惇ほか．第4回日英プライマリ・ケア交換留学プログラム—英国短期訪問プロジェクト参加報告．日本プライマリ・ケア連合学会誌 2017；40：160-3．
3) 金子惇，松島雅人．高次医療機関へのアクセスが制限された地域でのICPS-2を用いた年齢別の受診理由及び健康問題に関する後ろ向きコホート研究．日本プライマリ・ケア連合学会誌 2016；39：144-9．
4) Kaneko M, et al. The ecology of medical care on an isolated island in Okinawa, Japan：a retrospective open cohort study. BMC Health Serv Res 2017；17：37．
5) Kaneko M, et al. Correlation between patients' reasons for encounters/health problems and population density in Japan：a systematic review of observational studies coded by the International Classification of Health Problems in Primary Care (ICHPPC) and the International Classification of Primary care (ICPC). BMC Fam Pract. 2017；18：87．
6) Wakabayashi H, et al. Occlusal Support, Dysphagia, Malnutrition, and Activities of Daily Living in Aged Individuals Needing Long-Term Care：A Path Analysis. J Nutr Health Aging 2018；22：53-8．
7) 太田龍一ほか．雲南市立病院のポリファーマシーの現状について：横断研究．島根医学 2017；37：42-6．
8) Ohta R, et al. Diseases With Extremely Elevated Erythrocyte Sedimentation Rates in a Secondary Healthcare Facility：Retrospective Cohort Study. Shimane J Med Sci 2017；34：27-33．
9) 太田龍一，金子惇．沖縄県離島の健康問題について：25年間に起こった変化．日本プライマリ・ケア連合学会誌 2017；40：143-9．
10) Aoki T, et al. Effect of Patient Experience on Bypassing a Primary Care Gatekeeper：a Multicenter

Prospective Cohort Study in Japan. J Gen Intern Med 2018 ; 33 : 722-8.
11) Ohta R, Kaneko M. Effects of practicing in remote Japanese islands on physicians' control of negative emotions : A qualitative study. J Rural Med 2017 ; 12 : 91-7.
12) 柴田綾子ほか．離島の1人診療所で必要なコンピテンシーに関する質的研究：若手医師が直面した課題から．へき地・離島救急医療学会誌 2017 ; 15 : 16-22.
13) Mold JW, Peterson KA. Primary care practice-based research networks : working at the interface between research and quality improvement. Ann Fam Med 2005 ; 3 Suppl 1 : S12-20.
14) Green LA, et al. Infrastructure requirements for practice-based research networks. Ann Fam Med 2005 ; 3 Suppl 1 : S5-11.

本稿で紹介したリソースについて

- プライマリケアのための臨床研究者育成プログラム
  http://www.jikei.ac.jp/ekigaku/medical/
- 家庭医療学開発センター（CFMD）リサーチフェローシップ．
  http://cfmd.jp/フェローシップ一覧/research/
- 地域医療プライマリケア医学博士課程
  http://www.jikei.ac.jp/soushingp/course/primary.html
- 日英プライマリ・ケア交換留学プログラム：日本プライマリ・ケア連合学会のホームページ．
  http://www.primary-care.or.jp/に掲載
- Western University Master of Clinical Science : Family Medicine.
  http://www.schulich.uwo.ca/familymedicine/graduate/master_of_clinical_science_program/index.html

索　引

和文索引

あ

アカデミック家庭医　54
アスタナ宣言　46, 156
アテローム性脳梗塞　184
アミロイドーシス　181
アルマ・アタ宣言　156

い

医学教育モデル・コア・カリキュラム　49, 206, 210
五十嵐の10の軸　4
一次予防　90
医療機能別必要病床数　84
医療との心理的な accessibility　102
医療面接　74
インタビュー　239
インフルエンザ　194
　──迅速検査　197

え

エビデンス　3

お

往診　83, 120
お節介な医者　183

か

介護老人保健施設　22
外来患者サマリー　17
かかりつけ医　92
学習者評価　211
家族志向型アプローチ　199
家族図　201
家族ライフサイクル　202

家庭医　12, 16, 20, 25, 43, 46, 113
　──外来　95
　──が抱える問題　161
　──機能　164
　──構想　153
　──懇談会　163
　──実習　33
　──制度　163
家庭医療　35
　──の教育　36
　──の原理　43
　──の定義　151
　──の特徴　13
家庭医療学の9つの原理　55
家庭医療専門医　93, 100, 109
　──研修　101
　──後期研修プログラム　97
　──プログラム　105
患者中心の医療の方法　26, 194
患者中心のケア　196
患者中心モデル　141
患者と家族に対する医師のかかわり方の5段階　199
カンファレンス　75
緩和ケア　109

き

危篤状態　120
機能強化型在宅療養支援診療所　32
義務としての地域医療　122
逆転移　143
教育　175

く

区分変更申請　184
クリニカルクラークシップ　38
グループ診療　115

け

研究デザイン　234
健康格差　27
健康の社会的決定要因　27

こ

抗菌薬　91
交通機関のあり方　106
高齢者に最適化した医療　89
誤嚥性肺炎　90
国際機能分類　22
国際プロジェクト　57
告知　203
コモンディジーズの非典型例　73
根拠に基づいた医療　132

さ

最終診断の内訳　73
在宅医の役割　89
在宅医療　23, 83, 186
　──の現状　88
在宅高齢者　90
在宅専門医　92
在宅療養支援病院・診療所　83, 189
サービス担当者会議　184, 187
サブスペシャリティ　223
サルコペニア　90
残渣の総合　3
三次予防　91

し

ジェネラリスト　13, 69
実地医家　8
　──の日常診療スキルアップ　73
実地医家のための会　9, 149
質的研究　236

社会的処方　27
主体的実践の提供　212
紹介のタイミング　122
紹介率　72
小規模病院の役割　129
初期臨床医学体験　207
初期臨床研修医教育　216
食の重要性　90
心因精神疾患　75
新専門医制度　2
心不全　181
診療参加型実習　211
診療所外来　96
診療所総合診療医　182
診療所での卒前教育　210

す

ステーション　50

せ

成人発症スティル病　177
生態学的接近　5
生物心理社会モデル　26
世界家庭医機構　57
　　──アジア太平洋地域学術総会　58
説明モデル　142
全科ローテート　136
せん妄の予防　86
専門医制度　2

そ

臓器別専門医　13, 141
総合診療
　　──専門研修　170
　　──ネットワーク　36
　　──の構築　61
　　──の4つの類型　62
　　──領域の研究テーマ　227
総合診療医　78, 141
　　──と学生教育　206
　　──と大学　48
　　──の理想の医療　141
総合診療研究会　155
総合診療専門医　153, 160, 221
総合診療専門医制度　168, 222
　　──の理念　160
卒後臨床研修　216

卒前教育　210

た

退院前カンファレンス　188
大学院教育　39
大学総合診療ネットワーク　41
大学と地域のネットワークの構築　50
大学における教育　38
大学附属病院　174
　　──総合医　176
　　──総合外来　72
大規模地域ゲノムバンク　146
大リーガー医　60
多死社会　83
多疾患併存　115
多職種連携　106, 184
　　──教育　39
ターミナルケア　23
担当患者の割り当て　212

ち

地域医療　49, 101, 123, 134, 144
　　──教育　146, 207
　　──の5の軸　105
　　──のABC　131
地域医療教育センター・ステーション制度　50
地域医療研究　146
地域医療研修　216
地域基盤型教育　210
地域ケア会議　106
地域包括ケア　20, 70, 157
　　──システム　83, 134
　　──病棟　95
地域包括診療料　183
中山間へき地　104
長期統合型臨床実習　208

て

低栄養　90
データベース　245
転移　143

と

糖尿病性腎症　183
ドクターショッピング終息率　76

都市型病院家庭医　93

に

二次予防　91
日本型総合診療医　221
日本型ホスピタリスト　64, 156
日本家庭医療学会　158
日本家庭医療研究会　158
日本総合診療医学会　155
日本プライマリ・ケア学会　149, 155
日本プライマリ・ケア連合学会　152, 155
入院関連機能障害　91
認知症　109, 133, 180
認知症度質問票　133
認定家庭医療専門医　100

ね

ネットワーク　36, 244

は

廃用症候群　90
パーキンソン病　185
橋渡し研修　222
半構造化質問　75
反証可能性　240

ひ

病院医学　69
病院管理者へのアンケート調査　80
病院総合医　59, 68, 79
　　──が抱える問題　161
　　──との連携　184
　　──部門の問題点　80
標準化死亡比　25
病態生理　3
病棟回診　177

ふ

フェロー　39
不明熱　176
プライマリ・ケア　13, 150
　　──専門医制度　169
振り返り　213, 219
フレイル　90

索引

へ
へき地医療　129
　　――拠点病院　178
へき地勤務　136
へき地診療所　123
ベンチマーキング　54

ほ
訪問診療　83, 96, 111, 187
ホスピタリスト　64, 154
　日本型――　64, 156
ホームステイ型医学教育研修プログラム　54
ポリファーマシー　85

ま
マクロアミラーゼ血症　179
窓口機能　13
マネージドケア　154
マルチモビディティ診療モデル　192
慢性疾患管理　123

み
看取り援助　91
看取り場所不足　83
ミューカシスト　180

や
薬剤起因性老年症候群　86

り
病い　141, 195, 198

リサーチクエスチョン　233
リ・スタートプログラム　98
離島医師　242
領域別専門医　13
リロケーションダメージ　90
臨床研究　226, 241
　　――指導　231
臨床実習　38
臨床能力　165

わ
ワンオペ育児　98

数字・欧文索引

数字
3学会の合併　151
5つのstep　190
6つの軸　12
10の軸　4

A
academic family physician　45
ACE阻害薬とARBの比較　191
Ariadne principles　193
Astana宣言　46, 156

B
BPS（bio-psycho-social）モデル　26

C
clinical competence　165
co-management　70
community-based medical education（CBME）　210

E
E-E対立　62
EME（Early Medical Exposure）　207
evidence based medicine（EBM）　128
　　――の活用　190
explanatory model　142

F
family medicine（FM）　150, 155
family physician　16, 25
FD（Faculty Development）　209

G
general internal medicine　111, 151, 155
general practitioner（GP）　25
generalism　14, 69, 154

H
healthcare system　69
HOPE質問票　18
hospital medicine　69
hospitalist　64, 154
HPH（health promotion hospital）　97

I
ICPC（International Classification of Primary Care）　43
illness　195
International Classification of Functioning, Disability and Health　22
IT介入による健康づくり事業　125

L
longitudinal integrated clerkship（LIC）　208
longitudinality　114
LRCC（Longitudinal Regional Community Curriculum）　38

M
managed care　154
multimorbidity　115

N

negotiated text　239

O

OPQRST　75

P

patient-centered clinical method　26
PCAT（primary care for all team）　152
PCC　196
PCM　194
PICO　191
practice based research network（PBRN）　242
PRECEDE-PROCEED Model　128
problem-oriented medical record（POMR）　17

S

scope of practice　12
shared care　70
social determinants of health（SDH）　27
social prescribing　27
SORT（The Strength of Recommendation Taxonomy）分類　16
spirituality　18
SQ（semantic qualifier）　75
Starfiledの4＋3　14
Steps for Coding and Theorization（SCAT）　240

V

VINDICATE-P　75

W

WONCA　57
　──Asia Pacific Regional Conference 2019 Kyoto　58

〈スーパー総合医〉に関する最新情報は,
中山書店HP「スーパー総合医特設サイト」をご覧下さい
https://www.nakayamashoten.jp/sogo/index.html

スーパー総合医

総合診療医の果たす役割

2019年4月20日 初版第1刷発行 ©
〔検印省略〕

シリーズ総編集	長尾和宏
本巻専門編集	名郷直樹
発行者	平田 直
発行所	株式会社 中山書店
	〒112-0006 東京都文京区小日向4-2-6
	TEL 03-3813-1100(代表)
	振替 00130-5-196565
	https://www.nakayamashoten.jp/
装丁	花本浩一(麒麟三隻館)
印刷・製本	株式会社 真興社

Published by Nakayama Shoten Co.,Ltd.
ISBN 978-4-521-73909-0　　　　　　　　　　　　　　　Printed in Japan
落丁・乱丁の場合はお取り替え致します.

・本書の複製権・上映権・譲渡権・公衆送信権(送信可能化権を含む)は株式会社中山書店が保有します.
・[JCOPY]〈出版者著作権管理機構 委託出版物〉
本書の無断複写は著作権法上での例外を除き禁じられています.複写される場合は,そのつど事前に,出版者著作権管理機構(電話 03-5244-5088, FAX 03-5244-5089, e-mail:info@jcopy.or.jp)の許諾を得てください.

本書をスキャン・デジタルデータ化するなどの複製を無許諾で行う行為は,著作権法上での限られた例外(「私的使用のための複製」など)を除き著作権法違反となります.なお,大学・病院・企業などにおいて,内部的に業務上使用する目的で上記の行為を行うことは,私的使用には該当せず違法です.また私的使用のためであっても,代行業者等の第三者に依頼して使用する本人以外の者が上記の行為を行うことは違法です.

スーパー総合医 全巻CONTENTS

在宅医療のすべて
専門編集 ● 平原佐斗司

はじめに─在宅医学は確立されたのか？　平原佐斗司

1章　在宅医療の諸相
- 在宅医療の導入と在宅でのアセスメント　舩木良真
- 急性期のアセスメントと対応　石川美緒
- 在宅における看取り　吉澤明孝，吉澤孝之

2章　在宅医療の諸課題
- 栄養アセスメントと栄養処方　小川滋彦，手塚波子
- サルコペニアとリハビリテーション栄養　若林秀隆
- 嚥下障害のアセスメントと嚥下リハビリテーション　大石善也
- 包括的呼吸リハビリテーション　平原佐斗司
- 在宅リハビリテーションのアセスメント・処方と環境整備　恒川幸子
- 在宅での褥瘡マネジメント　岡田晋吾
- 医療・介護関連肺炎の在宅管理　平原佐斗司
- 転倒・骨折や変形性関節症への対応　木下朋雄
- 在宅でみることができる排尿障害とカテーテル管理　尾山博則
- 在宅での歯科医療　原　龍馬

3章　緩和ケア
- がんの在宅緩和ケア
  - 疼痛管理　茅根義和
  - 嘔気・嘔吐，呼吸困難感，せん妄　浜野　淳
  - Special Lecture 緩和ケアに必要な腫瘍学　平原佐斗司
- 非がん疾患の緩和ケア　大石　愛

4章　病態別重度期のケアと終末期の緩和ケア
- 脳卒中の在宅医療　桑原直行
- 重度認知症の在宅ケア　大澤　誠
- 終末期呼吸器疾患の緩和ケア　平原佐斗司
- 重度心不全の在宅管理　山中　崇
- 慢性腎臓病（CKD）の在宅管理　髙谷陽子
- 肝不全の在宅管理　吉崎秀夫
- ALS（筋萎縮性側索硬化症）の在宅医療　小川朋子
- パーキンソン病関連疾患の在宅管理　難波玲子

5章　小児在宅医療
- 小児在宅緩和ケアという概念からのアプローチ　戸谷　剛

6章　在宅医療に必要な手技
- 気管切開の管理　小森栄作
- 在宅人工呼吸療法　武知由佳子
- 経管栄養の管理　小野沢滋
- 在宅静脈栄養　望月弘彦

認知症医療
専門編集 ● 木之下徹

1章　認知症にどう医療が関わるか
- 認知症の人の体験からみる症候学　山崎英樹
- 認知症の人と向き合う「患者」から「人」へ　長谷川和夫
- 認知症医療の基本　認知症の人の心を支えるには　斎藤正彦
- 認知症を関係性の障害という視点からどう語れるか　松田　実
- レビー小体型認知症の実臨床　小阪憲司
- レビー小体型認知症と自律神経障害　織茂智之
- レビー小体型認知症の膀胱障害　榊原隆次，舘野冬樹
- 認知症と汗　神戸泰紀
- 認知症と錐体外路症状　神戸泰紀
- 認知症と血圧変動　織茂智之
- 認知症と糖尿病　本多智子，神戸泰紀
- 認知症とがん　新田國夫

| 認知症とせん妄 | 久永明人, 水上勝義 |

認知症原因疾患の臨床診断を現場で行う
　予測を立てるための症候学　池田 学

特発性正常圧水頭症に現場で気づく　奥村 歩

認知症で脳のMRIをみて注意すること　長光 勉

Special Lecture　認知症の画像評価とVSRAD®　松田博史

認知症の人への安全な投薬選択　亀山祐美, 秋下雅弘

抗認知症薬の意味と意義　木之下徹

わが国の認知症の人たちのケアの変遷
　向精神薬等の行動制限にかかわる話　吉岡 充

2章　認知症と暮らす　医師・医療スタッフが知るべきこと，アドバイスできること

施設での「面白いケア」とはどのようなケアか　宮島 渡

認知症の人へ　暮らしの中でできること　水谷佳子

後見制度の活用　池田惠利子

認知症の人が，遺言等の法律行為を有効にできるか？遺言に必要な「事理弁識能力」　住田裕子

老後の財産管理　和泉昭子

経済被害と機会損失　安田朝子

認知症の人が活用できる制度　宮島俊彦

認知症の人が活用できるインフォーマルサービス　徳田雄人

若年性認知症の生活支援の特徴　宮永和夫

身体づくりと転倒予防を楽しく　小松泰喜

認知症のスピリチュアル回想法をやってみる　川嶋乃里子

認知症のケアを科学する　朝田 隆

認知症の当事者から見た歴史　宮崎和加子

認知機能を測ることの意味と実際　本間 昭

認知症を考える　あなたも認知症になる　町永俊雄

認知症と生きる人にとって"いいお医者さん"とは　川村雄次

医療現場への認知症の人の家族の言葉　髙見国生

在宅診療で看護師ができること　本多智子

医師が地域でできること
　新たな認知症医療体制の視点から　藤本直規, 奥村典子

外来診療における医師に必要な「まなざし」　高橋幸男

[付録] 認知症をもっと知るために
　認知症関連Webサイト
　認知症がよくわかる本

高齢者外来診療
専門編集● 和田忠志

1章　高齢者外来診療とは

successful agingを支える外来診療　和田忠志

高齢者の技術的・社会的特性と外来診療の考え方　上林茂暢

高齢者外来診療における病院との連携　福島智恵美

外来診療における在宅医療との連携　北澤彰浩

さまざまな生活背景を有する患者への対応　本田 徹

Advice on good practice　外来診療でみる高齢者虐待　和田忠志

診療費問題・クレーム対応　和田忠志

Advice on good practice　医者のいうことは聞かないがかかってくる患者　和田忠志

2章　プラクティスとマネジメント

高齢者外来診療の特性　和座一弘

老年症候群　鳥羽研二

外来診療におけるコミュニケーション　藤原靖士

多剤投薬への対策　鈴木裕介

高齢者における薬物療法の注意点
　（adverse effect）　鈴木順子

CGA（高齢者総合機能評価）　鈴木隆雄

生活習慣と食事の改善による疾病管理　坂根直樹

ロコモティブシンドローム　大江隆史

サルコペニア　葛谷雅文

外来診療室・処置室における感染症管理　大城雄亮

外来診療とリハビリテーション　藤井博之

外来診療における学生および研修医教育　和座一弘

Advice on good practice　外来における学生実習の具体的方法　和田忠志

3章　高齢者外来診療の実際

高齢者の発熱の診かた　乾 啓洋

禁煙支援・禁煙外来　磯村 毅

高齢者の頭痛外来　山田洋司

高齢者の睡眠障害外来　井川真理子, 平澤秀人

高齢者の脂質異常症　大原昌樹

高齢者の糖尿病　岡村ゆか里, 宮崎 康

高齢者の降圧治療　小久保学

高齢者のストレス関連疾患　江花昭一

高齢者に多い腰痛と関節痛	石橋英明
高齢者の関節リウマチ	宇井睦人
高齢者の慢性閉塞性肺疾患（COPD）	多田裕司, 巽浩一郎
高齢者の慢性心不全	野本憲一郎, 清水敦哉
高齢者の慢性腎臓病（CKD）	緒方巧二, 松本竜李, 大出佳寿, 島村芳子, 井上紘輔, 谷口義典, 堀野太郎, 寺田典生
高齢者の下肢血管疾患	石井誠之
高齢者の爪の問題とフットケア	竹内一馬
高齢者の不定愁訴	宮崎仁
高齢者のがん診療	今村貴樹
高齢者の緩和ケア外来	柏木秀行
高齢者の漢方薬の使い方	北田志郎

[付録]
　高齢者に対してとくに慎重な投与を要する薬物のリスト
　高齢者診療において使用される主な新薬の使い方

地域医療連携・多職種連携
専門編集●岡田晋吾・田城孝雄

1章　地域医療連携・多職種連携の意義と課題

開業医にとっての連携の必要性	岡田晋吾
病院と診療所の連携	田城孝雄
Advice on good practice　出身病院だからといってすべての患者を送るわけではありません	岡田晋吾
開業医と多職種連携	岡田晋吾
郡市医師会の役割　板橋区医師会	天木聡
開業医がよりよい医療連携，多職種連携を行うための課題	白髭豊
Advice on good practice　患者さんにとっての連携メリット	三原一郎

2章　地域医療連携の実際

病院地域連携室の活動と開業医に求めること	宇都宮宏子
Advice on good practice　病院には連携専従スタッフがいるけど開業医には…	久保信彦
地域連携パス	
地域連携パスとは	田城孝雄
脳卒中	高畠英昭
がん	谷水正人
認知症	田中志子
関節リウマチ	北村公一, 足立栄子
大腿骨近位部骨折	今田光一
地域医療連携ネットワークの構築	
地域ネットワークの作り方，活動	田城孝雄
保健所の関与	恵上博文
先進地域の実例	
あじさいネット	田崎賢一
新川地区	中川彦人
救急と在宅医療をつなぐ	山本五十年, 猪口貞樹, 鈴木紳一郎
地域包括ケアの先進地域	小山剛
東急電鉄と横浜市の取り組み	平江良成, 後藤純

3章　在宅医療と地域連携

在宅医療と多職種連携	荒井康之, 太田秀樹
退院調整看護師との連携	鈴木幸子
訪問看護ステーションとの連携	平原優美
Advice on good practice　特定看護師の議論について	田城孝雄
（保険調剤）薬局との連携	大澤光司
医療・介護・福祉との連携	高岡里佳
救急と介護の連携	山本五十年, 白土玲子, 渡辺多恵子, 猪口貞樹, 山本仙子, 長濱三和子, 青木健二
口腔ケアと摂食嚥下	
口腔ケア	五島朋幸
摂食嚥下	小山珠美

4章　地域連携・多職種連携とICT

ICT利用の意義と課題	溝尾朗
Advice on good practice　今やICTがなければ在宅医療を続けられません	岡田晋吾
全国の先端的取り組みから	
鶴岡	三原一郎
アーバンクリニックとICT	大石佳能子
柏プロジェクト	古田達之
石巻	武藤真祐

[付録]
　地域医療連携ネットワークシステムのWebサイト

大規模災害時医療
専門編集 ● 長 純一・永井康徳

1章 総論
- 災害医療におけるプライマリ・ケア ... 國井 修
- 災害救護に求められること
  東日本大震災対応の経験から見えてきた，求められる地域住民の備えと地域開業医の災害対応のありかた ... 石井 正
- 大学の果たした役割，今後の災害医療への提言 ... 里見 進
- PCAT活動総論 ... 前沢政次

2章 緊急時（急性期）
- 災害拠点病院としての急性期対応 ... 山田康雄
- 大規模災害時における医療救護チームの派遣調整 ... 佐藤顕一
- 地域災害医療コーディネーターの役割 ... 成田徳雄
- Special Lecture 災害時（急性期）のロジスティック支援 ... 田中秀治, 喜熨斗智也, 高橋宏幸, 後藤 奏, 杉本勝彦, 島崎修次
- Special Lecture 診療所の被災―医師の体験より ... 村岡正朗
- 病院の被災 ... 伊勢秀雄
- Special Lecture 高齢者の在宅療養を支援する訪問診療医
  被災地でのchallenge ... 川合秀治
- Special Lecture 大災害時の検案 ... 佐藤保生
- 急性期の歯科活動 ... 佐々木啓一
- 新潟県中越地域でのサポートセンター構想
  災害福祉広域支援ネットワーク・サンダーバードの創設 ... 小山 剛

3章 生活支援期（中期）
- 災害時のボランティアコーディネート ... 林健太郎
- 災害時の要援護者への支援 ... 小野沢滋
- 災害時にあっても求められる在宅医療 ... 永井康徳
- 災害時における医薬品供給 ... 丹野佳郎
- 災害時の食を中心とした多職種協働 ... 古屋 聡
- 透析患者への救護支援活動 ... 宮崎真理子
- 在宅人工呼吸器療養者への救護活動 ... 川島孝一郎
- 感染症の予防，早期発見，そして隔離対策 ... 高山義浩
- Special Lecture 外部支援者の復興への取り組み ... 原澤慶太郎
- Special Lecture 医師として，市長として ... 立谷秀清
- リハビリテーション科医の中期対応活動
  リハビリテーション科医が周囲に求めるもの ... 樫本 修
- 被災者から見た緊急時
  ～生活支援期におけるメンタルケア ... 宮城秀晃

4章 復興期（慢性期）
- 原発事故と慢性期の放射線医療 ... 坪倉正治
- 次の災害対策への公衆衛生の取り組み ... 石井正三
- 被災地での地域精神保健活動 ... 原 敬造
- メンタルケア：PTSD，悲嘆反応など ... 村上典子
- Special Lecture 子どものメンタルケア ... 桑山紀彦
- 生活不活発病 災害時医療の新たな課題である
  「防ぎえる生活機能低下」 ... 大川弥生
- 継続支援 ... 大泉 樹
- Special Lecture 災害支援ネットワークの活動 ... 池田昌弘
- 釜石平田仮設の取り組み ... 後藤 純, 辻 哲夫
- Special Lecture 石巻市の地域包括ケアへの取り組み ... 長 純一
- 新潟県中越地震から学んだこと
  大規模災害時における医療支援のありかた ... 庭山昌明
- 復興期における視点
  ソーシャル・キャピタルと社会格差 ... 近藤尚己

多職種からの活動報告と今後への対策
- 看護協会 ... 中板育美
- 訪問看護 ... 菅原由美
- 作業療法士 ... 小林 毅
- 理学療法士 ... 伊藤智典
- Special Lecture 東日本大震災における歯科活動
  被災地の東北大学歯学研究科は何をしたか ... 佐々木啓一
- 医療ソーシャルワーカー ... 笹岡眞弓
- 介護支援専門員（ケアマネ） ... 鷲見よしみ
- 薬剤師 ... 丹野佳郎

コモンディジーズ診療指針
専門編集 ● 草場鉄周

1章 common disease診療の基盤
- common diseaseを診療すること ... 草場鉄周
- 包括的なケア ... 中川貴史

2章　様々な症候への診断アプローチ

項目	著者
発熱	宮地純一郎
失神	長 哲太郎
発疹	佐藤弘太郎
頭痛	八藤英典
視力障害・視野障害	江口幸士郎
耳痛・聴覚障害	安藤高志
めまい	一瀬直日
咽頭痛	中村琢弥
咳・くしゃみ・鼻水	坂戸慶一郎
慢性咳嗽	菅家智史
息切れ・喘鳴	平山陽子
胸痛	本村和久
心窩部痛・胸焼け	小西徹夫
腹痛	千葉 大
嘔気・嘔吐	田中久也
下痢	木田盛夫
便秘	木田盛夫
下部尿路障害	泉 京子
睡眠障害	浜野 淳
抑うつ	細田俊樹
不安	細田俊樹
腰背部痛	山田康介
膝痛	成島仁人

3章　一般的な疾患へのケア

項目	著者
肺炎	平野嘉信
気管支喘息	中村琢弥
アレルギー性鼻炎・結膜炎	森 洋平
副鼻腔炎	上野暢一
心房細動	三浦太郎
心不全	中島 徹
高血圧症	堀 みき
ウイルス性肝炎/肝硬変	福井慶太郎
糖尿病	永藤瑞穂, 阪本直人
脂質異常症	森下真理子
痛風	北山 周
骨粗鬆症	松田真和, 井上真智子
甲状腺機能亢進症・低下症	玉木千里
更年期障害	小倉和也
貧血	和田幹生
慢性腎臓病	榎原 剛
尿路感染症	渡邉力也
真菌感染症（白癬, カンジダ）	堀 哲也
認知症	吉田 伸
不安障害（パニック障害含む）	村井紀太郎
パーキンソン病	井階友貴
関節リウマチ	向坊賢二, 佐藤健太
肩関節疾患	加藤光樹
変形性膝関節症	成島仁人
捻挫・筋肉痛・骨折	小嶋秀治

［付録］　日常診療で利用できるアセスメントシート

地域包括ケアシステム
専門編集●太田秀樹

1章　地域包括ケアシステム構築への社会的背景

項目	著者
超高齢社会と人口構成比	鬼頭 宏
疾病構造の変化	飯島勝矢
家族の変化と在宅ケアの可能性	袖井孝子
病院医療の役割 入院医療の可能性と限界	
高度医療を担う病院の役割	谷水正人
地域医療を担う病院の役割	小川聡子
障害者と医療	堀田富士子
医療のパラダイムシフト	三浦久幸
市民の意識の変化 長寿から天寿へ	山﨑一洋
地域居住（エイジング・イン・プレイス）	
施設のパラダイムシフト	松岡洋子

2章　地域包括ケアシステムの概念 ─5つの領域の役割

項目	著者
医療の視点から	
協力病院の役割	三浦久幸
有床診療所の役割	長縄伸幸
在宅療養支援診療所・在宅療養支援病院の役割	新田國夫
介護の視点から	
介護保険施設の役割	大河内二郎
介護サービス事業所の役割	境野みね子

居宅介護支援事業所の役割　　　　　　服部万里子
　　訪問看護ステーション・訪問介護事業所の役割
　　　　　　　　　　　　　　　　　　　　上野幸子
　生活支援の視点から
　　高齢者在宅医療を中心に　　　　　　　増子忠道
　予防・医療の視点から
　　ロコモティブシンドローム対策を中心に　中村耕三
　住まいの視点から
　　高齢者施設・住宅の現状と展望　　　　網谷敏数
3章　地域包括ケアシステムを牽引する法制度
　医療介護総合確保推進法　　　　　　　佐々木昌弘
4章　地域包括ケアにおける多職種協働
　かかりつけ医としての役割
　　多職種協働・地域連携のための情報共有　荒井康之
　医師の立場からみた多職種連携の実際　　白髭　豊
　歯科医療従事者の立場から　　　　　　　原　龍馬
　訪問看護師の役割　　　　　　　　　　佐藤美穂子
　薬剤師の役割　　　　　　　　　　　　大澤光司
　リハビリテーション専門職の役割
　　高齢者・脳卒中を中心に　　　　　　長谷川幹
　多職種連携によるケアチームの育成　　鷲見よしみ
　管理栄養士の役割　　　　　　　　奥村圭子，和田忠志
5章　地域包括ケアにおける地域連携
　　　（行政・組織・団体）
　日本医師会　かかりつけ医と在宅医療　　鈴木邦彦
　国立長寿医療研究センターの取り組み　　三浦久幸
　保健所　　　　　　　　　　　　　　　　緒方　剛
　日本在宅ケアアライアンス　　　　　　　和田忠志
　全国在宅療養支援診療所連絡会と全国在宅医療
　　医歯薬連合会　　　　　　　　　　　　和田忠志
　全国在宅療養支援歯科診療所連絡会　　　原　龍馬
　全国薬剤師・在宅療養支援連絡会　　　　大澤光司
6章　地域包括ケアの実践
　長崎在宅Dr.ネット（長崎市）　　　　　白髭　豊
　チームドクター5（ファイブ）の挑戦
　　（京都府乙訓地域）　　　　　　　　横林文子
　稲城市（東京都）の取り組み　　　　　石田光広
　在宅看取りの実際　　　　　　　　　　谷本憲俊
　[付録]〈対談〉　地域包括ケアシステムの現状と展望
　　　　　　　　　　　　　　　髙橋紘士×太田秀樹

緩和医療・終末期ケア
専門編集●長尾和宏

1章　緩和医療
日本の緩和ケアの歴史と展望　　　　　　志真泰夫
がん患者の包括的評価
　患者・家族の苦痛を知り，ケアに活かすために　鄭　陽
疼痛
　がん疼痛の機序，分類
　　病態生理から読み解くがん疼痛　　　浜野　淳
　痛みの評価
　　鎮痛薬の投与をする前に痛みの評価を行う　足立誠司
　非オピオイド鎮痛薬，弱オピオイド
　　疼痛対策の始まりは非オピオイド鎮痛薬から　井上　彰
　オピオイド鎮痛薬，オピオイドスイッチング
　　WHO方式に沿って個々の患者に最適な薬剤選択を
　　　　　　　　　　　　　　　　　　　　井上　彰
　オピオイドの副作用
　　副作用を制するものはオピオイドを制す　井上　彰
　非がん性慢性疼痛患者における注意点
　　　　　　　　　　　　　　　大西佳子，細川豊史
　鎮痛補助薬　鎮痛薬の効きにくい痛みに効果を
　　発揮する薬剤　　　　　　　　　　　冨安志郎
　がん疼痛の原因にアプローチする放射線治療
　　　　　　　　　　　　　　　　　　清水わか子
　緩和医療における神経ブロック　大西佳子，細川豊史
呼吸器症状
　呼吸困難をどう評価し，どう対応するか　田中桂子
　咳嗽・胸水への対応　　　　　　　　　小原弘之
消化器症状
　がん患者に悪心・嘔吐を認めたときの対応
　　　　　　　　　　　　　　　　　　　今井堅吾
　がん性腹膜炎による消化管閉塞の管理　　久永貴之
　緩和ケアにおける腹水・便秘・下痢の
　　マネジメント　　　　　　　　　　　関本　剛
神経症状
　がんに伴う神経症状への対応
　　終末期の意識障害，転移性脳腫瘍，頭蓋内圧亢進，
　　痙攣，末梢神経障害など　　　　　　横山太郎
悪液質，食欲不振，倦怠感
　がん患者の食欲不振・倦怠感の緩和　　松尾直樹

精神症状
　不眠・抑うつ・自殺への対応　つらさを支える
　　ケアと自殺予防のためにできること　　　上村恵一
　せん妄への対応　不穏や焦燥感の背景にある身体的問題
　　を見落とさない　　　　　　　　　　　小川朝生
緊急対応
　オンコロジー・エマージェンシー
　　がん患者の緊急性を要する病態への対応　西　智弘
がん患者における痛み以外のさまざまな症状緩和
　　　　　　　　　　　　　　　　　　　　金石圭祐
インターベンション
　画像診断技術を利用した積極的な症状緩和　大坂　巌
在宅での緩和ケア
　地域での在宅緩和ケアの提供体制と制度　　清水政克
　悪性腫瘍患者指導管理　痛薬・鎮静薬の持続皮下注，
　　点滴困難時の皮下輸液など　　　　　　後藤慶次

2章　終末期（エンド オブ ライフ）ケア

死に至る自然経過
　疾患の軌道を4つのパターンに分けて考える
　　　　　　　　　　　　　　　　　　　　山本　亮
　予後の限られた終末期がん患者における
　　予後予測の重要性　　　　　　　　　　前田一石
コミュニケーション
　援助的コミュニケーション
　　苦しんでいる人は自分の苦しみをわかってくれる
　　人がいるとうれしい　　　　　　　　小澤竹俊
　悪い知らせを伝えるコミュニケーション
　　医療の現場で求められるコミュニケーション技術
　　　　　　　　　　　　　　　前田紗耶架，恒藤　暁
意思決定支援
　アドバンス・ディレクティブの歴史と課題
　　リビングウィルと代理人指定を書面等に残す意義
　　　　　　　　　　　　　　　西川満則，三浦久幸
　臨床倫理と倫理的ジレンマ
　　患者の「人生の物語り」から読み解く　　会田薫子
　がんの終末期ケアにおける意思決定支援　　田村里子
　非がん，難病の意思決定支援
　　多死時代で急増，がんとは異なる難しさ　荻野美恵子
スピリチュアルケア・グリーフケア
　苦しむ人への援助と5つの課題
　　スピリチュアルケアをわかりやすい言葉にする
　　　　　　　　　　　　　　　　　　　　小澤竹俊

多職種連携で行うケアの実際
　苦手意識から関わる自信につながる連携の可能性
　　　　　　　　　　　　　　　　　　　　小澤竹俊
具体的な関わり方を学ぶ
　会話記録で学ぶ1対1の対応　　　　　小澤竹俊
ディグニティセラピー　尊厳を取り戻す援助　小澤竹俊
死別後の遺族を支えるグリーフサポート　　　髙橋聡美
終末期における栄養・摂食嚥下
　終末期の口腔ケア・オーラルマネジメント
　　口腔ケアだけでなく，的確な評価，歯科治療も重要
　　　　　　　　　　　　　　　　　　　　岸本裕充
　終末期の摂食嚥下障害への対応　　　　　野原幹司
　終末期に求められている栄養療法・栄養管理・
　　食支援　　　　　　　　　　　　　　西山順博
　がん終末期の輸液栄養と「輸液ガイドライン」
　　　　　　　　　　　　　　　　　　　　中島信久
非がんの終末期の対応
　慢性心不全
　　病の軌跡から考える慢性心不全の地域連携　大石醒悟
　慢性閉塞性肺疾患の症状緩和　　　　　　小原弘之
　慢性腎不全　血液透析非導入という対処方法　渡邊有三
終末期における緩和的リハビリテーション　　石川朗宏
小児の終末期　小児の緩和ケアの課題と今後　南條浩輝
苦痛緩和のための鎮静
　最期のときまで穏やかに過ごせるために　　池永昌之
法医学
　死亡診断と死体検案　在宅での終末期，看取りを
　　安心して迎えるために　　　　　　　　松本純一
[付録]〈緩和ケア普及のための地域プロジェクト〉
　『これからの過ごし方について』

予防医療のすべて
専門編集●岡田唯男

1章　予防医療と健康維持

予防医療とは　　　　　　　　　　　香田将英，岡田唯男
予防医療（ヘルスメインテナンス）の4領域　岡田唯男
スクリーニング
　スクリーニングプログラム　　　　　　　宮﨑　景

良いスクリーニングの条件，予防医療の
　　バイアス　　　　　　　　　　　　　　岡田唯男
乳幼児健診，学校健診 疾患の早期発見により，
　　発育発達への影響を最小限に　　　　勝丸雅子
妊婦のスクリーニング　　　　　　　　池田裕美枝
高齢者のスクリーニング 余命，タイムラグ，
　　価値観をふまえた意思決定を　　　　関口健二
Column 高齢者予防医療のやめどき　　　岡田唯男
がん検診 推奨グレードA，B（一般成人）塩田正喜
がん検診 推奨グレードD（一般成人）　中山明子
がん検診 I声明（一般成人）　　　　　宮﨑 景
胃がんのスクリーニング　　　　　　　大竹真一郎
予防接種
　予防接種 総論 予防接種における誤解とその対応
　　　　　　　　　　　　　　　　　　　菅長麗依
　日本脳炎ワクチン　　　　　　　　　中山久仁子
　百日咳ワクチン 思春期，成人の流行予防を中心に
　　　　　　　　　　　　　　　　　　　菅長麗依
　インフルエンザワクチン　　黒田浩一，細川直登
　HPVワクチン　　　　　　　　　　 中山久仁子
　麻疹風疹混合（MR）ワクチン，おたふくかぜ
　　（ムンプス）ワクチン
　　　先天性風疹症候群の予防を中心に　岡田 悠
　破傷風トキソイドワクチン　　　　　　千葉 大
　帯状疱疹ワクチン　　　　　　　　　　千葉 大
　高齢者肺炎球菌ワクチン　　　　　　　吉田真徳
カウンセリング
　行動変容とカウンセリングのための理論
　　　TTM（Transtheoretical Model）を中心に
　　　　　　　　　　　　　　　　　　　岡田唯男
　タバコのカウンセリング　　　　　　　岡田唯男
　アルコールのカウンセリング　　　　　吉本 尚
　依存性物質のカウンセリング　　　　　吉本 尚
その他の予防医療　　　　　　坂井雄貴，岡田唯男
予防医療の費用対効果　　　　　　　　　田中豪人
Column 健診/検診を受けるかどうか論理的に考えると
　　　　　　　　　　　　　　　　　　　名郷直樹

2章　発生予防

小児の虐待・事故の予防　　　　　　　　小橋孝介
望まない妊娠・異常妊娠の予防　　　　　水谷佳敬
更年期症状・骨盤臓器脱の予防　　　　　柴田綾子
サプリメント，栄養補助食品などの摂取　濱井彩乃

運動による予防 ベネフィットとリスク　小嶋秀治
スポーツ障害の予防　　　　　　　　　　服部惣一
糖尿病・メタボリックシンドロームの予防
　　生活習慣改善支援　布施恵子，森野勝太郎，藤吉 朗
Special Lecture アスピリンの予防的内服　岡田唯男
Column 忘れられた万能の予防薬？ Polypill　岡田唯男
プレホスピタルケア 医療のフォーカスを院外へ　石見 拓
アドバンス・ケア・プランニング（ACP）
　　急性期医療との連携　　　　　　　　吉田真徳
高齢者総合機能評価（CGA）
　　高齢者は「歳をとった大人」ではない　岡田唯男
認知症の発生予防　　　　　　　　　　　中村琢弥
廃用症候群・サルコペニアの予防　　　　若林秀隆
褥瘡の予防　　　　　　　　　　　　　　織田暁寿
高齢者の骨粗鬆症・転倒の予防　　　　　山下洋充
施設での転倒・せん妄の予防　　　　　本田美和子
介護予防　　　　　　　　　　曽我雄吾，加藤光樹
高齢者虐待の予防　　　　　　　　　　　小野沢滋
がんと診断された時からの緩和ケア
　　早期緩和ケアの導入によって何が予防されるのか　西 智弘
正常な死別の悲しみに寄り添う面接　　　今村弥生
不眠予防　　　　　　　　　　　　　　　澤 滋
自殺予防　　　　　　　　　　　　　　　今村弥生
労働者の疲労と睡眠
　　過労リスクとオンとオフのメリハリの重要性　久保智英
交通事故予防 運転者として 歩行者として　市川政雄
周術期合併症予防　　　　　　遠藤慶太，平岡栄治
感染症の曝露後予防　　　　　　　　　　海老沢馨
地域での耐性菌発生予防　　　　　　　　大倉敬之
Choosing Wiselyキャンペーン
　　過剰医療がもたらす健康リスクを問う　小泉俊三

3章　救急受診・重症化予防―ACSCの考え方

ACSCとは　　　　　　　　　篠塚愛未，岡田唯男
ACSC関連因子
　　医療提供体制との関連　　　　　　　家 研也
　　危険因子としての"SDH" 健康の社会的決定要因
　　　　　　　　　　　　　　　　　　長嶺由衣子

Acute ACSC
　胃腸炎　　　　　　　　　　　　　　　遠井敬大
　脱水/栄養不良 小児の場合　　　　　　岡田 悠

脱水/栄養不良 成人・高齢者の場合	若林秀隆
歯科疾患 総合診療医に知ってほしい予防歯科	蓮池 聡
耳鼻咽喉科感染症 Airwayを制する	小山泰司
穿孔性・出血性潰瘍	大竹真一郎
虫垂炎穿孔	松田 諭
尿路感染症 腎盂腎炎はどう予防する？	長田 学
蜂窩織炎	村上義郎
壊疽	村上義郎
骨盤内炎症性疾患	水谷佳敬

Chronic ACSC

高血圧	張 耀明
狭心症	水上 暁
うっ血性心不全	末永祐哉
末梢動脈疾患による下肢切断	織田暁寿
糖尿病合併症	三好優香, 小川 理
鉄欠乏性貧血	内堀善有
喘息	小宮山学
総合診療医が診る慢性閉塞性肺疾患 (COPD) 早期発見から確定診断までのアプローチ	川島篤志
てんかん	園田真樹

Vaccine preventable ACSC

インフルエンザ	海老沢馨
肺炎	米本仁史
結核	大倉敬之
低出生体重児	池田裕美枝
熱性けいれん	岡田 悠
不定愁訴	國松淳和

4章 予防医療の実践

予防を診療の中に組み込む
エビデンス ─診療ギャップとエビデンス・パイプライン	岡田唯男
いつ行い，その効果をどのように伝えるか	堀越 健
医療者のアプローチ CQIの実践を多職種で楽しむ文化醸成を	小坂鎮太郎, 松村真司
予防医療のシステムズ・アプローチ	青木拓也

Health Promotion ─地域へ出よう
地域アセスメント
環境に潜むリスクのスクリーニング	山田康介
Social Capital 予防としての地域づくり	井階友貴

予防医学の住民教育と医療者の教育 ヘルスリテラシーと早期発見, 予防	稲葉 崇, 阪本直人

予防医療のジレンマ
予防医療における臨床倫理	向原 圭
保険診療，診療報酬制度との兼ね合い	富塚太郎
Column─価値に基づく診療 (value-based practice：VBP) と予防	尾藤誠司

総合診療医の果たす役割
専門編集●名郷直樹

1章 われわれはどんな医者なのか？

総合診療医とは何か	名郷直樹
実地医家とはどんな医者か	石橋幸滋

家庭医とはどんな医者か
診療所から─学術的考察を中心に	岡田唯男
family physician (家庭医) としてのチャレンジング	涌波 満
診療所，介護老人保健施設での診療を通じて地域包括ケアシステム構築に貢献	横田修一
私が家庭医としてこだわっていること─健康格差と健康の社会的決定要因	西村真紀
診療所医師としてのこれまでとこれから	松村真司
地域で活躍する家庭医の研究と教育は大学から	竹村洋典
家庭医の果たす役割と育成のための大学の役割	吉村 学
大学で活躍する総合診療医	前野哲博
アカデミック家庭医の役割	葛西龍樹

病院総合医とはどんな医者か
病院総合医の立ち位置をめぐって	松村理司
日本型ホスピタリストとは─病院総合系医師の能力と役割	徳田安春
病院を基盤とする総合診療医	石丸裕康
大学病院の総合外来を中心とした病院総合医─千葉大学総合診療科	塚本知子, 生坂政臣
病院総合医に求められるものとは	鈴木富雄

在宅専門医とはどんな医者か
在宅医療における医師の役割	髙瀬義昌
在宅医療の現状と求められること	佐々木淳

家庭医療専門医とはどんな医者か
  都市型病院家庭医としての歩みと現状 　平山陽子
  地域全体の調和を目指して 　井階友貴
  中山間へき地で働く医者の場合 　佐藤　誠
  すべての問題に対応することで地域を支える
                                 　金子一明

自治医大卒業生から―私はどんな医者か[診療所から]
  めざすものは「普通の家庭医」 　雨森正記
  神島が専門の医者屋 　奥野正孝
  地域に「寄りそ医」25年，地域こそがわがアイデンティティ 　中村伸一

自治医大卒業生から―私はどんな医者か[病院から]
  診察室の外で「私の8年の法則」 　後藤忠雄
  地域で医療を行う医者として 　丹羽治男
  へき地勤務で得た教訓について 　仲田和正

自治医大卒業生から―私はどんな医者か[大学から]
  私が目指す総合診療 　山本和利
  自治医科大学そして地域医療とともに歩んだ医師人生を振り返って 　梶井英治

3学会合併の経緯
  日本プライマリ・ケア学会とともに歩んで 　前沢政次
  地域総合医というあり方―3学会合同の議論からみえてきたこと 　小泉俊三
  日本家庭医療学会と総合診療医の将来 　山田隆司

家庭医制度が頓挫するまで 　岩﨑　榮
専門医としての総合診療医にいたる道のり 　草場鉄周

2章　われわれの診療

大学附属病院での診療 　松村正巳
病院での診療―柔軟かつ多様な視点とは 　榛葉　誠
診療所での診療―地域にあって取り組むべきこと
                                 　大橋博樹
在宅での診療―患者のテリトリーに入れていただく
                                 　鶴岡優子
総合診療におけるEBMの活用 　南郷栄秀
患者中心の医療の方法―「病い」はどのようにつくられたのか 　福士元春
家族志向型アプローチ―5段階モデルと3つの場面を意識した対応 　松下　明

3章　われわれの教育

大学の総合診療医と学生教育 　阿波谷敏英
診療所で医学生を教育する―診療参加型実習プログラムの進め方 　菅波祐太
初期臨床研修医教育における地域医療研修 　井上陽介
日本型総合診療専門医の育成のあり方 　伴信太郎

4章　われわれの研究

臨床研究―どう実践するか 　尾藤誠司
総合診療，プライマリ・ケアにおける臨床研究指導
                                 　松島雅人
臨床研究―質的研究の意義と実施方法 　青松棟吉
臨床研究―どのように実践しているか 　金子　惇

Super General Doctors シリーズ

超高齢社会を支える地域の開業医のための まったく新しいシリーズ!

スーパー総合医

全10冊

● B5判, 上製, オールカラー, 各巻270〜390頁
● 各巻本体価格 9,500円

●特色
▶ かかりつけ医・家庭医・総合医として第一線で活躍するエキスパートが編集・執筆!
▶ 従来の診療科目別に拘泥せず, 現場の医療活動をテーマ別・横断的にとらえ, 新しい視点で巻を構成
▶ 地域の開業医が日常診療で直面する身近なテーマが中心
▶ 地域総合診療という大きいテーマから必要な実践のポイントを厳選して, 簡潔にまとめた診療の指針を収載
▶ 視覚的にわかりやすいよう, 図表, イラスト, フローチャートを多用
▶ 在宅医療への目配りとして, 高度な機器がなくても可能な検査, 処置, 小手術などに重点を置く
▶ トピックスや新しい概念, 診療こぼれ話など, お役立ち情報も満載

●全10冊の構成と専門編集

在宅医療のすべて 定価(本体9,500円+税)
平原佐斗司(東京ふれあい医療生協)

認知症医療 定価(本体9,500円+税)
木之下徹(のぞみメモリークリニック)

高齢者外来診療 定価(本体9,500円+税)
和田忠志(いらはら診療所)

地域医療連携・多職種連携 定価(本体9,500円+税)
岡田晋吾(北美原クリニック), 田城孝雄(放送大学)

大規模災害時医療 定価(本体9,500円+税)
長 純一(石巻市立病院開成仮診療所), 永井康徳(たんぽぽクリニック)

コモンディジーズ診療指針 定価(本体9,500円+税)
草場鉄周(北海道家庭医療学センター)

地域包括ケアシステム 定価(本体9,500円+税)
太田秀樹(医療法人アスムス)

緩和医療・終末期ケア 定価(本体9,500円+税)
長尾和宏(長尾クリニック)

予防医療のすべて 定価(本体9,500円+税)
岡田唯男(亀田ファミリークリニック館山)

総合診療医の果たす役割 定価(本体9,500円+税)
名郷直樹(武蔵国分寺公園クリニック)

シリーズ完結

監　修● 垂井清一郎(大阪大学名誉教授)
総編集● 長尾 和宏(長尾クリニック)
編集委員　太田 秀樹(医療法人アスムス)
　　　　　名郷 直樹(武蔵国分寺公園クリニック)
　　　　　和田 忠志(いらはら診療所)

お得なセット価格のご案内
全10冊合計 95,000円+税
セット価格 → 90,000円+税
5,000円おトク!!
※送料サービスです.
※お申し込みはお出入りの書店または直接中山書店までお願いします.

中山書店 〒112-0006 東京都文京区小日向4-2-6　TEL 03-3813-1100　FAX 03-3816-1015
https://www.nakayamashoten.jp/